EUROPA LEHRMITTEL

FACHBUCHREIHE
für Berufe im Gesundheitswesen

Aden
Buschmann
Hühmer-Wittig
Stöckmann

Arbeitsbuch Pflege

Fallbeispiele für die generalistische Pflegeausbildung

Verlag Europa-Lehrmittel · Nourney, Vollmer GmbH & Co. KG
Düsselberger Straße 23 · 42781 Haan-Gruiten

Europa-Nr.: 62259

Autorinnen:
Dr. Patricia Aden
Annika Marie Buschmann
Jana Hühmer-Wittig
Franziska Stöckmann

Verlagslektorat:
Tanja Löhr-Michels

1. Auflage 2025

Druck 5 4 3 2 1

Alle Drucke derselben Auflage sind parallel einsetzbar, da sie bis auf die Korrektur von Druckfehlern identisch sind.

ISBN 978-3-7585-6225-9

Bei Fragen zur Produktsicherheit wenden Sie sich bitte an produktsicherheit@europa-lehrmittel.de.

www.europa-lehrmittel.de
Umschlag: tiff.any GmbH, 10999 Berlin

Umschlagfoto: © Cecilie S W/peopleimages.com – stock.adobe.com
Satz: CMS – Cross Media Solutions, 97082 Würzburg
Druck: UAB BALTO print, 08217 Vilnius (LT)

Vorwort

Das vorliegende Arbeitsbuch ist mit handlungsorientierten und variationsreichen Fallbeispiele für die gesamte generalistische Pflegeausbildung konzipiert. Es vermittelt Pflege-Wissen praxisorientiert und fördert durch den kompetenzübergreifenden Aufbau vernetztes Denken.

Die Gesamtgliederung dieses Buches richtet sich nach den Curricularen Einheiten und den geforderten Kompetenzbereichen des Rahmenlehrplans.

Beim Erstellen der Praxisfälle stand im Mittelpunkt, möglichst alle relevanten Pflegesettings und Lebensalter von Patientinnen und Patienten zu integrieren. Darüber hinaus sind die Fälle multiperspektivisch konzipiert: Sowohl die Sicht der Pflegenden als auch die der Pflegeempfänger sind in den Fallbeispielen berücksichtigt. Hierdurch wird die berufliche Wirklichkeit als Ganzes mit allen Aspekten erfasst.

Die ausführlich geschilderten Praxisfälle können gesamt oder auch auszugsweise verwendet werden.

Abwechslungsreiche Aufgabenstellungen erleichtern das Lernen und Wiederholen und führen zu selbstständigem Analysieren, Planen, Durchführen, Kontrollieren und Beurteilen von Arbeitsaufgaben.

Merke-Kästen, Auszüge aus Gesetzestexten, QR-Codes mit Hintergrundinformationen, Cave!-Hinweise, Abbildungen und Praxistipps bieten einen umfassenden Blick auf das Berufsbild Pflege und geben Anregungen, Faktenwissen im Gesamtkontext zu betrachten und Inhalte zu vertiefen.

Ihr Feedback ist uns wichtig!

Wenn Sie mithelfen möchten, dieses Buch für nachfolgende Auflagen zu verbessern, schreiben Sie uns unter *lektorat@europa-lehrmittel.de*. Gerne nehmen wir Ihre Hinweise und Verbesserungsvorschläge auf.

Herbst 2025 — Autorinnen und Verlag

Inhaltsverzeichnis

Praxisfälle

Praxisfall

CE 01 Ausbildungsstart – Pflegefachfrau/Pflegefachmann werden Kompetenzbereiche II, III, IV, V

Inhalte

- **Was ist Pflege? Definition des ICN**
- **Begründerin der Pflege: Florence Nightingale**
- **Das Pflegeberufegesetz**
- **Das eigene Berufsverständnis reflektieren**
- **Laienpflege/professionelle Pflege**
- **Eine Vision für den eigenen beruflichen Werdegang entwickeln**
- **6 Schritte des Pflegeprozesses nach Fiechter und Meier**
- **Die Aufgaben von Berufsverbänden kennen**
- **Berufsverständnis und Pflegeverständnis**

Lernsituation

Wolfgang Michalski – spätberufen in die Pflegeausbildung

Wolfgang Michalski ist ein wenig aufgeregt, als er sich dem Dienstzimmer der Station 4c der Inneren Medizin nähert. Hier wird also sein erster Außeneinsatz im akutstationären Bereich stattfinden. Schon auf dem Flur der Station nimmt er wahr, dass hier eine andere Atmosphäre herrscht als bei seinem Ausbildungsträger, dem Pflegeheim „Josefshaus".

Im Josefshaus würde er jetzt erstmal die ihm bekannten Bewohnerinnen und Bewohner begrüßen. Vor 3 Monaten hatte sich der 50-Jährige dazu entschieden, eine Ausbildung in der Pflege zu beginnen und wurde auch prompt genommen. „Sie bringen viele Kompetenzen mit, das ist sehr wertvoll für uns", hatte ihm die Leitung der Berufsschule nach dem Vorstellungsgespräch gesagt und ihn in der Schule begrüßt.

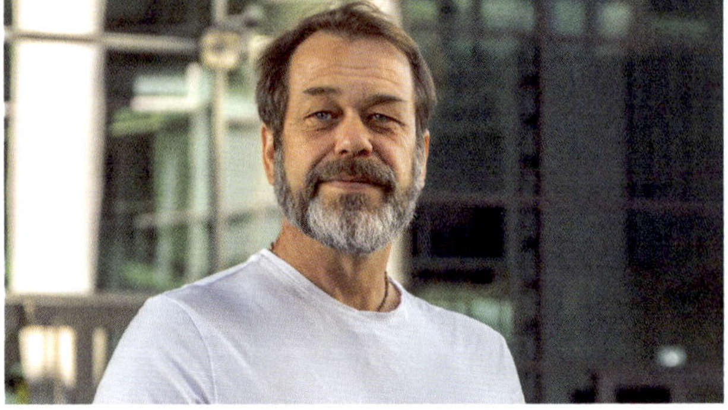

Nach seinem Realschulabschluss hatte Wolfgang eine Ausbildung zum Industriekaufmann gemacht und in diesem Beruf 17 Jahre gearbeitet. Dann wurde die Firma insolvent – und er arbeitslos. Das war vor 8 Jahren. Die Arbeitslosigkeit war zunächst ein Schock, doch er und seine Frau Birgit fanden ein gutes Modell: Birgit arbeitete ab jetzt vollzeit als Bibliothekarin, während er die Sorgearbeit

für die drei Kinder übernahm. Während die Kinder größer und zunehmend selbständig wurden, erwuchs in den letzten Jahren mit der Betreuung und Pflege seiner Mutter ein weiteres, sehr intensives Aufgabenfeld für ihn.
Als sie dann im letzten Jahr starb, setzte bei Wolfgang eine Phase der Neuorientierung ein.

Aus der Zeit als pflegender Sohn hatte er viel gelernt: die Unterstützung seiner Mutter in ihren Grundbedürfnissen und den Umgang mit einer neuen und unbekannten Nähe zwischen ihnen, aber auch den Umgang mit Ernährung, Medikation, Ausscheidung und die Verwendung von Hilfsmitteln. Das Gefühl, ständig gebraucht zu werden, waren sinnstiftend und anstrengend gleichermaßen.

Schließlich brachte Birgit ihn auf die Idee, es mit einer Ausbildung zum Pflegefachmann zu probieren, zumal er auch schon lange aus seinem Ursprungsberuf heraus ist: „Du hast die Betreuung der Kinder und die Pflege deiner Mutter so gut hinbekommen! Wieso machst du nicht eine Ausbildung zur Pflegefachkraft? Vielleicht kannst du dich da auch berufspolitisch engangieren und dich mit dem Pflegenotstand auseinandersetzen, deinem Lieblingsthema, seit deine Mutter letztes Jahr im Krankenhaus war.“

„Weltbewegendes könnte ich nicht verändern“, hatte Wolfgang gedacht. Aber seine Frau hatte recht: Die Herausforderungen im Pflegeberuf sind in vielerlei Hinsicht enorm, alles Themen, die er in der Praxis schon erlebt hat. Und da er sich ohnehin gerne mit gesellschaftlichen Entwicklungen beschäftigt und sich für Politik interessiert, wusste er bereits, dass sich im Pflegeberuf in den letzten Jahren viel verändert hat. Das könnte ein spannendes Aufgabenfeld werden.

Und nun wagt er den Neuanfang: Auf welchen Beruf hat er sich da eingelassen? Wird er den Schichtdienst meistern? Wie wird ihm das Lernen gelingen? Wie wird er sich fühlen unter Kollegen, die 30 Jahre jünger sind? Lohnt sich das alles für die paar Berufsjahre, die er noch hat? Wolfgang nimmt wahr, dass er neben seinem Elan auch Zweifel hat.

Er gibt sich einen inneren Ruck und tritt ins Dienstzimmer ein: „Hallo“, grüßt er freundlich und energisch in die Runde. „Ich bin der neue Schüler aus dem Unterkurs. Ich heiße Wolfgang.“

AUFGABE 1 Erfassen Sie bitte alle relevanten Personen der geschilderten Situation (Akteure) und die hierzu gehörenden Phänomene.

Akteur	Phänomen

Aufgabe 2 „Pflegen kann jeder" ist eine Behauptung, die immer noch vielfach zu hören ist. Doch welche Aufgaben gehören zur professionellen Pflege? Der ICN (International Council of Nurses, Weltbund der Pflegekräfte) hat die Aufgaben der beruflichen Pflege definiert.

a) Recherchieren Sie: Was ist der ICN?

b) Erklären Sie dem Auszubildenden Wolfgang in Stichworten die wichtigsten Aufgaben der Pflege, die in der ICN-Definition für Pflege enthalten sind.

Aufgabe 3 Pflege ist so alt wie die Menschheit selbst. Sie können also sehr stolz sein, einen traditionsreichen Beruf zu ergriffen zu haben. Doch wissen Sie eigentlich, wer die moderne Krankenpflege erfunden hat? Testen Sie ihr Wissen über die „*Lady with the lamp*".

Florence Nightingale…	**richtig**	**falsch**
… wurde am 12.05.1810 in London geboren.		
… vertrat die Ansicht, dass neben dem ärztlichen Wissen auch ein eigenständiges pflegerisches Wissen existieren sollte.		
… leitete während des Krimkrieges (1853–1856) ein Militärkrankenhaus im heutigen Istanbul gemeinsam mit dem Chirurgen Dr. Smith.		
… wurde bekannt, da sie auf ihren nächtlichen Kontrollgängen immer Morphin für die Patienten mitnahm.		
… war die erste Krankenschwester, die keiner konfessionell geprägten Ordensgemeinschaft angehörte.		
… interessierte sich sehr für Mathematik, bevor sie entschied, sich der Krankenpflege zu widmen.		

Menschen zu pflegen ist eine vielschichtige und verantwortungsvolle Tätigkeit. Wo ist geregelt, welche Tätigkeiten eine Pflegefachperson ausführen darf?

MERKE

Das Pflegeberufegesetz (PflBG) regelt seit 2020 erstmals Vorbehaltsaufgaben der Pflege. Vorbehaltene Tätigkeiten sind bestimmte berufliche Aufgaben, die nur von qualifizierten Pflegefachpersonen ausgeführt werden dürfen. Hierzu gehören laut §4 PflBG die **Erhebung und Feststellung des individuellen Pflegebedarfs; die Organisation, Gestaltung und Steuerung des Pflegeprozesses sowie die Analyse, Evaluation und Sicherung der Qualität der Pflege.**

AUFGABE 4 Wolfgang hat sich in einem späten Lebensalter dazu entschlossen, die Pflegeausbildung zu beginnen. Setzen Sie sich mit Wolfgangs Geschichte auseinander und stellen Sie eine Vermutung darüber an, welche Kompetenzen/Fähigkeiten er im Gegensatz zu seinen jüngeren Kurskollegen hat.

____

____

____

____

____

____

PRAXISTIPP

Ein wirksames Mittel gegen aufkommende Mutlosigkeit und Zweifel: Nehmen Sie sich ihr Handy und schreiben einmal eine Whatsapp an sich selber. Beginnen Sie mit: „Liebe(r)......., ich möchte dich an drei Dinge erinnern, die du in deinem Leben richtig gut gemeistert hast und auf die du stolz sein kannst." Vergessen Sie nicht, ihr Lieblingsemoji einzufügen und auf *Senden* zu drücken.

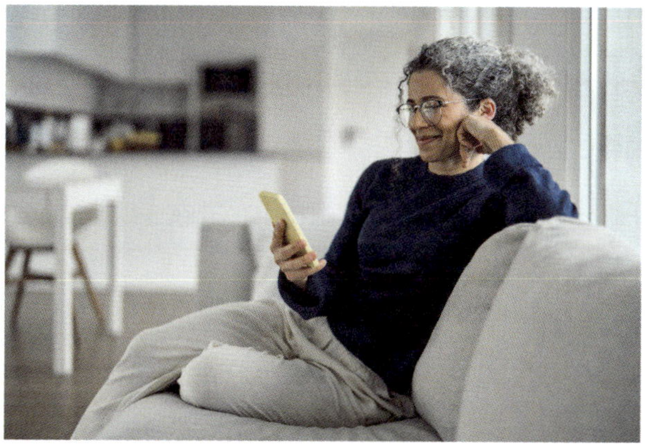

AUFGABE 5 Wolfgang hat aufgrund seiner Erfahrung als pflegender Sohn das Gefühl, dem Beruf als Pflegefachmann gewachsen zu sein. Unterscheiden Sie wesentliche Merkmale der Laienpflege im Gegensatz zur professionellen Pflege.

Merkmale Laienpflege	Merkmale professioneller Pflege

AUFGABE 6 Das Pflegeberufegesetz (PflBrfG) hat zum 01.01.2020 die bis dahin bestehenden Gesetze: Krankenpflegegesetz, Altenpflegegesetz und Kinderkrankenpflegegesetz abgelöst. Erklären Sie dem Auszubildenden Wolfgang, welche Neuerungen sich durch dieses Gesetz für die Pflege ergeben haben.

Ziel des Pflegeberufereformgesetz ist es, die Ausbildung zur Pflegefachkraft zu ______________ (1) und die Pflege als Beruf insgesamt ______________ (2) zu machen. Die schulische und praktische Ausbildung dient der Vermittlung von Kompetenzen für die ______________ (3) und ______________ (4) Pflege. Alle Auszubildenden beginnen mit der ______________ (5) Ausbildung. Im dritten Ausbildungsjahr besteht die Möglichkeit, sich für einen ______________ (6) zu entscheiden und statt des Abschluss Pflegefachfrau/-mann den Abschluss Altenpfleger/in oder Gesundheits- und Kinderkrankenpfleger/in zu wählen. Die ______________ (7) Stunden in der Praxis müssen mindestens 10 Prozent des gesamten Einsatzes betragen. In der Ausbildung werden unterschiedliche pflegerische ______________ (8) abgebildet.

AUFGABE 7

Und jetzt geht es um Sie! Erläutern Sie Ihren Freunden, was den Pflegeberuf für Sie attraktiv macht. In welchem Bereich der Pflege, in welchem Land, in welcher Funktion möchten Sie in 5 Jahren arbeiten? Nehmen Sie sich für Ihre Standortbestimmung drei Minuten Zeit und notieren Sie alles , was Ihnen einfällt. Denken Sie daran: Nur wer weiß, wo er hin will, kann dorthin steuern.

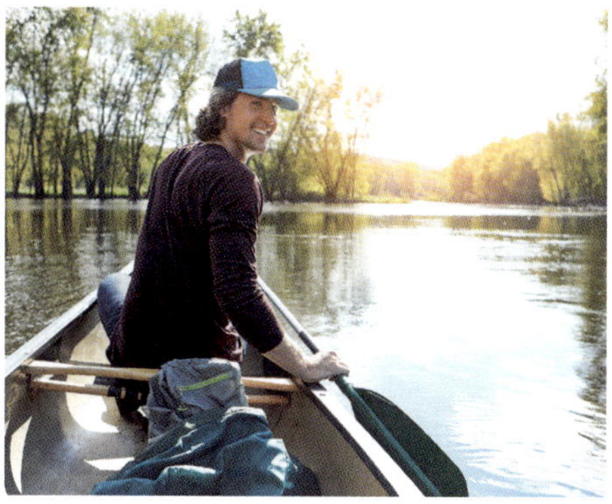

AUFGABE 8

Wolfgang hat zwar Erfahrungen mit der häuslichen Pflege und der Versorgung seiner Mutter gemacht, doch einen Pflegeprozess hat er dabei nicht beachtet. Benennen Sie die 6 Schritte des Pflegeprozesses nach Fiechter und Meier.

1. →

Aufgabe 9 In Ihrer Ausbildung zur Pflegefachfrau/zum Pflegefachmann wird Ihnen ein spezifisches Berufsverständnis vermittelt. Sie erwerben aber auch ein individuelles Pflegeverständnis. Beide Verständnisse sind Teil Ihrer Profession. Lesen Sie sich die Definitionen des Berufs- und Pflegeverständnisses aus dem Pflegeberufegesetz durch.

a) Geben Sie die wichtigsten Punkte in Stichworten wieder.

b) Stellen Sie daraufhin Ihr persönliches Berufs- und Pflegeverständnis dar.

Berufsverständnis *(Pflegeberufgesetz; Ausbildungsziel,§5, Absatz 1): Die Ausbildung zur Pflegefachfrau oder zum Pflegefachmann vermittelt die für die selbstständige, umfassende und prozessorientierte Pflege von Menschen aller Altersstufen in akut und dauerhaft stationären sowie ambulanten Pflegesituationen erforderlichen fachlichen und personalen Kompetenzen einschließlich der zugrunde liegenden methodischen, sozialen, interkulturellen, digitalen und kommunikativen Kompetenzen und der zugrunde liegenden Lernkompetenzen sowie der Fähigkeit zum Wissenstransfer und zur Selbstreflexion. Lebenslanges Lernen wird dabei als ein Prozess der eigenen beruflichen Biographie verstanden und die fortlaufende persönliche und fachliche Weiterentwicklung als notwendig anerkannt.*

a) **Das Berufsverständnis umfasst nach dem Pflegeberufegesetz:**

Beispiel

- selbstständig, umfassend und prozessorientiert zu pflegen

Pflegeverständnis *(Pflegeberufgesetz; Ausbildungsziel, §5, Absatz 2) Pflege im Sinne des Absatzes 1*

umfasst präventive, kurative, rehabilitative, palliative und sozialpflegerische Maßnahmen zur Erhaltung, Förderung, Wiedererlangung oder Verbesserung der physischen und psychischen Situation der zu pflegenden Menschen, ihre Beratung sowie ihre Begleitung in allen Lebensphasen und die Begleitung Sterbender. Sie erfolgt entsprechend dem allgemein anerkannten Stand pflegewissenschaftlicher, medizinischer und weiterer bezugswissenschaftlicher Erkenntnisse auf Grundlage einer professionellen Ethik. Sie berücksichtigt die konkrete Lebenssituation, den sozialen, kulturellen und religiösen Hintergrund, die sexuelle Orientierung sowie die Lebensphase der zu pflegenden Menschen. Sie unterstützt die Selbstständigkeit der zu pflegenden Menschen und achtet deren Recht auf Selbstbestimmung.

Beispiel

Das Pflegeverständnis umfasst nach dem Pflegeberufgesetz:

- Pflege beinhaltet präventive, kurative, rehabilitative, palliative und sozialpflegerische Maßnahmen.

b) Mein Berufsverständnis

Mein Pflegeverständnis

Aufgabe 10 Wolfgang denkt darüber nach, sich als Auszubildender im Deutschen Berufsverband für Krankenpflege (DBfK) zu engagieren. Der DBfK wurde 1903 von der Krankenschwester Agnes Karll gegründet, die sich für die Professionalisierung der damaligen Pflege einsetzte. Nennen Sie berufspolitische Ziele des DBfK.

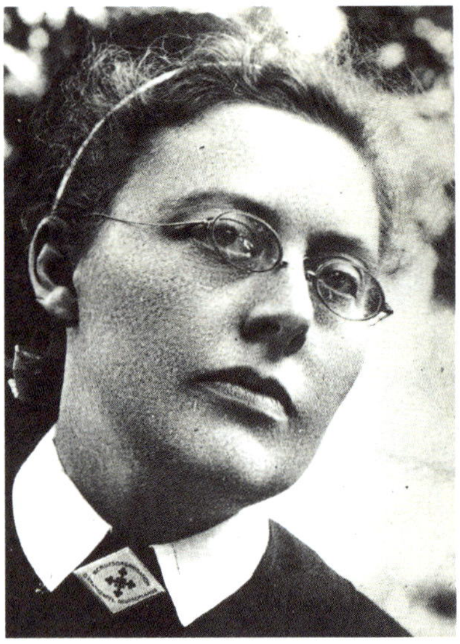

Aufgabe 11 Welchen Nutzen hat es, sich berufspolitisch zu engagieren?

§

Die Ausbildungs- und Prüfungsverordnung (PflAPrV) ergänzt das Pflegeberufegesetz. Diese Verordnung regelt die genaue Ausbildungsstruktur. Beispielsweise wird in § 7 die Zwischenprüfung zum Ende des zweiten Ausbildungsdrittels festgelegt.

Aufgabe 12 Finden Sie Ihren Regionalverband des DBfk auf Instagram.

a) Recherchieren Sie, wann und wo in Ihrem Regionalverband der nächste *Junge Pflege Kongress* stattfindet.

b) Nennen Sie Erwartungen, die Sie an diesen Kongress haben.

Aufgabe 13 Wolfgang Michalski hat den Pflegeberuf ergriffen, weil er gerne mit Menschen arbeitet und ihm Helfen Freude bereitet. Was war Ihre Motivation, eine Ausbildung in der Pflege zu beginnen? Wo sehen Sie Ihre persönlichen Chancen? Was empfinden Sie als Herausforderung?

Mein Berufsverständnis:

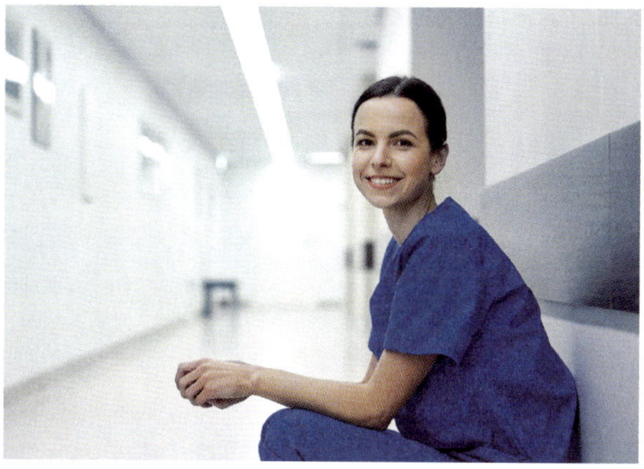

Praxisfall

CE 02 Zu pflegende Menschen in der Bewegung und Selbstfürsorge unterstützen
Kompetenzbereiche I, II, III, V

- Interaktionen mit zu Pflegenden
- eigene Grenzen erkennen und ausdrücken
- professionelle Beziehungsgestaltung
- Informationssammlung
- Formen der Kommunikation
- Lebenswelt verstehen
- Erkrankungen im Alter

Lernsituation

Gut Kirschen essen mit Frau Terhorst

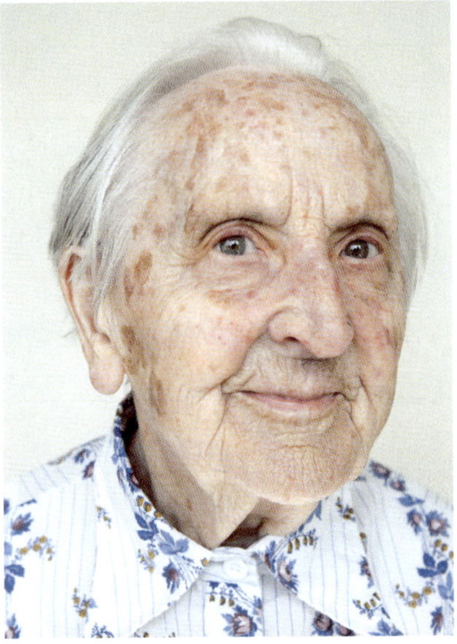

Die angehende Pflegefachfrau Gabriella Fernandez (33 Jahre) beginnt ihren Frühdienst um 6 Uhr im evangelischen Perthes-Haus. Mit Beginn des 2. Ausbildungsjahres ist sie jetzt wieder zurück in der stationären Langzeitpflege, dieses Mal im Wohnbereich „Lavendel".

Der Wohnbereich „Lavendel" ist gemütlich eingerichtet. Noch ist es ruhig dort – nur Annegret Terhorst (76 Jahre) sitzt bereits im Tagesraum an einem Tisch. Daneben steht ihr Rollator. Sie lebt seit 4 Jahren hier im Haus und ist immer gut gelaunt. Sie ist verwitwet, hat einen Sohn und zwei Enkelkinder. Bekannte medizinische Diagnosen sind eine bestehende Lewy-Körper-Demenz, Diabetes mellitus Typ 2, Osteoporose sowie eine idiopathische (= nicht klinisch begründbare) arterielle Hypotonie. Weitere Nebendiagnosen sind ein intermittierend auftretendes seborrhoisches Ekzem und ein beidseitiger Katarakt. Vor 2 Wochen zog sich Frau Terhorst nach einem Sturz eine Fraktur am Oberarm zu und wurde noch am selben Tag chirurgisch versorgt.

Gabriela geht auf die Frau zu und begrüßt sie fröhlich mit „Guten Morgen, Anni, wir haben uns ja schon lange nicht mehr gesehen! Was machen Sie denn schon so früh hier im Tagesraum?" „Ich kann nicht mehr schlafen", entgegnet die alte Dame. „Na, ich glaube, wir brauchen beide erst mal einen Kaffee zum Wachwerden", schlägt die Auszubildende vor und schüttet ihr Kaffee in den Schnabelbecher. Gabriella setzt sich auf den freien Stuhl neben Frau Terhorst und legt ihr die Hand auf die Schulter. Sie nimmt das Zittern der Hände wahr. „Möchten Sie einen Schluck trinken?“, fragt sie und reicht ihr den Becher. Frau Terhorst schaut sie freundlich an und nickt zustimmend.

Im Dienstzimmer trifft Gabriella Ole Brinkhoff, den Stationsleiter, und fragt ihn, während sie sich einen Kaffee einschenkt: „Wieso ist denn Frau Terhorst schon so früh wach? Sie ist doch eigentlich eine Langschläferin!“

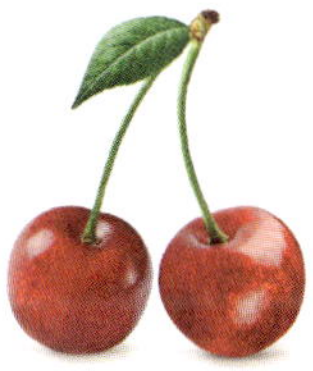

Der Altenpfleger entgegnet: „Ach, du kennst Frau Terhorst?“ Und er ergänzt: „Stimmt ja, von vor einem halben Jahr, aus dem Wohnbereich „Rose“, wo du damals eingesetzt warst. „Sie war die Einzige, die immer fröhlich war!“, sagte Gabriella. „Genau, mit ihr kann man gut Kirschen essen!“ lacht Ole. Und er erklärt ihr: „Für ihre Verhältnisse hat Frau Terhorst nach dem Aufenthalt im Krankenhaus schon wieder einen ganz normalen Tag-Nacht-Rhythmus, aber die zeitliche und örtliche Orientierung sind nicht zuverlässig vorhanden.

Da sie am Waschbecken nicht mehr stehen kann, versorgen wir den Intimbereich im Bett. Für die weitere Grundpflege setzen wir sie anschließend in den Rollstuhl und fahren sie vor das Waschbecken. Sie liebt den morgendlichen Blick in den Spiegel. „Ja klar!“, meint Gabriella schmunzelnd, „Frau Terhorst achtet immer sehr auf ihr Äußeres: Zu jedem Kleidungsstück möchte sie die passende Haarspange aussuchen.“ „Na, ich sehe schon“, sagt Ole lachend, „ich muss dir gar nichts mehr über sie erzählen. Kannst du sie dann vielleicht jetzt gleich mal waschen?“

Gabriella fühlt sich von der Bitte des Kollegen etwas überrumpelt. Eigentlich wollte sie sich erst einmal in Ruhe einen Überblick über den neuen Wohnbereich verschaffen und einfach „ankommen“. Gleichzeitig spürt sie aber auch die Herausforderung, ihrem neuen Mentor zu zeigen, wie selbstständig sie arbeiten kann. Nur wenn sie fleißig ist und die Ausbildung schafft, kann es ihr gelingen, sich als philippinische Einwanderin in Deutschland ein Leben aufzubauen. Erst dann kann sie ihre kleine Tochter zu sich nach Deutschland holen.

„Ja klar, das mache ich gerne“, sagt Gabriela also, schnappt sich Frau Terhorsts Unterlagen und macht sich auf den Weg Richtung Tagesraum, um mit der Seniorin in deren Zimmer zu gehen.

AUFGABE 1 Erfassen Sie bitte alle Personen der geschilderten Situation (Akteure) und die hierzu gehörenden Phänomene.

Akteur	Pflegephänomen

AUFGABE 2 Gabriella hat ein starkes inneres Motiv, das ihr hilft, ihre Arbeit zu verrichten– auch wenn sie müde ist, denn sie möchte bald ihr Examen schaffen und dann ihre Tochter von den Philippinen zu sich holen. Mit welchen Gedanken motivieren Sie sich für einen Arbeitstag?

____

AUFGABE 3 Gabriella ist müde, als sie zur Arbeit kommt, denn sie hat in der Nacht lange mit ihrer Tochter telefoniert. In ihrem Fall ist es verursacht durch die Zeitverschiebung zwischen Deutschland und ihrem Heimatland. Dauerhaft zu wenig Schlaf führt zu negativen Auswirkungen. Warum?

1) persönliche Beeinträchtigung: ______________________________

____

____

____

2) Auswirkung auf die Arbeit: ______________________________

____

____

____

AUFGABE 4 Was bewirkt Schlafmangel bei Ihnen?

____

AUFGABE 5 Gabriella nennt Frau Terhorst „Anni“. Bewerten Sie das hinsichtlich des Einhaltens einer professionellen Distanz. Was könnten Gabrielas Beweggründe sein, dass sie die Bewohnerin mit dem Vornamen anspricht?

____

____

____

____

____

____

MERKE

Die Hauptverantwortung für die Gestaltung der Beziehung liegt bei der Pflegefachkraft. **Transparenz, Verlässlichkeit und Diskretion** sind Merkmale eines professionellen Umgangs einer Pflegekraft mit der Pflegeempfängerin oder dem Pflegeempfänger.

Aufgabe 6 Gabriella kann nicht mit allen Diagnosen etwas anfangen, daher fragt sie ihren Kollegen: „Ole, kannst du mir mehr zu Frau Terhorsts Diagnosen sagen?" Seine Antwort: „Schau mal ihr Stammblatt an, da findest die genauen medizinischen Diagnosen. Nimm dein Handy und versuche, dir alle Informationen, die du zusätzlich benötigst, selbst zu beschaffen[1]. Danach können wir ja noch offene Fragen klären." Gabriellas Recherche-Ergebnisse finden sich in der nachfolgenden Tabelle. Ergänzen Sie die fehlenden Fakten.

Diagnose	Betroffenes Organsystem und Kurzbeschreibung der Erkrankung	Symptome
Arterielle Hypotonie Beispiel	Erkrankung des Herz-Kreislauf-Systems: Der Blutdruck ist zu niedrig. Ursachen können eine Herzinsuffizienz oder Medikamenten-Nebenwirkungen sein. Manchmal gibt es hierfür auch keine spezifische Ursache.	kalte Hände und Füße, Zittern, Blässe, Schwindel, plötzliche Ohnmachtsanfälle
Lewy-Körperchen-Demenz		
Diabetes mellitus Typ 2 (siehe hierzu auch „Rita Heinze und der Kuchen", 70)		
Osteoporose		
grauer Star		
seborrhoisches Ekzem, intermittierend		

[1] Eine geeignete Quelle hierfür ist zum Beispiel der Pschyrembel online https://www.pschyrembel.de/

Aufgabe 7 Gabriella fragt Ole, wie die Erkrankungen von Frau Terhorst pflegerisch zu betreuen sind. Was würden Sie an Oles Stelle antworten? Ergänzen Sie zu den medizinischen Diagnosen die Pflegeprobleme und die Pflegemaßnahmen in der Tabelle.

Diagnose	Pflegeprobleme und -maßnahmen
Arterielle Hypotonie	
Lewy-Körperchen-Demenz	
Diabetes mellitus Typ 2	
Osteoporose	
grauer Star	
seborrhoisches Ekzem, intermittierend	

Aufgabe 8 Gabriella plant für die demnächst anstehende Praxisbegleitung der Schule eine 10-Minuten-Aktivierung von Frau Terhorst. Hierfür ist die Biographiearbeit im Vorfeld eine wichtige Methode, da man hierbei durch gezieltes Erinnern und Vergegenwärtigen von biographischen Details bestimmte Hirnareale aktivieren kann. Da sich am Nachmittag der Sohn von Frau Terhorst angekündigt hat, möchte sie einige Informationen über seine Mutter einholen, um diese Aktivierung besser planen zu können.

a) Erklären Sie, was die 10-Minuten-Aktivierung ist und welches Ziel damit verfolgt wird.

INFO

Häufige Ursache für Schlafstörungen älterer Menschen sind mangelnde körperliche Bewegung und fehlende geistige Beschäftigung.

b) Erstellen Sie auf Grundlage der Informationen von Frau Terhorsts Sohn eine 10-Minuten-Aktivierung. Beschreiben und begründen Sie Ihr Vorgehen.

Bewohner*in: Johanna Terhorst	**Pflegekraft: *(Ihr Name)***	**Datum: *(Datum der Aktivierung)***
Planen Sie hier	**Begründen Sie hier**	
Ziel der Aktivierung Beispiel	Zeit mit Frau Terhorst verbringen; sie darin unterstützen, sich zu erinnern; positive Gefühle, Selbstwirksamkeit und Kompetenzen fördern	
Verfügbare Informationen		
Setting (wann, wie, warum, wo)		
Welche Materialien/ Maßnahmen sind als Unterstützung sinnvoll?		

Bewohner*in: Johanna Terhorst	**Pflegekraft:** ***(Ihr Name)***	**Datum:** ***(Datum der Aktivierung)***
Aspekte, die bei der Kommunikation berücksichtigt werden sollten		

Vorgehen (Stellen Sie sich hier eine Aktivierung mit dem Bewohner/ mit der Bewohnerin vor.) Was tun Sie Schritt für Schritt?

Beziehungsgestaltung und Kommunikation: Was könnten Sie als Erstes zu dem Bewohner/zu der Bewohnerin sagen, wenn Sie mit der Aktivierungseinheit beginnen, um die Person zu motivieren?	

AUFGABE 9 Welche Arten von Kommunikation gibt es, um eine entspannte Gesprächsatmosphäre zu erzeugen? Erklären Sie, wie diese Kommunikation erfolgt. Nennen Sie jeweils ein Beispiel.

Formen der Kommunikation	Erklärung	Beispiel
Verbale Kommunikation (Beispiel)	sprachliche Verständigung (mündlich; ggf. schriftlich, wenn man sich dabei Notizen macht)	Frau Terhorst nach ihrer Kindheit befragen (für den Biografiebogen) und sich dabei Notizen machen.
Nonverbale Kommunikation		
Paraverbale Kommunikation		

Aufgabe 10 Wenn Sie eine zu pflegende Person gezielt beobachten, erfahren Sie viel über sie. Was sind die grundlegenden Punkte, die Sie dadurch herausfinden können?

Aufgabe 11 Ein wichtiger Punkt in der Pflege von Frau Terhorst ist die Beobachtung der Haut. Benennen Sie die wichtigsten Funktionen, die die Haut erfüllt.

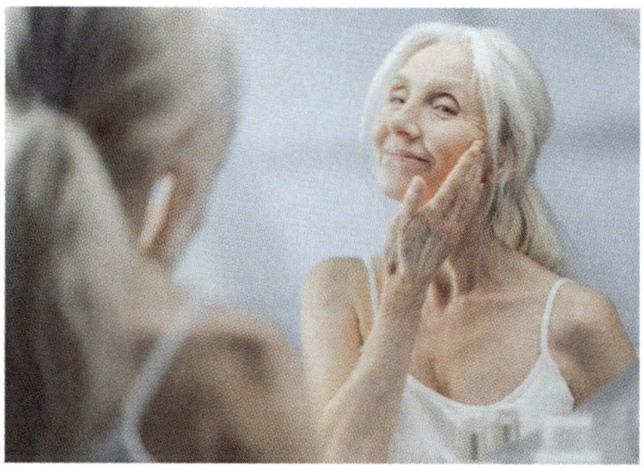

Aufgabe 12 Hier sehen Sie den Aufbau der Haut. Beschriften Sie die Strukturen in der die Abbildung.

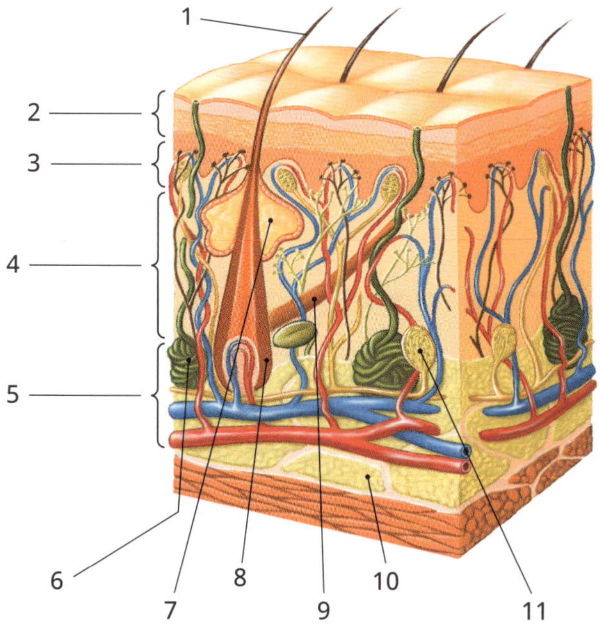

AUFGABE 13 Was sind keine typischen Hautveränderungen des Alters?
Kreuzen Sie bitte die richtigen Antworten an.

Elastizität und Spannung der Haut nehmen ab.	
Die Haut wird insgesamt dunkler.	
Die Haut wird schmerzempfindlicher.	
Der Hautturgor nimmt ab durch die verringerte Wasserbindungsfähigkeit der Haut.	
Die Behaarung nimmt ab.	
Die Sekretion der Talg- und Schweißdrüsen verringert sich.	
Die Oberhaut wird dünner.	
Altersflecken entstehen.	

AUFGABE 14 Erläutern Sie, welche typischen Symptome Sie bei Menschen mit Hauterkrankungen schon beobachtet haben und kennen. Welche pflegerischen Probleme/welches pflegerische Handeln ergibt sich aus den Symptomen?

Symptom/ Diagnose	Erläuterung	pflegerische Probleme/ pflegerisches Handeln
Juckreiz **Beispiel**	nicht sichtbar; spürbar als unangenehmer Drang, sich kratzen zu müssen	Infektionsgefahr durch Hautdefekte → auf kurze und saubere Fingernägel achten, ggf. nachts Stoffhandschuhe anziehen
Urtikaria		
Exanthem		

Symptom/ Diagnose	Erläuterung	pflegerische Probleme/ pflegerisches Handeln
Ekzem		
Ödem		

Aufgabe 15 Frau Terhorst weist Risikofaktoren auf, zu stürzen. Welche Risikofaktoren für Sturzereignisse kennen Sie? Finden Sie Hinweise, die Sie den Risikofaktoren zuordnen können.

Beispiel

Risikofaktoren für ein erneutes Sturzereignis	Hinweis
umgebungsbezogene Risikofaktoren 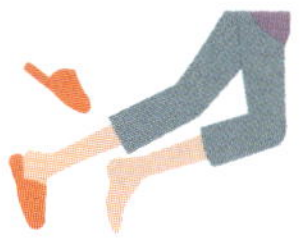	• freiheitsentziehende Maßnahmen • falsches Schuhwerk • Stolperfallen
personenbezogene Risikofaktoren 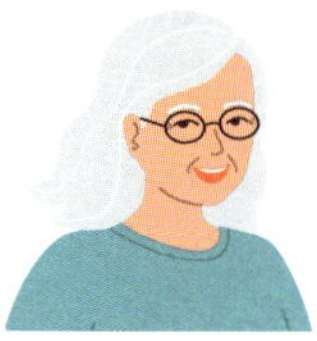	
medikamentenbezogene Risikofaktoren 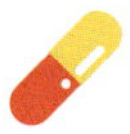	

Praxisfall

CE 02 Zu pflegende Menschen in der Bewegung und Selbstversorgung unterstützen
Kompetenzbereiche I, II, III, IV, V

- Pflege bei Asthma bronchiale
- personenzentrierter Ansatz nach Carl Rogers
- Pflegeberatungsprozess
- personenzentrierte Demenzpflege nach Tom Kitwood
- Durchführungsverantwortung
- Gesundheit in der Arbeitswelt

Lernsituation

Herr Brunner vermisst seine vertraute Umgebung

Für heute Nachmittag hat die angehende Pflegefachfrau Hatice Özden ausreichend Zeit eingeplant: Der Sohn des kürzlich im Pflegeheim eingezogenen 82-jährigen Karl Brunner hat sich angekündigt. Sie ist froh, weitere pflegerelevante Informationen über Herrn Brunner zu erhalten, denn auf das Pflegepersonal wirkt er distanziert und in sich gekehrt, er isst kaum etwas und hat in einer Woche bereits 1 kg abgenommen. Die Tatsache, im Pflegeheim zu sein, bereitet ihm sichtlich Schwierigkeiten.

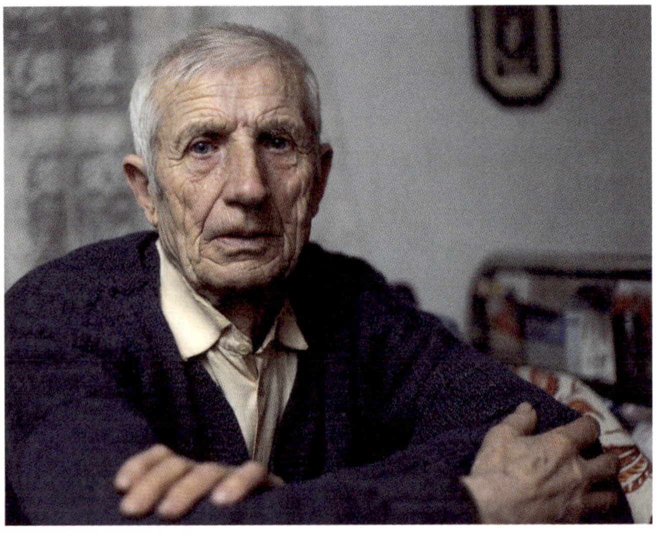

Hatice begrüße Herrn Brunners Sohn. Er erzählt: „Mein Vater wurde am 1.10.1942 als ältester Sohn von fünf Kindern in Emden geboren. Mit meiner Mutter Ilse war er fast 50 Jahre verheiratet. Sie starb vor anderthalb Jahren, ganz unerwartet. Seitdem ging es mit meinem Vater bergab. Zunächst dachten wir Geschwister, er könnte eine Depression haben, denn er hatte sich schon vor dem Tod unserer Mutter immer mehr zurückgezogen und war einfach nicht mehr so schwungvoll, wie wir ihn von früher kannten.

Vor knapp einem Jahr wurde dann eine beginnende Demenz bei meinem Vater diagnostiziert. Er hat sich selbst nur noch mit dem Nötigsten versorgt. Daher ist er jetzt hier im Pflegeheim. Aber ich mache mir schon auch Vorwürfe, dass ich ihn dazu gedrängt habe, zu Ihnen zu ziehen. Wissen Sie, ich lebe 100 km entfernt, und meine Geschwister sind noch weiter weg; wir können uns nicht genug um meinen Vater kümmern. Er hat eine Vorsorgevollmacht, ich darf also Entscheidungen für ihn zu treffen.

Er leidet seit 20 Jahren an chronischem Asthma und ist stark kurzatmig. Was macht er denn, wenn er nachts mal Atemnot bekommt, allein in seiner Wohnung? Vor zwei, drei Jahren ist er in seiner Wohnung so unglücklich gestürzt, dass er sich nicht mehr alleine hochkam. Es ist ja auch sehr dünn, wiegt sicher 15 kg weniger als früher. Ich kann mir vorstellen, dass er sich auch deswegen kraftlos fühlt.

Hatice Özden hat aufmerksam zugehört und entgegnet:
„Ich verstehe, dass das eine belastende Situation für Sie sein muss. Wir alle müssen in unserem Alltag vielen Anforderungen gerecht werden. Geben Sie sich und Ihrem Vater etwas Zeit, sich an die neue Situation zu gewöhnen. Für uns ist es wichtig, dass Ihr Vater spürt, dass wir seine Bedürfnisse ernst nehmen. Sagen Sie, Herr Brunner, ich entnehme dem Pflegeüberleitungsbogen, dass Ihr Vater wegen seiner Demenz alle 3 Wochen Risperidon als Injektion in den Muskel (intramuskulär [i.m.]) erhält. Wann hat der denn die letzte Spritze bekommen?"

„Das kann ich Ihnen leider nicht beantworten." Herr Brunner junior schüttelt leicht den Kopf.

Hatice Özden schaut kurz zur Uhr und muss das Gespräch beenden. „Vielen Dank, dass Sie mir so ausführlich über Ihren Vater erzählt haben. Das hilft uns dabei, die Pflege auf Ihren Vater abgestimmt zu planen und seine Ressourcen zu fördern. Bitte melden Sie sich, wenn Sie noch etwas wissen möchten."

AUFGABE 1 Erfassen Sie bitte alle Personen der geschilderten Situation (Akteure) und die hierzu gehörenden Pflegephänomene.

Akteure	Pflegephänomene

AUFGABE 2 Hatice Özden nutzt die strukturierte Informationssammlung (SIS), um individuelle Pflegeprobleme Herrn Brunners zu identifizieren und dementsprechend Pflegemaßnahmen zu planen. Was sind gemäß SIS Herrn Brunners pflegerisch relevanten Schwerpunkte?

MERKE

Unter Kachexie versteht man einen krankhaften Gewichtsverlust.

AUFGABE 3 Herr Brunners Sohn berichtet, dass er in der Vergangenheit einen schweren Asthma-Anfall seines Vaters miterlebt habe. Was sind mögliche Symptome, die Sie während eines Asthma-Anfalls beobachten können?

AUFGABE 4 Asthma bronchiale kann sowohl durch allergische als auch durch nicht allergische Faktoren ausgelöst werden. Nennen Sie Umstände, die ein nicht allergisches (intrinsisches) Asthma bronchiale bedingen können.

Aufgabe 5 Hier sehen Sie drei Querschnitte durch einen Bronchus.
1) unauffälliger Befund 2) bei Asthma und
3) bei einem Asthmaanfall.
Beschreiben Sie die Veränderungen bei 2) und 3).

Alles verstanden? Hier geht es zur Abbildung mit Beschriftung!

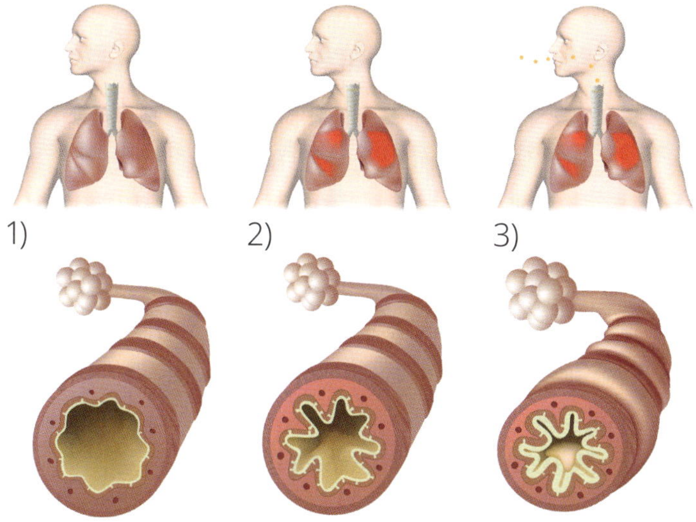

Aufgabe 6 Wie können Sie Herrn Brunner bei einem Asthma-Anfall unterstützen?

Cave!
Asthmaspray (bronchienerweiterndes Dosieraerosol, Wirkstoff Salbutamol), das im Notfall verabreicht wird, erzeugt häufig Tachykardien (= Pulserhöhungen), Herzrhythmusstörungen, Unruhe, Schwindel. Patienten daher nicht unbeaufsichtigt lassen!

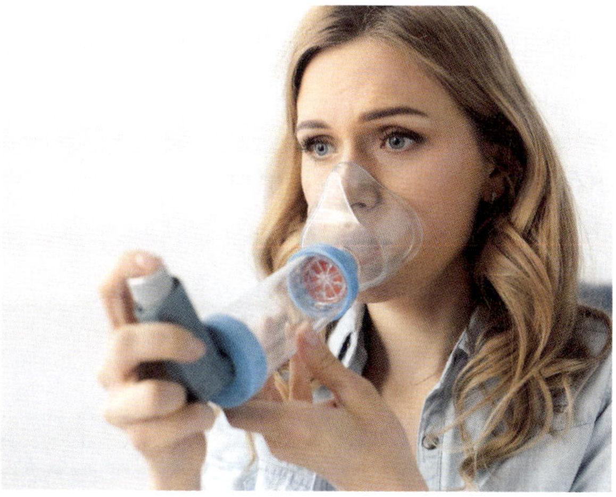

Dosieraerosol mit Inhalationshilfe (Spacer) für Kinder, geschwächte oder demente Patienten.

AUFGABE 7 Die Arbeit der Pflegekräfte wie die der Auszubildenden Hatice Özden orientiert sich an den Bedürfnissen der Pflegeempfänger. Sie folgt damit dem personenzentrierten Ansatz nach Tom Kitwood (siehe Info-Kasten). Was sind drei psychische Grundbedürfnisse, die bei Herrn Brunner in seiner jetzigen Situation vermutlich im Vordergrund stehen? Formulieren Sie bitte für jedes psychische Bedürfnis ein konkretes Kommunikationsbeispiel.

INFO

Personenzentrierte Demenzpflege nach Tom Kitwood

Der britische Psychologe Tom Kitwood entwickelte 1995 das Konzept des personenzentrierten Ansatzes zur Pflege von Menschen mit Demenz. Er stellt die Einzigartigkeit der zu pflegenden Person in den Mittelpunkt. Als vorrangiges Ziel in der Betreuung von Menschen mit Demenz nennt der den Erhalt und die Stärkung der Person. Hieraus leitet er 5 psychische Grundbedürfnisse ab: Identität, Trost, Bindung, sozialer Kontakt sowie Tätigkeit/Arbeit.

1.	**Psychisches Bedürfnis:** Herr Brunner möchte getröstet und verstanden zu werden. **Beispiel**	**Kommunikationsbeispiel:** „Herr Brunner, ich verstehe, dass Sie am liebsten weiter in Ihrer alten Wohnung leben würden. Sie haben dort lange gewohnt und haben viele Erinnerungen an die vergangene Zeit. Sie vermissen Ihre Frau bestimmt sehr. Was mochten Sie denn besonders an ihr?“
2.	**Psychisches Bedürfnis:**	**Kommunikationsbeispiel:**
3.	**Psychisches Bedürfnis:**	**Kommunikationsbeispiel:**
4.	**Psychisches Bedürfnis:**	**Kommunikationsbeispiel:**
5.	**Psychisches Bedürfnis:**	**Kommunikationsbeispiel:**

AUFGABE 8 Die beginnende Demenz bei Herrn Brunner wurde von seinem Umfeld zunächst als „normale" Altersvergesslichkeit interpretiert. Im Rahmen der Demenz-Diagnostik wird der Mini-Mental-Status-Test (MMST) angewendet, um kognitive Leistungsstörungen abzuklären.

a) Was ist der MMST und wie läuft er ab?

____

____

____

____

____

____

b) Was sind die 5 Kategorien, die zum MMST gehören?
Kreuzen Sie bitte die richtigen Lösungen an.

Orientierung (zeitlich und räumlich)	
Merkfähigkeit	
körperliche Fitness	
Aufmerksamkeit und Rechenfähigkeit	
Erinnerungsfähigkeit	
Lesegeschwindigkeit	
Sprache	

c) Wie kann das Ergebnis des MMST lauten?

____

____

____

____

d) Es gibt 5 Aufgabentypen, mit denen die Sprache getestet wird.
Nennen Sie bitte jeweils ein Beispiel.

Mini-Mental-Status-Test/Kategorie Sprache

Aufgabentyp	**Beispiel**
Benennen	[Armbanduhr zeigen]: „Was ist das?“
Wiederholen	
Kommandos/ Anweisungen befolgen	
Schreiben	
Nachzeichnen geometrischer Figuren	

Beispiel

AUFGABE 9 Demenzielle Erkrankungen zählen zu den häufigsten psychischen Krankheiten des Alters.
Ordnen Sie die nachfolgenden Symptome den 3 Demenz-Typen zu, die in der Tabelle aufgeführt sind.

Unruhe, Antriebsstörung, häufiger Stimmungswechsel, Inkontinenz, Antriebslosigkeit, Teilnahmslosigkeit, Störung des Sozialverhaltens, Sprachstörungen, Gangstörung, Erregungszustände, erhöhte Reizbarkeit, schubförmiger Verlauf, Sprachstörung, Angst

Frontotemporale Demenz (Hirnzellen im Frontallappen und Temporallappen sterben ab)	**Vaskuläre Demenz (Demenz durch mangelnde Gefäßdurchblutung)**	**Demenz vom Alzheimer Typ (Proteinablagerungen im Gehirn lassen Hirnzellen absterben)**

PRAXISTIPP

Menschen mit Demenz können aufgrund ihrer kognitiven Einschränkung manchmal **vergessen**, dass es **Zeit ist zu essen**. Nimmt ein Patient oder eine Patientin kein Essen zu sich, heißt das nicht, dass er/sie keinen Hunger hat. Pflegende sollten daher bei den Mahlzeiten der betroffenen Menschen anwesend sein und sie ggf. **zur Nahrungsaufnahme motivieren** und anleiten.

AUFGABE 10 Jeder hilfs- und pflegebedürftige Mensch in Deutschland hat Anspruch auf eine umfassende, individuelle Pflegeberatung durch die Pflegekassen. Dabei erfolgt die Pflegeberatung nach § 7a Sozialgesetzbuch (SGB) XII in 7 Schritten. Der erste Schritt ist die Ermittlung des Hilfe- und Unterstützungsbedarfs. Auch die Angehörigen Herrn Brunners haben in der Vergangenheit eine Pflegeberatung in Anspruch genommen.

a) Beratungsprozess, Schritt 1: Welche Themen könnte der Sohn von Herrn Brunner angesprochen haben?

____

____

____

____

____

____

b) Ordnen Sie die folgenden 7 Schritte des Beratungsprozesses den Nummern im Beratungszyklus-Schaubild zu und ergänzen Sie die Schritte in der Grafik.

Beispiel

Ermittlung des Hilfe- und Unterstützungsbedarfs:	1
Begleitung und Anpassung:	
Erstellung eines individuellen Versorgungsplans:	
Beratung zur Entlastung der Pflegepersonen:	
Beratungen über Leistungen:	
Unterstützung bei der Umsetzung der erforderlichen Maßnahmen:	
Ende der Pflegeberatung:	

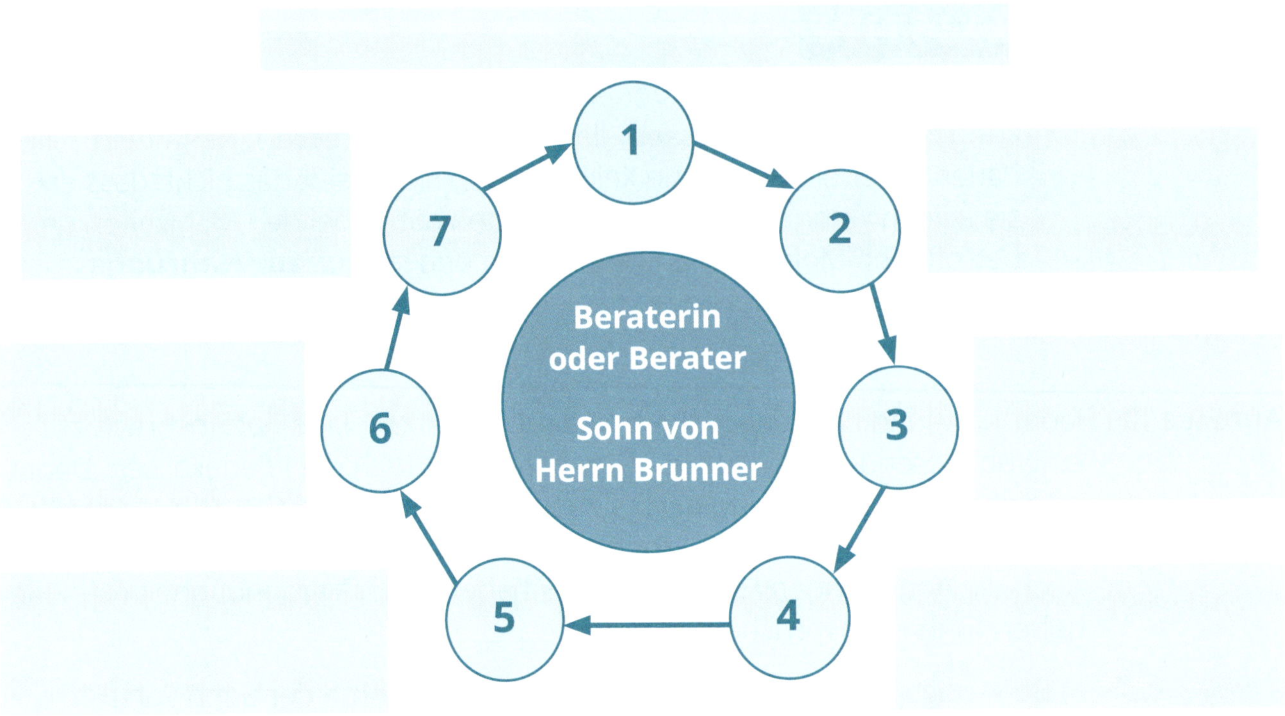

AUFGABE 11 Herr Brunner hat seinen Sohn als Bevollmächtigten eingesetzt. Welche Aussage zur Vorsorgevollmacht ist richtig, welche falsch? Kreuzen Sie bitte an.

	richtig	falsch
Die Vorsorgevollmacht tritt erst in Kraft, wenn das Amtsgericht die Handlungsbefugnis an den Bevollmächtigten überträgt.		
Mit der Vorsorgevollmacht entscheidet der Bevollmächtigte anstelle des Vollmachtgebers.		
Vorsorgebevollmächtigte können nur leibliche Kinder sein.		

INFO

Der personenzentrierte Ansatz nach Carl Rogers

Carl Rogers, ein amerikanischer Psychologe, verfolgte ein strikt humanistisches (=menschenfreundliches) Weltbild und stellte den Menschen und seine Bedürfnisse in das Zentrum des therapeutischen Handelns.

AUFGABE 12 Die innere Haltung Pflegender gegenüber den zu Pflegenden beeinflusst die Beziehung und die Art der Kommunikation – und damit die gesamte Grundhaltung – wesentlich. Beschreiben Sie die 3 Aspekte des personenzentrierten Ansatzes nach Carl Rogers, die für Sie relevant sind im Umgang mit Pflegeempfängern.

AUFGABE 13 Welche Aussagen zur Demenz sind richtig, welche falsch? Kreuzen Sie an.

	richtig	falsch
Einem Menschen mit Demenz Trost zu spenden, kann nur auf der verbalen Ebene stattfinden.		
Der Mini-Mental-Status-Test (MMST) ist ein Messinstrument zur Erkennung von leicht eingeschränkten kognitiven Fähigkeiten.		
Der MMST ist ein Messinstrument, um eine Demenz dem richtigen Stadium zuzuordnen.		
Bei der Durchführung des MMST werden insgesamt 2 kognitive Bereiche abgefragt.		
Der MMST beinhaltet den Uhrentest, ein Instrument, mit dem man die Erinnerungsfähigkeit prüft.		
Eine beginnende Demenz ist schwer von einem Delir abzugrenzen.		
Zu Beginn einer Demenz sind bereits eingeprägte Inhalte des Langzeitgedächtnisses eingeschränkt. Im Verlauf verschwindet auch das Kurzzeitgedächtnis.		

AUFGABE 14 Die Auszubildende Hatice Özden hat in Absprache mit der Bereichsleitung den Auftrag, Herrn Brunner ein Anti-Demenz-Mittel zu injizieren. Sie hatte im Rahmen ihrer praktischen Ausbildung bereits die Gelegenheit, eine i.m.-Injektion unter Anleitung durchzuführen. Sie ist sich darüber bewusst, dass sie als Pflegefachkraft bei jeder Injektion die Verantwortung für die korrekte Durchführung trägt. Nennen Sie pflegerische Kompetenzen, die bei einer Injektion zu dieser Durchführungsverantwortung gehören.

Aufgabe 15 Um Fehler bei der Verabreichung von Medikamenten zu vermeiden, macht man sich die 6-R-Regel zunutze. Wofür stehen die 6 Rs? Schreiben Sie bitte jeden Aspekt in das Schaubild.

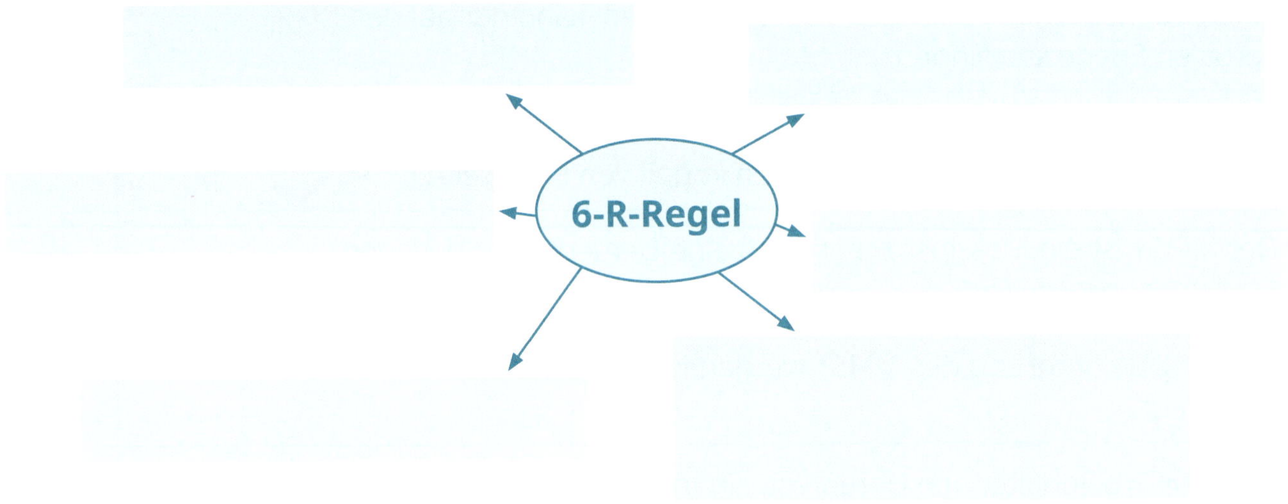

Aufgabe 16 Die ventrogluteale Injektion nach Hochstetter ist bei Erwachsenen und Jugendlichen die sicherste Methode, um Nervenschäden zu vermeiden. Weisen Sie bitte den einzelnen Schritten zum Auffinden des Injektionsortes Nummern zu, sodass sich die richtige Reihenfolge des Vorgehens ergibt.

- den Mittelfinger an der Crista iliaca (freier kranialer Rand [zum Kopf gerichteter Rand] der Darmbeinschaufel) positionieren: ○ ○
- den Handballen auf den großen Rollhügel (Trochanter major) des Oberschenkelknochens (Femur) legen: ○ ○
- ein Dreieck zwischen Zeige- und Mittelfinger bilden (= das ventrogluteale Dreieck): ○ ○
- den Patienten/die Patientin auf der Seite liegend positionieren, mit den Knien leicht gebeugt: ○ ○
- die Hand ca. 2 cm nach ventral (bauchwärts) drehen: ○ ○
- mit dem Zeigefinger die Crista iliaca anterior/superior ertasten: ○ ○
- das Injektionsgebiet mit der Kanülenkappe markieren: ○ ○

AUFGABE 17 Welche Konsequenzen ergeben sich aus der Remonstrationspflicht (siehe §-Kasten) für Ihre pflegerische Tätigkeit?
Beschreiben Sie beispielhaft 4 Situationen.

Beispiel

- Ihnen fällt auf, dass die vom Arzt gewählte Dosierung des Medikaments zu hoch ist...

... daher führen Sie die Injektion nicht durch und halten Rücksprache mit der Stationsleitung und dem Arzt.

- Sie fühlen sich bei Ihrer ersten Injektion überfordert...

- Ein kachektischer Patient soll eine i. m.-Injektion erhalten und Sie haben nur eine zu lange Kanüle...

Cave!
Bei kachektischen Menschen ist nur wenig Fettgewebe vorhanden, so dass bei Injektionen kürzere Kanülen verwendet werden müssen, um den Muskel korrekt zu treffen.

- Ein Patient kann aufgrund von Verständigungsschwierigkeiten (der Patient spricht eine andere Sprache) nicht ausreichend über mögliche Folgen der Injektion wie kurzzeitiges Brennen an der Injektionsstelle informiert werden...

§

Remonstrationspflicht

Die Remonstrationspflicht im Kontext der Pflege bedeutet die Pflicht der Pflegefachkraft, die **ärztliche Anordnung infrage zu stellen** und zu remonstrieren (lat. remonstrare = wieder zeigen), wenn sie Bedenken hat, dass die angeordnete Maßnahme die Gesundheit oder das Leben des Pflegeempfängers gefährden kann.
Sie muss in dem Fall die **Durchführung**, z. B. einer Injektion, **ablehnen** und den Arzt/die Ärztin darüber informieren.

Praxisfall

CE 03 Einführung in die pflegerische Kommunikation, Gesprächsführung, verständigungsorientierte Kommunikation Kompetenzbereiche I und II

- Überforderung, belastende Situation, Hilflosigkeit
- Rahmenbedingungen für ein Gespräch
- Erkennen von Kommunikationsbarrieren
- Kommunikation mit von Demenz Betroffenen
- Erleben von abwehrendem Verhalten/Gewalt
- kollegiale Beratung in Anspruch nehmen
- Pflegediagnosen nach NANDA

Lernsituation

Der Fall Kowalski

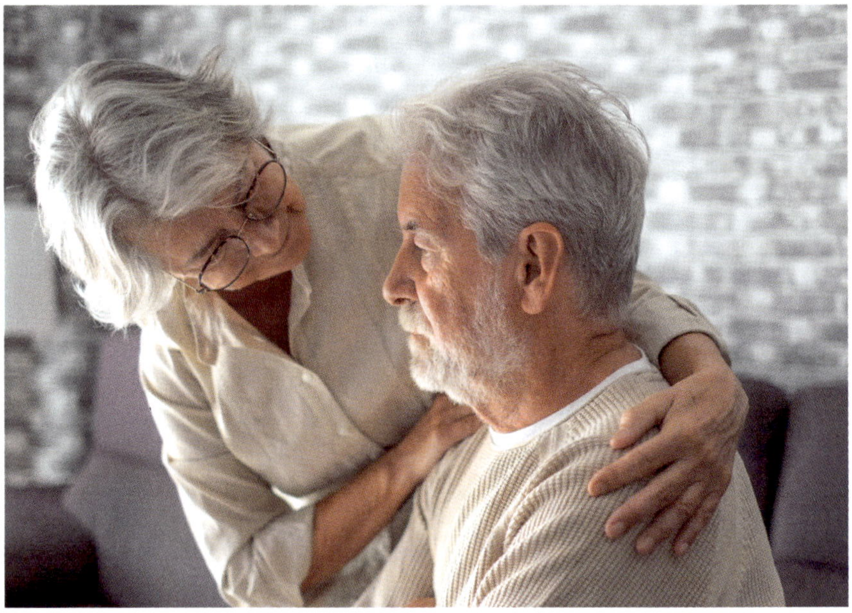

Lisa Weser, 19 Jahre alt, ist angehende Pflegefachfrau im ersten Ausbildungsjahr auf der internistischen Station des Bernward-Krankenhauses. In der Morgenbesprechung berichtet die examinierte Pflegefachkraft Bettina Heidrich von dem 82-jährigen Patienten Ludwig Kowalski, der sich seit zwei Tagen aufgrund eines Magenulkus auf der Station befindet. Er lebe sonst im benachbarten Gertruden-Stift. Er sei die ganze Nacht wach und sehr unruhig gewesen. Bettina Heidrich bittet die junge Auszubildende darum, zur Grundversorgung zu Herrn Kowalski zu gehen.

Die Personalsituation ist noch angespannter als sonst, weil sich heute früh zwei Kolleginnen krankgemeldet haben; daher soll Lisa heute allein zu Herrn Kowalski gehen. „Herr Kowalski ist stark dement," erklärt ihr Bettina Heidrich, „aber eigentlich ganz umgänglich. Du musst ihn einfach im Bett waschen. Ich gehe dann später zu ihm und gebe ihm seine Antithrombosespritze."

Lisa hatte zuvor noch keinen Kontakt mit Demenz-Patienten, aber sie fühlt sich sicher und nickt zustimmend. Sie schnappt sich also den Pflegewagen und klopft an Herrn Kowalskis Tür. Doch es antwortet niemand und sie tritt ein. Herr Kowalski liegt quer im Bett und starrt an die Decke. Als Lisa das Zimmer betritt, ruft er: „Margit, geh weg mit der Hexe!" Lisa ist etwas verwirrt und lässt warmes Wasser in die Waschschüssel einlaufen. Dann tritt sie ans Bett und beginnt, Herrn Kowalski sein Oberteil auszuziehen. Er starrt sie an und zischt Laute, die klingen wie „nein, oben, oben!".

Lisa weiß nicht so recht, was er ihr sagen möchte, und fängt wortlos an, ihn zu waschen. Da schreit Herr Kowalski plötzlich los und schlägt wild um. Lisa ist total erschrocken, versucht, ihm auszuweichen, doch sein Arm trifft sie schmerzhaft ins Gesicht.

Hilflos verlässt die junge Frau das Zimmer, um Bettina Heidrich zu suchen. Schließlich findet sie diese im Zimmer einer bettlägerigen Patientin. Sie lässt Lisa aber gar nicht zu Wort kommen, sondern sagt in gehetztem Ton: „Ah, Lisa, super, dass du kommst! Kannst du mir bitte eben bei der Schutzhose hier helfen?"

Lisa hilft also ihrer Kollegin und erwähnt beim Verlassen des Zimmers, dass Herr Kowalski bei der Morgenroutine so komisch und so wütend gewesen sei und dass sie den alten Herrn gar nicht habe waschen können. Bettina Heidrich wirkt genervt und macht deutlich, dass sie das aber schon von ihr erwartet habe, Lisa habe doch schließlich gesagt, dass sie die Grundpflege beherrsche. Lisa ist geknickt und denkt: „So ein Mist, Bettina denkt jetzt bestimmt, dass ich gar nichts kann." Sie ist todunglücklich. Außerdem tut ihr die rechte Schläfe weh, da, wo Herr Kowalskis Ellenbogen sie getroffen hat. Dann nimmt sie all ihren Mut zusammen und trägt das Frühstückstablett in Herrn Kowalskis Zimmer.

Plötzlich klopft es und Bettina Heidrich betritt den Raum. Sie begrüßt Herrn Kowalski und legt ihm vorsichtig die Hand auf den Arm, beugt sich zu ihm runter und meint: „So, Ludwig, das Frühstück muss jetzt noch etwas warten. Ich bin die Bettina, wir kennen uns ja schon von gestern. Ist es Ihnen recht, wenn ich Sie jetzt erst mal einmal frisch mache, zusammen mit meiner Kollegin Lisa? Wenn Sie etwas stört, sagen Sie das einfach, in Ordnung? Wir sind ganz vorsichtig." Bettina Heidrich nickt ihm aufmunternd zu und gemeinsam mit Lisa versorgt sie ihn erst im Bett, mobilisiert ihn an die Bettkante und anschließend in den Pflegestuhl. Nachdem er seine Spritze bekommen hat, schiebt Lisa Herrn Kowalski an den Tisch und er fängt mit Appetit an zu essen.

Bettina Heidrich und Lisa Weser verlassen das Zimmer. Auf dem Flur sagt die Ältere leise zu der Jüngeren: „Lisa, wollen wir nachher in der Kaffeepause mal darüber sprechen, was beim Waschen mit Herrn Kowalski los war?"

AUFGABE 1 Erfassen Sie bitte alle Personen der geschilderten Situation (Akteure) und die hierzu gehörenden Pflegephänomene.

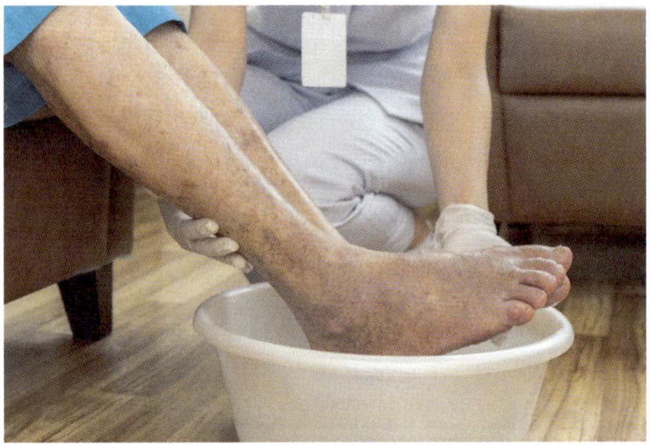

Akteure	Pflegephänomene

AUFGABE 2 Welchen Problemen und belastenden Situationen sind Sie schon einmal in Pflegesituationen begegnet?

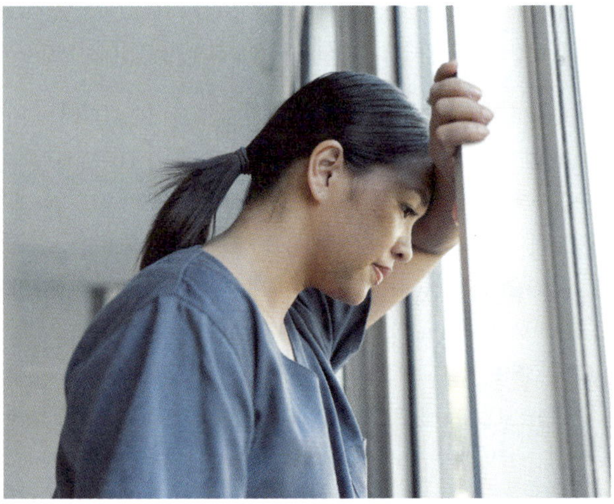

AUFGABE 3 Gewalterfahrungen gehören leider für einige Menschen in der Pflege zum Alltag. Vor allem pflegebedürftige Menschen, die sich nicht mehr gut äußern können, sind gefährdet, Opfer zu werden. Manchmal üben aber auch sie Gewalt gegenüber Pflegefachkräften oder pflegenden Angehörigen aus. Dabei kann Gewalt ganz unterschiedlich empfunden werden. Welches Verhalten von Lisa Weser und Herrn Kowalski würden Sie als Gewalt bezeichnen?

Lisa Weser:

Herr Kowalski:

AUFGABE 4 Jede Form von Gewalt kann die Lebensqualität und die Gesundheit eines Menschen stark beeinträchtigen. Welche weiteren Gewaltformen neben der körperlichen Gewalt im Kontext der Pflege kennen Sie?

AUFGABE 5 Herr Kowalski befindet sich in einem fortgeschrittenen Demenz-Stadium. Woran lässt sich das erkennen?

Aufgabe 6 Die Kommunikation zwischen Bettina Heidrich und Lisa hat in dieser Stresssituation nicht funktioniert. Denken Sie an das Vier-Ohren-Modell von Schulz von Thun und überlegen Sie, an welcher Stelle Lisa in das Gesagte etwas hineininterpretiert hat. Was hätte sie tun können, um dem entstandenen Missverständnis vorzubeugen?

INFO

Vier-Ohren-Modell von Schulz von Thun

Friedemann Schulz von Thun hat Kommunikationsmodelle entwickelt, die im Umgang im Team und mit zu pflegenden Menschen weiterhelfen können. Die Kommunikation besteht aus einem **Sender** und einem **Empfänger**.

Die 4 Ebenen, auf denen kommuniziert wird:
1. Sach-Ebene (Fakten, Sachverhalte)
2. Beziehungs-Ebene (Beziehung zueinander)
3. Selbstoffenbarungs-Ebene (hört, was in dem Sender vorgeht)
4. Appell-Ebene (Aufforderung, Anweisungen etwas zu tun)

Bettina Heidrich wollte auf der **Sachebene** kommunizieren mit

„Ich ______________________________

Lisa hingegen hat diesen Satz auf der ______________ verstanden.

Ihr ist sinngemäß nur im Kopf geblieben ______________________________

____

Es wäre zu keinem Missverständnis gekommen, wenn ______________

____

____

____

____

____

____

____

____

Aufgabe 7 Bettina Heidrich und Lisa führen im Pausenraum ein Gespräch über den Vorfall. Was für Rahmenbedingungen sollten für ein Gespräch vorherrschen? Denken Sie an Ihre bisherigen Erfahrungen bei Stationsgesprächen. Was können mögliche Störfaktoren oder Kommunikationsbarrieren sein?

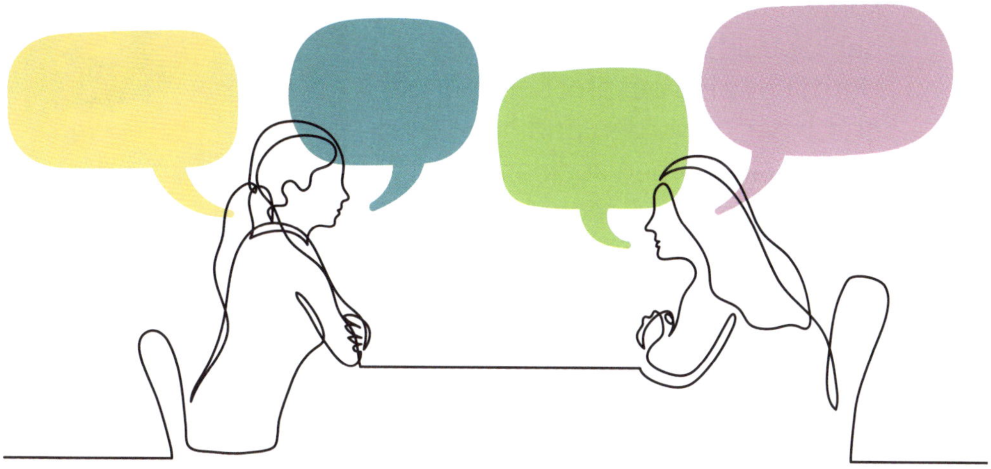

Ideale Rahmenbedingungen:

Störfaktoren/Kommunikationsbarrieren:

AUFGABE 8 Die Kommunikation mit an Demenz Erkrankten kann manchmal sehr herausfordernd sein und stellt eine besondere Situation dar. Das gesprochene Wort verliert oft an Bedeutung und die Zusammenhänge können nicht mehr erkannt werden. Sobald Bettina Heidrich mit Herrn Kowalski gesprochen hat, ist er ruhiger geworden und hat die Pflegemaßnahmen zugelassen. Welche Kommunikationstechniken hat Bettina Heidrich angewandt?

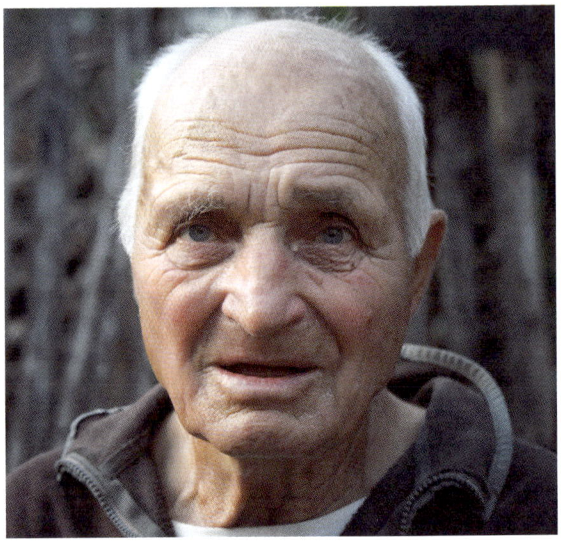

INFO

Medikation bei Demenz

Bei **Alzheimer-Demenz** nimmt die Anzahl der Nervenzellen im Gehirn stetig ab – und damit die kognitiven Fähigkeiten. Um die Denkleistung der Betroffenen zu verbessern, muss die Signalstärke der Nerven erhöht werden. Dafür werden Cholinesterase-Hemmstoffe (z. B. Donezipil, Galantamin, Rivastigmin) verbreicht. Diese Medikamente gelangen ins Gehirn und verhindern den Abbau des wichtigen Signalstoffs Acetylcholin und verstärken dadurch die Signalübertragung zwischen den Nerven. Diese Wirkstoffe dienen zur Behandlung von leichten bis mittelschweren Demenz-Symptomen bei Alzheimer-Demenz.

PRAXISTIPP

Ansprache von Menschen mit Demenz

Es kann gelegentlich in der professionellen Betreuung von Menschen mit Demenz **notwendig und angemessen** sein, ihn mit Vornamen anzusprechen und eventuell ihn zu duzen. Allerdings ist dies eine individuelle Entscheidung, die von Fall zu Fall getroffen werden sollte, abhängig von der Situation. Vor allem ist es wichtig, dass dies vom Gegenüber oder den Angehörigen gewünscht wird (vergleiche hierzu auch den Fall CE 02 *Gut Äpfel essen mit Frau Terhorst.*)

AUFGABE 9 Das erste Axiom nach Paul Watzlawick ist „Man kann nicht nicht kommunizieren". Beziehen Sie dies auf die körperliche Reaktion Herrn Kowalskis, als Lisa das Zimmer versucht hat, die Körperpflege bei ihm durchzuführen. Er hat kaum mit ihr gesprochen, hat aber dennoch kommuniziert. Was hat er nonverbal ausgedrückt?

PRAXISTIPP

Kommunikation mit Menschen mit Demenz

- Blickkontakt mit dem oder der Betroffenen aufnehmen
- sich im Gespräch auf Augenhöhe begeben, z. B. in die Hocke gehen
- Initialberührung am Arm durchführen
- über ein Gesprächsthema passend zur Biografie des oder der Betroffenen einen Zugang finden
- erläutern, was geschehen wird
- die Bezugsperson des oder der Betroffenen mit einbeziehen
- Rituale unterstützen
- in einfachen und kurzen Sätzen kommunizieren
- zu viele Informationen vermeiden
- geschlossene Fragen (Ja-/Nein-Fragen) stellen und somit den oder die Betroffene nicht überfordern
- Wertschätzung ausdrücken
- die Realität akzeptieren und nicht korrigieren („sich in die Welt des oder der Betroffenen begeben")

AUFGABE 10 Vor 8 Jahren wurde bei Herrn Kowalski Demenz diagnostiziert, nachdem der sogenannte Uhrentest sowie andere Diagnostiktests auffällig gewesen waren. Er erhält aktuell Antidementiva, sog. Acetylcholinesterase-Hemmstoffe, um seine kognitiven Leistungen zu verbessern. Welche anderen Diagnostikverfahren zur Erfassung einer Demenz sind Ihnen schon in der Praxis begegnet?

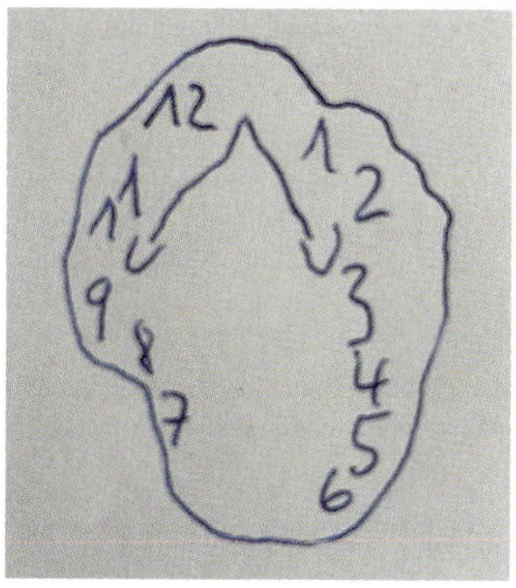

Auffälliger Uhrentest

AUFGABE 11 Was sind bei Herrn Kowalski die passenden Pflegediagnosen nach NANDA (North American Nursing Diagnosis Association) International?

Pflegediagnose	richtig	falsch
Selbstversorgungsdefizit Körperpflege (00108)		
Risiko einer beeinträchtigten kardiovaskulären Funktion (00311)		
Selbstversorgungsdefizit Sich-Kleiden (00109)		
Chronische Verwirrtheit (00129)		
Risiko eines metabolischen Syndroms (00296)		
Gestörter Denkprozess (00279)		
Defizitäres Flüssigkeitsvolumen (00027)		

AUFGABE 12 Die erfahrene Pflegekraft Bettina Heidrich hat in der Kaffeepause die Auszubildenden Lisa auf den Vorfall mit Herrn Kowalski angesprochen. Mit wem könnte Lisa noch über ihre Sorgen und Ängste reden? Lösen Sie bitte dieses Kreuzworträtsel. Die jeweilige gesuchte Person müssen Sie in der weiblichen Form notieren.

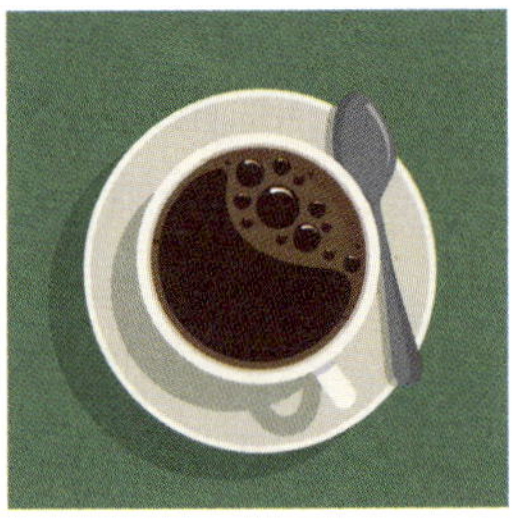

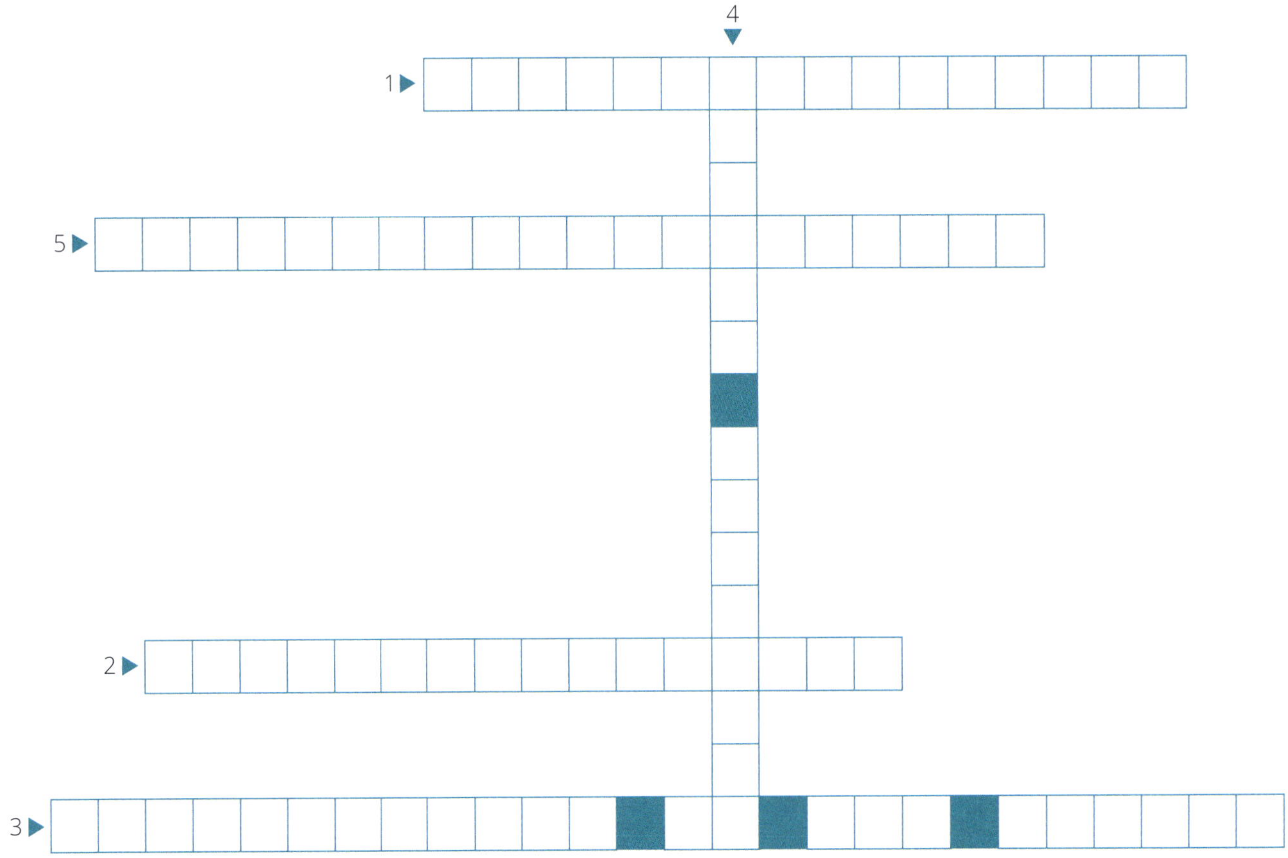

AUFGABE 13 Auszubildende sollen vor allem für künftige emotional herausfordernde Situationen gestärkt werden und ihre Ressourcen aufbauen. Was sind Bewältigungsstrategien, die Lisa anwenden kann, um mit belastenden Situationen umzugehen? Bitte kreuzen Sie die korrekten Lösungen an.

die negativen Gefühle unterdrücken	
nach dem Dienst einem Hobby nachgehen	
einer Freundin von der Situation erzählen	
Reflexionsgespräche in der Schule führen	
abends mit Freunden ausgehen, um Alkohol zu trinken	
Erlebnisse mit belastenden Emotionen mit dem Pflegeteam reflektieren	
versuchen, die belastende Situation zu verdrängen	
in der Freizeit Sport machen, Entspannungstechniken anwenden	
die Szene in der Schule durchspielen und reflektieren	

AUFGABE 14 Frau Kowalski hat sich vor dem Einzug ihres Mannes in das Gertruden-Stift allein um ihn gekümmert und ihn zu Hause gepflegt. Häufig sind pflegende Angehörige mit dem Fortschreiten der Demenz und der Versorgung in der häuslichen Umgebung überfordert, wodurch sie oft Gefahr laufen, selbst zu erkranken oder ihre eigenen Bedürfnisse zurückzustecken.
Was sind mögliche Entlastungsangebote, von denen Frau Kowalski gern früher gewusst hätte?

Es gibt:

Praxisfall

CE 03 Erste Pflegeerfahrungen reflektieren – verständigungsorientiert kommunizieren
Kompetenzbereiche I, II, III

Inhalte

- Neugeborene und ihre Eltern unterstützen
- komplikationsarme Geburt/komplikationsarmes Wochenbett
- verständliche Kommunikation
- Abhängigkeitsgefühl, Ängste und Schamgefühl
  Gefühle in der gynäkologischen Versorgung: Abhängigkeit, Angst, Scham
- Beratung Stillender
- Beratung im Wochenbett
- postpartale Beobachtungskriterien: Harnverhalt und Blutungen
- Hyperbilirubinämie bei Neugeborenen
- Vorsorgeuntersuchung U2

Lernsituation

Noah ist da

Die 19-jährige Melek Osram ist aufgeregt. Heute ist nämlich ihr erster Frühdienst auf der Wöchnerinnenstation des Klinikums Oststedt in ihrem zweiten Ausbildungsjahr zur Pflegefachkraft. Der Umgang mit Säuglingen ist ihr vertraut, denn erst vor Kurzem hat sie nochmal eine kleine Schwester bekommen, um die sie sich manchmal nach Feierabend noch kümmert: Sie wechselt ihr die Windeln, bereitet das Fläschchen zu oder badet sie.

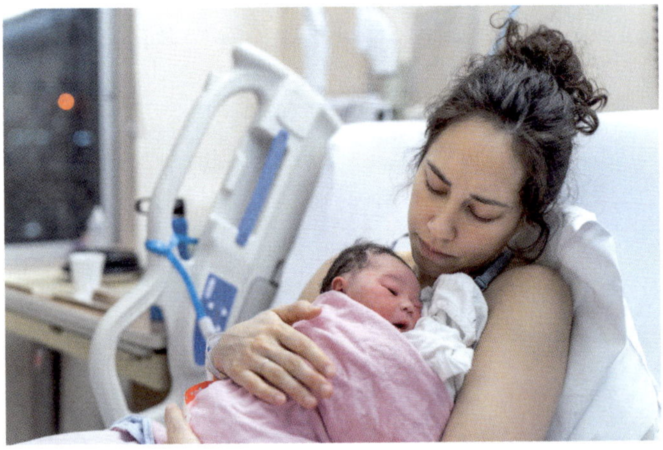

Sie hat das Gefühl, dass ihre Mutter nicht gerne über die Geburt oder die Zeit danach im Krankenhaus spricht. Vor allem im Wochenbett (siehe Info-Kasten) auf der Toilette und im Bad ist sie lieber allein. Sie versteht nicht, warum das so ist. Weil in der Schule die Wochenbettpflege erst im nächsten Theorieblock drankommt, freut sie sich, jetzt etwas darüber zu lernen.

Bei der morgendlichen Pflegeübergabe erfährt Melek, dass in der vergangenen Nacht die 36-jährige Julia Lehmann gegen 22:30 Uhr spontan (= vaginal und ohne Hilfsmittel wie Saugglocke oder Zange) unter Periduralanästhesie (PDA) in der 39+1 Schwangerschaftswoche (SSW) entbunden hat. Frau Lehmann hat unter der Geburt einen Labienriss (Riss der Schamlippen) und einen Dammriss 2. Grades (siehe Info-Kasten) erlitten.

Hier geht es zu den Infos zum Wochenbett

Frau Lehmanns ist Erstgebärende (sie hat vorher noch nie entbunden; das wird auch als PI [=para 1] bezeichnet). Das Kind, Noah, hat ein Geburtsgewicht von 3.980 g und eine Länge von 52 cm. Sein Apgar liegt bei 9 – 10 – 10 (siehe Infokasten).

Frau Lehmann möchte stillen, ist aber unsicher, wie sie das Kind an die Brust anlegen muss. Einige Tropfen Kolostrum (Vormilch) sind schon aus der Brust getropft. Beim ersten Anlegen hat die Hebamme geholfen und Noah hat bereits kräftig und ausdauernd gesaugt.

Vier Stunden später kommt Frau Lehmann mit Noah auf die Wöchnerinnen-Station.

INFO

Mit Punkten wird nach der Geburt beurteilt, wie es dem Kind geht. Nach 1, nach 5 und nach 10 min werden jeweils 5 Kriterien beurteilt. Dafür werden 0, 1 oder 2 Punkte gegeben. B. Apgar 9 – 10 – 10.

APGAR steht für **A**tmung, **P**uls, **G**esichtsbewegungen/Grundtonus, **A**ussehen, **R**eflexe

Eingeführt wurde der Score von der amerikanischen Ärztin Virginia Apgar, deren Name gleichzeitig als Hilfestellung für die Auswertung dient (siehe Tabelle unten).

Vgl. hierzu auch CE10 „Tim, anders als gedacht".

Sie klagt seitdem über Schmerzen. Die Patientin hat schon Schmerzmedikamente und gekühlte Vorlagen erhalten. Ihr Wochenfluss ist bezüglich der Menge im Normbereich. Durch den Blutverlust unter der Geburt hat sie postpartal einen geringen Abfall des Hämoglobin (Hb)-Werts gehabt; dieser Wert muss jetzt noch einmal kontrolliert werden.

Frau Lehmann und Noah sind zusammen mit Herrn Lehmann in einem Familienzimmer untergebracht. Mutter und Vater wirken in der Versorgung ihres Kindes noch unsicher und benötigen viel Unterstützung. Durch die Aufregung haben beide wenig geschlafen. Hinsichtlich des Stillens weiß Frau Lehmann nicht, wie sie sich jetzt am besten ernähren soll. Maria Fels, die Praxisanleiterin, sagt nach der Übergabe zu Melek: „Willkommen auf unserer Station! Ich möchte, dass du heute bei der Versorgung von Frau Lehmann dabei bist. Sie hat eine anstrengende Geburt hinter sich und sie und ihr Mann haben bestimmt viele Fragen, wenn wir gleich ihr Zimmer betreten. Bitte gehe mit Frau Lehmann gleich mal ins Bad und schau dir ihre Vorlage an."

	Wert (=Score) 0	Wert (=Score) 1	Wert (=Score) 2
Appearance = Erscheinungsbild (Hautfärbung)	blau, blass	Extremitäten blau	rosig
Puls	0	<100	100–400
Grimasse (als Reaktion auf Berühren der Nase)	keine Reaktion	Grimasse	Weinen, Abwehr
Aktivität (Muskeltonus)	schlaff, keine Bewegung	leichtes Beugen von Armen und Beinen	aktive Bewegung
Respiration (Atmung)	keine Atmung	unregelmäßig, langsam	kräftiges Schreien

Bild 1: Ermittlung des APGAR-Wertes

Aufgabe 1 Erfassen Sie bitte alle Personen der geschilderten Situation (Akteure) und die hierzu gehörenden Pflegephänomene.

Akteure	Pflegephänomene
Melek Osram, 19 Jahre, 2. Ausbildungsjahr	
Julia Lehmann, 36 Jahre, Wöchnerin	
Herr Lehmann, Ehemann	
Maria Fels, Praxisanleiterin	

Aufgabe 2 Nach der Geburt müssen die Eltern eine Beziehung zu ihrem Kind aufbauen. Auch der Partner erlebt sich nun als Vater in einer neuen Rolle. Ihre Paarbeziehung verändert sich ebenfalls. Was bedeutet für Sie das Wort Beziehung?

Aufgabe 3 Mit wem stehen Sie als Pflegende in Beziehung? Haben Sie Beispiele für Beziehungen, die Sie in der Pflege bisher aufgebaut haben?

Aufgabe 4 Frau und Herr Lehmann sind – wie andere Patienten im Krankenhaus auch – emotionalen und beziehungsbezogenen Veränderungen ausgesetzt. Durch die neue Situation mit Noah sind sie verunsichert und benötigen Unterstützung. Pflegende begleiten diese Grenz- oder auch Krisensituationen. Wie sollte sich Melek verhalten, um eine gute Beziehung zu der Patientin, dem Vater und den Angehörigen, die zu Besuch kommen, aufzubauen?

AUFGABE 5 In der Tabelle sind die fünf essenziellen Elemente der Pflegebeziehung dargestellt. Finden Sie für jeden Aspekt eine Beschreibung und jeweils ein Beispiel für Melek, wie sie sich gegenüber Frau Lehmann verhalten könnte.

Elemente der Pflege-Beziehung	Beschreibung und Beispiel
Respekt	Beschreibung: Was kann Melek tun?
Vertrauen	Beschreibung: Was kann Melek tun?
Einvernehmlichkeit	Beschreibung: Was kann Melek tun?
Reflexionsfähigkeit	Beschreibung: Was kann Melek tun?

Elemente der Pflege-Beziehung	Beschreibung und Beispiel
Empathie	Beschreibung: Was kann Melek tun?

AUFGABE 6 Welche Beratungsthemen könnten für Frau und Herrn Lehmann nach der Geburt von Noah notwendig sein?

Hier geht es zu den Infos zum „Baby Blues"

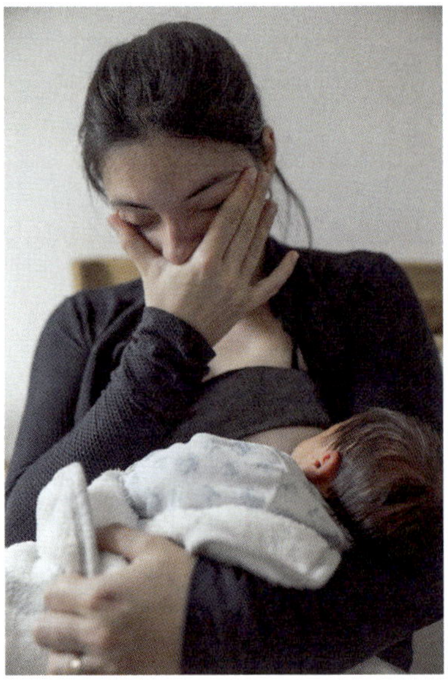

AUFGABE 7 Was sind Komplikationen, die im Wochenbett auftreten können?

AUFGABE 8 Bei der Pflege-Visite von Frau Lehmann wird vor allem nach dem Harnverhalt nach der Entbindung gefragt. Was muss pflegerisch bei einem Harnverhalt erfolgen und warum? Was sind mögliche Risiken aufgrund dieses Eingriffs?

INFO

Bei postpartalem Harnverhalt, der länger als 4–6 Stunden bestehen kann, ist es notwendig, bei der Entleerung der Harnblase zu unterstützen, z. B. durch das Legen eines Einmalkatheters. Sollte der Harnverhalt danach weiterhin fortbestehen (Restharnmenge nach Toilettengang über 200ml – sonografisch bestimmt), kann die Ärztin/der Arzt die Entscheidung zum Legen eines Blasenverweilkatheters treffen. Ursachen für den Harnverhalt können Schwellungen oder Verletzungen der ableitenden Harnwege durch die Geburt sein.

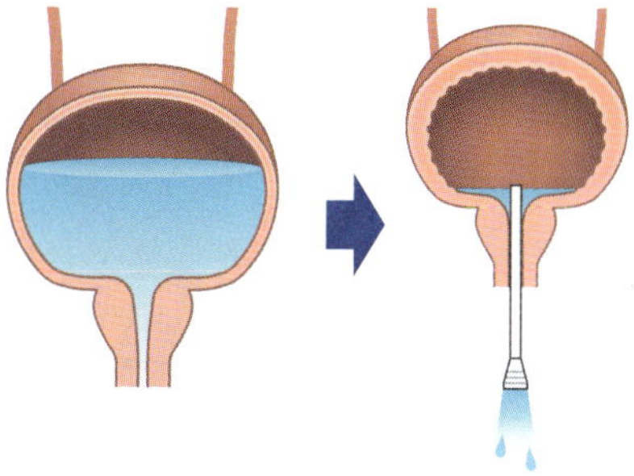

Bild 1: Ablaufen des Harns wird ermöglicht durch einen Einmalkatheter.

AUFGABE 9

Hier geht's zu den Infos zum Kaiserschnitt.

Frau Lehmann hat spontan entbunden, es musste also keine Sectio durchgeführt werden. Eine mögliche Komplikation im Wochenbett nach einem Kaiserschnitt ist die Thrombose (siehe Info-Kasten). Warum hat eine Patientin nach einer Sectio ein erhöhtes Risiko für eine Thrombose? Was für pflegerische Maßnahmen gibt es, um das Risiko zu reduzieren?

Ursachen für eine Thrombose:

Maßnahmen:

INFO

Blutgerinnung und Thrombose

In der Schwangerschaft stellt sich der Körper auf die Geburt ein und sorgt durch die Anpassung der Gerinnungsfunktion dafür, dass die Blutungen im Rahmen der Geburt nicht lebensbedrohlich werden. Dies kann dazu führen, dass bei der Mutter das Blut auch danach noch schneller gerinnt und das Risiko für Thrombosen erhöht ist. Bei einem Kaiserschnitt kommt eine erhöhte Gerinnung aufgrund der operativen Verletzung der Blutgefäße hinzu. Aus diesem Grund ist die **Thrombose-Prophylaxe** eine wichtige Behandlungsstrategie im Rahmen der postpartalen Therapie.

AUFGABE 10 Wie lautet der medizinische Fachbegriff für Wochenfluss?

INFO

Lochien

Die Lochien werden mit der Zeit heller und sind geruchlos. Riecht das Sekret aber übel, kann das auf eine Infektion hinweisen. Ein Lochialstau ist anzunehmen, wenn bereits in den ersten Tagen die Blutung völlig aussetzt.

AUFGABE 11 Was ist mit dem Ausdruck „Der Wochenfluss ist bezüglich der Menge im Normbereich“ genau gemeint?

____

____

____

____

____

____

Cave!

Verstärkte postpartale Blutung

In der westlichen Welt ist die Blutung nach der Geburt (post partum [p. p.]) eine der Hauptursachen für die Müttersterblichkeit, die bei 0,5–1,9 % der entbundenen Frauen auftritt. Es handelt sich um eine **Notfallsituation**, die sofortiges Handeln erfordert. Anzeichen für eine schwere Blutung sind

- schwallartige Blutungen,
- häufiges Wechseln der vollständig durchgebluteten Vorlage
- eine Verschlechterung des Allgemeinzustandes mit Symptomen wie
  - Kaltschweißigkeit und
  - niedrigem Blutdruck (unter 120/80 mmHg).

Diese Alarmzeichen müssen umgehend dem Pflege- oder ärztlichen Team gemeldet werden!

AUFGABE 12 Welche Farbe hat der Wochenfluss zu welcher Zeit? Ordnen Sie zu.

Zeitpunkt		
1. Woche O		O (Versiegen der Lochien)
Ende der 1. Woche O		O braun-rötlich: Lochia fusca
Ende der 2. Woche O		O dunkelgelb: Lochia flava
Ende der 3. Woche O		O blutig: Lochia rubra/cruenta
Nach ca. 4–6 Wochen O		O grauweiß: Lochia alba

Aufgabe 13 In der ersten Woche p.p. gilt es, die Wöchnerin unter bestimmten Beobachtungskriterien zu überwachen. Welche Kriterien treffen zu, welche nicht?

Beobachtungskriterien p.p.	
Körpertemperatur, Puls, Blutdruck	
Fundusstand (Fundus = oberer Rand des Uterus)	
Urinkonzentration	
Lochien	
Brust und Milchfluss (Laktation)	
Harnlassen (Miktion)	
Hautspannung (Hautturgor)	
Mund und Zahnstatus	
Defäkation	
Psychisches Befinden	
Blutgruppe der Mutter	

Aufgabe 14 Als Melek mit Frau Lehmann ins Bad geht, um beim Wechsel der Vorlage zu helfen, bemerkt sie, dass die Patientin beim Anblick des Blutes ganz still wird und die Vorlage schnell im Mülleimer entsorgt. Dabei schaut sie Melek nicht an. Außerdem bemerkt Melek, dass Frau Lehmann ihr Gesicht beim Urinieren (Harnlassen, Wasserlassen) verzieht, vermutlich weil sie Schmerzen hat. Melek bietet ihr an, ihr anschließend den Intimbereich mit Wasser abzuspülen, doch Frau Lehmann schüttelt nur den Kopf und verlässt schnell das Bad.

Denken Sie an Watzlawicks Axiom „Man kann nicht nicht kommunizieren" und beziehen Sie dies auf Frau Lehmanns nonverbales Verhalten Melek gegenüber. Wie könnte sich Frau Lehmann fühlen und wie können Sie ihr als Pflegefachkraft dabei helfen?

Deutung des Verhaltens:

Umgang mit der Patientin:

AUFGABE 15

Hier geht es zu den Infos über Sitzbäder nach einer Dammverletzung.

Frau Lehmann klagt über Schmerzen an der Dammnaht. Was könnten Sie der Patientin raten, auf was sie bei einer Dammverletzung achten soll?

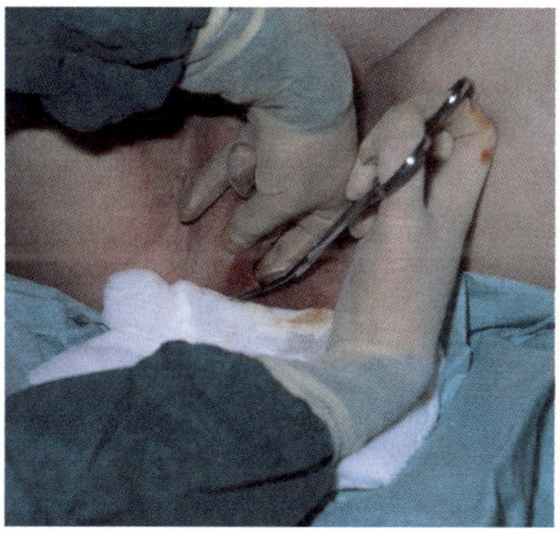

Halbseitlicher Dammschnitt (mediolaterale Episiotomie)

INFO

Gradeinteilung Dammriss

1 Riss der Scheiden- und Dammhaut ohne Verletzung der Damm-Muskulatur
2 Damm-Muskulatur betroffen: Verletzungen von Strukturen *des Musculus (M.) transversus perinei superficialis et profundus* sowie des M. bulbocavernosus; der M. sphincter ani ist unversehrt.
3 Einriss mit Verletzung des *M. sphincter ani externus*; die Rektumschleimhaut ist unversehrt.
4 Das Rektum ist eröffnet; Schleimhaut ist freiliegend.

AUFGABE 16 „Die Muttermilch schmeckt dem Kleinen wohl", sagt Herr Lehmann, als Frau Lehmann Noah stillt. Was sind weitere Vorteile des Stillens?

AUFGABE 17 a) Durch das Stillen hat Frau Lehmann einen höheren Bedarf an Kalorien und Eiweiß (Protein). Kreuzen Sie bitte die korrekte Empfehlung an.

Kalorien- und Proteinbedarf der Stillenden pro Tag	
erhöht um 500 kcal und 23 g Protein	
erhöht um 200 kcal und 5 g Protein	
erhöht um 700 kcal und 15 g Protein	

INFO

Muttermilch

Gleich nach der Geburt bildet die Brust der Mutter die Vormilch (**Kolostrum**). Diese Milch ist gelblich und etwas dicker als die normale Milch. Das Kolostrum enthält wichtige Abwehrstoffe (Antikörper) für den Säugling. Der sogenannte **Milcheinschuss** beginnt etwa 2–5 Tage nach der Geburt. In dieser Phase verändert sich die Zusammensetzung der Milch: Aus dem Kolostrum wird eine **Übergangsmilch**, die von der **reifen Muttermilch** abgelöst wird.

Aufgabe 17 b) Bevor Melek und Maria das Patientenzimmer verlassen, gibt Maria Frau Lehmann noch eine Flasche Wasser. Sie erläutert den Eltern, dass es beim Stillen wichtig ist, 2–3 l am Tag zu trinken. Herr Lehmann möchte jetzt seiner Frau gleich mal eine Tasse Tee und danach eine Tasse Kaffee bringen. Was ist die maximal empfohlene Koffeinzufuhr von Stillenden?

INFO

Stilldauer

Es wird empfohlen, Säuglinge bis **zum Ende des 4. Monats** ausschließlich **(voll) zu stillen**. Auch nach Einführung von **Beikost** (Brei), **spätestens mit Beginn des 7. Monats**, sollen Säuglinge weiter gestillt werden. Wie lange insgesamt gestillt wird, bestimmen Mutter und Kind.

Aufgabe 18 Ein Fünftel der Entbundenen leidet im Krankenhaus unter Verstopfung (Obstipation). Nach der Geburt besteht vor allem durch starkes Pressen auf der Toilette das Risiko für die Entwicklung von Senkungsbeschwerden. Oft trauen sich Frauen nach einem Dammschnitt (einer Episiotomie) oder einem Dammriss nicht, beim Stuhlgang zu pressen und halten den Stuhlgang ein – bis er irgendwann massig und hart ist – und erst recht Beschwerden bereitet. Ziel ist daher eine regelmäßige und schmerzfreie Defäkation von weich geformtem Stuhl, ohne dass die Wöchnerin mit der Bauchpresse arbeiten muss. Was sind Maßnahmen gegen Obstipation, die Sie als Pflegefachkraft empfehlen können?

AUFGABE 19 Frau und Herr Lehmann sind sich noch unsicher bezüglich der Körperpflege von Noah. Sie waren ganz irritiert, dass man Noah nicht sofort nach der Geburt gebadet hat. Frau Lehmanns Oma hatte den beiden erzählt, dass man Kinder nach der Geburt mit Seife badet, um die weiße Schicht (Käseschmiere [Vernix caseosa]) vom Körper zu waschen.

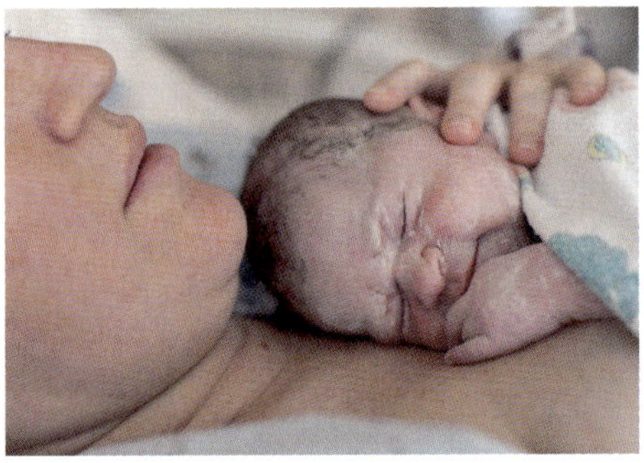

Warum wird empfohlen, die Neugeborenen nach der Geburt nicht zu baden und wie erfolgt die Körperpflege im Kreißsaal? Und was sollten die Eltern bei der morgendlichen Hautreinigung beachten?

Körperpflege des Babys im Kreißsaal:

Zu beachten bei der morgendlichen Körperpflege:

AUFGABE 20

Hier geht es zu den Infos über das Nägelschneiden bei Neugeborenen.

Frau Lehmanns Oma erzählte, dass man früher Babypuder bei wunden Stellen am Po verwendet hat. Warum ist es besser, kein Puder aufzutragen? Was kann man stattdessen verwenden?

Gründe, kein Babypuder zu verwenden:

Maßnahmen bei wundem Po:

AUFGABE 21

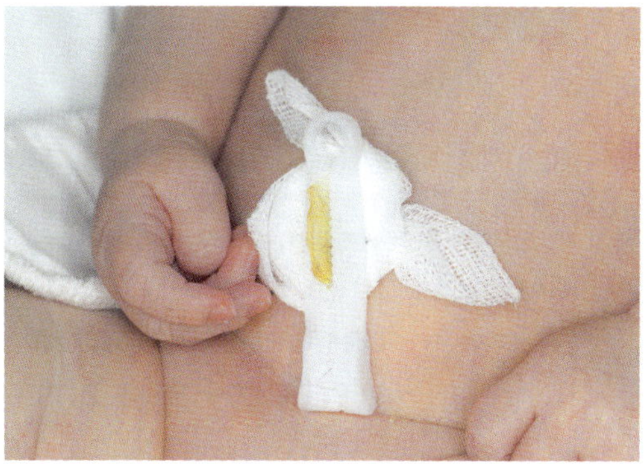

Herr Lehmann durfte nach der Geburt Noahs die Nabelschnur durchschneiden. Danach wurde diese mit einer Nabelklemme ca. 2–3 cm oberhalb der Haut abgeklemmt. Dabei wurde aseptisch (keimfrei) vorgegangen, d. h. es wurden sterile Instrumente benutzt und der Nabelschnurrest ist anschließend mit einer Desinfektionslösung desinfiziert und einer sterilen Kompresse abgedeckt worden. Auf welche Anzeichen hin wird der Nabel in den Tagen nach der Geburt genau beobachtet? Was empfehlen Sie für den Umgang zu Hause im Hinblick auf den Nabel?

AUFGABE 22 Familie Lehmann würde gerne nicht so schnell noch mehr Kinder bekommen wollen. Welchen Hinweis würden Sie der Familie zur Verhütung in der Stillzeit mitgeben?

Hier geht es zur Diskussion pro/contra Stoffwindeln.

AUFGABE 23 In den ersten 5–7 Tagen nach der Geburt kann der Bilirubin-Wert des Babys ansteigen (= Hyperbilirubinämie; Neugeborenen-Gelbsucht oder Neugeborenen-Ikterus). Das ist physiologisch und ca. 50 Prozent der reifen gesunden Neugeborenen zeigen eine gelbe Haut und das Weiße der Augen ist gelb. Der Bilirubin-Wert wird auch bei Noah durch ein Bilirubin-Messgerät (Multispektralgerät), das man nur an die Haut halten muss, und später durch eine Blutentnahme kontrolliert. Ist der Bilirubin-Wert zu früh oder zu lange (d. h. länger als 2 Wochen) erhöht, bekommt das Kind eine Lichttherapie (Phototherapie; siehe Abbildung).

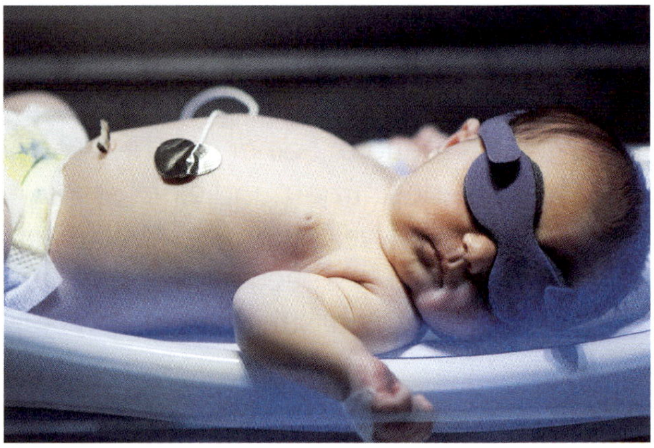

Kind, das Phototherapie erhält

Aufgabe 24

Warum ist eine Kontrolle des Blutwertes notwendig? Was sind Maßnahmen, die Frau Lehmann treffen kann, um den Bilirubin-Wert von Noah zu senken, ohne eine Phototherapie in Anspruch nehmen zu müssen?

Hier geht es zu den Infos über das Neugeborenen-Screening.

Gründe für eine Bilirubin-Wert-Kontrolle:

____

____

____

____

____

____

____

Was Frau Lehmann tun kann:

____

____

____

____

____

____

Aufgabe 25

Wann findet erste Untersuchung beim Kinderarzt/bei der Kinderärztin statt (die U2)? Kreuzen Sie bitte die richtige Antwort an.

a) 2–5 Tage nach der Geburt	
b) immer erst nach der Entlassung aus der Geburtsklinik	
c) 3–10 Tage nach der Geburt	

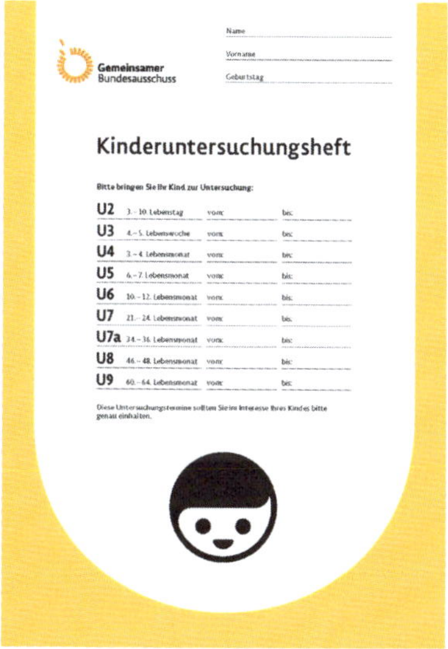
Gemeinsamer Bundesausschuss

Name

Vorname

Geburtstag

Kinderuntersuchungsheft

Bitte bringen Sie Ihr Kind zur Untersuchung:

U2	3.–10. Lebenstag	vom:	bis:
U3	4.–5. Lebenswoche	vom:	bis:
U4	3.–4. Lebensmonat	vom:	bis:
U5	6.–7. Lebensmonat	vom:	bis:
U6	10.–12. Lebensmonat	vom:	bis:
U7	21.–24. Lebensmonat	vom:	bis:
U7a	34.–36. Lebensmonat	vom:	bis:
U8	46.–48. Lebensmonat	vom:	bis:
U9	60.–64. Lebensmonat	vom:	bis:

Diese Untersuchungstermine sollten Sie im Interesse Ihres Kindes bitte genau einhalten.

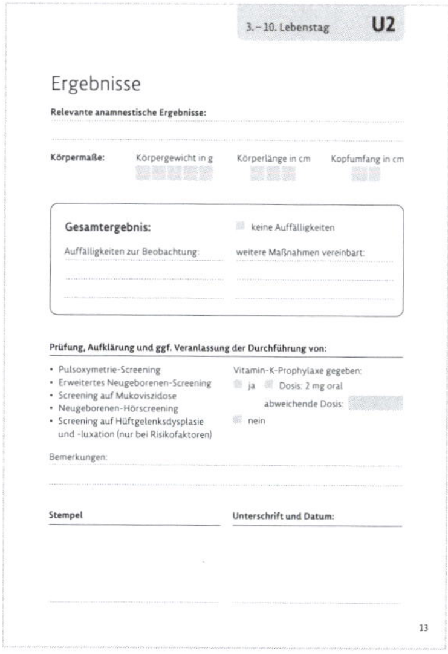
3.–10. Lebenstag **U2**

Ergebnisse

Relevante anamnestische Ergebnisse:

Körpermaße: Körpergewicht in g | Körperlänge in cm | Kopfumfang in cm

Gesamtergebnis: keine Auffälligkeiten

Auffälligkeiten zur Beobachtung: | weitere Maßnahmen vereinbart:

Prüfung, Aufklärung und ggf. Veranlassung der Durchführung von:
- Pulsoxymetrie-Screening
- Erweitertes Neugeborenen-Screening
- Screening auf Mukoviszidose
- Neugeborenen-Hörscreening
- Screening auf Hüftgelenksdysplasie und -luxation (nur bei Risikofaktoren)

Vitamin-K-Prophylaxe gegeben: ja Dosis: 2 mg oral; abweichende Dosis: ; nein

Bemerkungen:

Stempel | **Unterschrift und Datum:**

13

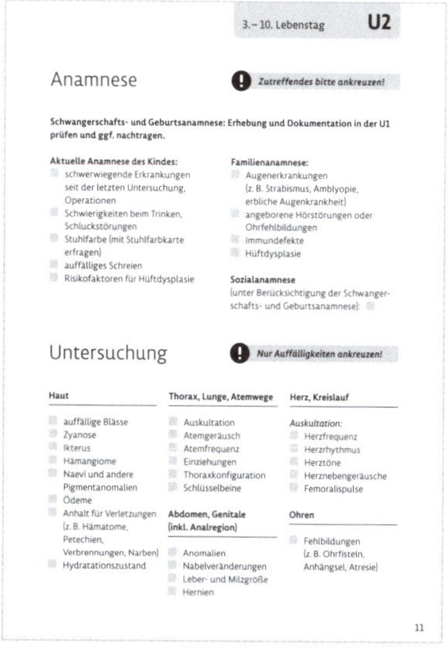
3.–10. Lebenstag **U2**

Anamnese — *Zutreffendes bitte ankreuzen!*

Schwangerschafts- und Geburtsanamnese: Erhebung und Dokumentation in der U1 prüfen und ggf. nachtragen.

Aktuelle Anamnese des Kindes:
- schwerwiegende Erkrankungen seit der letzten Untersuchung, Operationen
- Schwierigkeiten beim Trinken, Schluckstörungen
- Stuhlfarbe (mit Stuhlfarbkarte erfragen)
- auffälliges Schreien
- Risikofaktoren für Hüftdysplasie

Familienanamnese:
- Augenerkrankungen (z. B. Strabismus, Amblyopie, erbliche Augenkrankheit)
- angeborene Hörstörungen oder Ohrfehlbildungen
- Immundefekte
- Hüftdysplasie

Sozialanamnese (unter Berücksichtigung der Schwangerschafts- und Geburtsanamnese):

Untersuchung — *Nur Auffälligkeiten ankreuzen!*

Haut
- auffällige Blässe
- Zyanose
- Ikterus
- Hämangiome
- Naevi und andere Pigmentanomalien
- Ödeme
- Anhalt für Verletzungen (z. B. Hämatome, Petechien, Verbrennungen, Narben)
- Hydratationszustand

Thorax, Lunge, Atemwege
- Auskultation
- Atemgeräusch
- Atemfrequenz
- Einziehungen
- Thoraxkonfiguration
- Schlüsselbeine

Abdomen, Genitale (inkl. Analregion)
- Anomalien
- Nabelveränderungen
- Leber- und Milzgröße
- Hernien

Herz, Kreislauf

Auskultation:
- Herzfrequenz
- Herzrhythmus
- Herztöne
- Herznebengeräusche
- Femoralispulse

Ohren
- Fehlbildungen (z. B. Ohrfisteln, Anhängsel, Atresie)

11

AUFGABE 26 Was tragen Sie in das gelbe Untersuchungsheft (kurz U-Heft) ein? Kreuzen Sie bitte an. Mehrere Antworten sind richtig.

a) Körpergewicht, Körperlänge, Kopfumfang	
b) Dokumentation der Vitamin-K-Prophylaxe	
c) Stempel der Geburtsklinik	
d) Angaben zum durchgeführten Hörtest	
e) Anamnese	
f) Befunde der U2-Untersuchung	

AUFGABE 27 Welche Aussage zum Neugeborenen-Hörscreening ist richtig? Bitte kreuzen Sie an.

a) seit 2009 verpflichtend für alle Neugeborenen	
b) kann auch durchgeführt werden, wenn das Kind schreit	
c) Beobachtete Reaktion auf Geräusche im Raum machen ein Screening unnötig.	
d) Mit dem Test können Hörstörungen rechtzeitig entdeckt und deren Auswirkungen günstig beeinflusst werden.	
e) muss von den Eltern selbst bezahlt werden	

AUFGABE 28 Unten sehen Sie eine Seite aus dem U-Heft. Tragen Sie Noahs Kopfumfang (36 cm) in die Kurve ein. Ist der Wert auffällig? Begründen Sie.

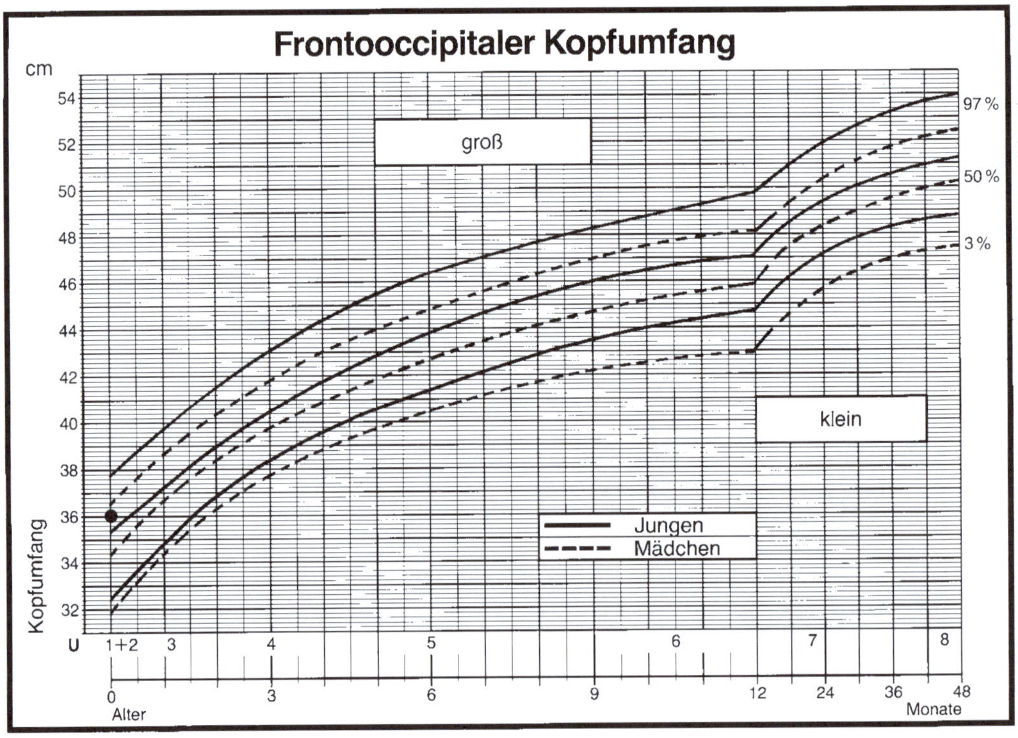

Prader A, Largo RH, Molinari L, Issler C. Physical growth of Swiss children from birth to 20 years of age: first Zurich longitudinal study of growth and development. Helv Paediatr Acta Suppl 1989;52:1-125.

AUFGABE 29 Kreuzworträtsel

1. Wie heißt der erste Stuhlgang des Neugeborenen?
2. Wie lautet der Fachbegriff für Käseschmiere?
3. Wofür steht das zweite A in Apgar?
4. Wie lautet der Fachbegriff für die Lehre vom Neugeborenen und die Neugeborenen-Heilkunde?

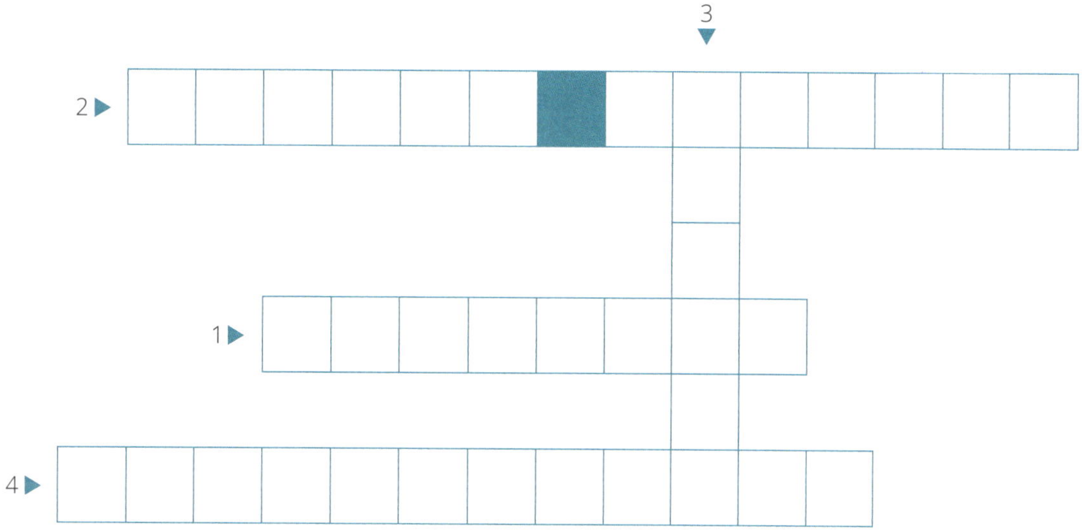

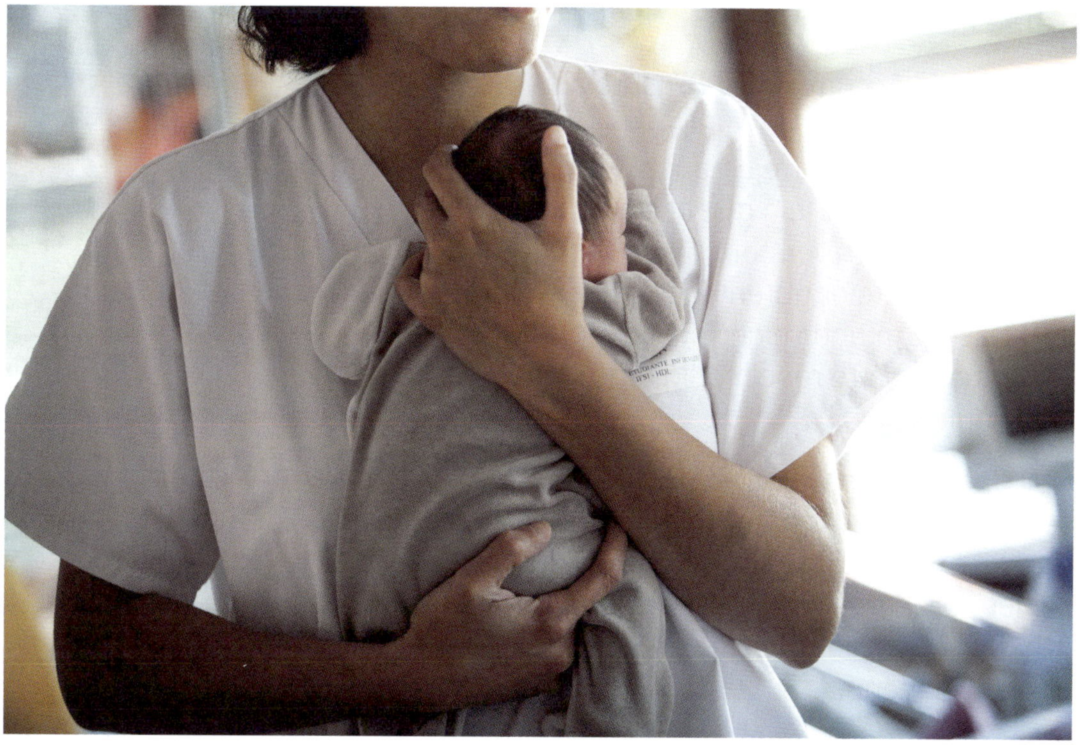

Praxisfall

CE04: Gesundheit fördern und präventiv handeln
Kompetenzbereiche I und II

Inhalte

- Prinzipien der gesunden Ernährung
- Präventionsmaßnahmen im Alter
- Rauchen als Risikofaktor
- Disease Management Programme: KHK
- Adipositas
- Blutdruckwerte
- Krebsfrüherkennung
- Primär-, Sekundär- und Tertiärprävention
- Präventionsleistungen für gesetzlich Versicherte
- Pneumokokkenimpfung
- Motivationsförderung für betagte Menschen

Lernsituation

Keine Lust auf Vorsorge

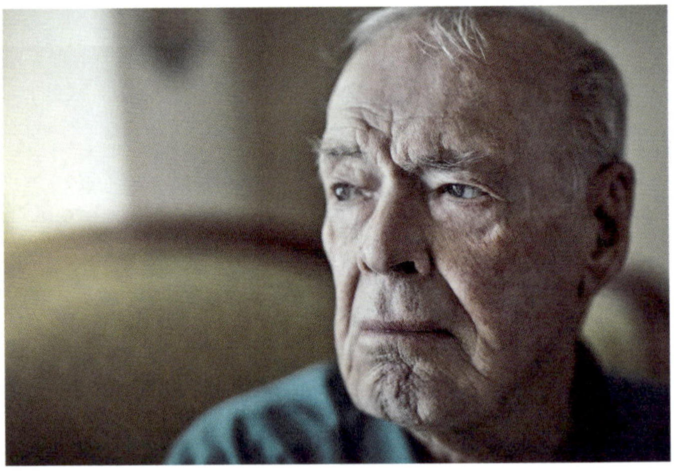

Herr Jürgen Schumann ist 87 Jahre alt. Seit einem Jahr lebt er im Pflegeheim der Diakonie. Vorher hatte er lange Zeit in seiner Wohnung allein gelebt, seine Frau war vor 15 Jahren verstorben. In seiner Wohnung hatte er guten Kontakt zu seinen Nachbarn und seine Tochter Gritt Heidemann hatte regelmäßig nach ihm geschaut.

Der Übergang ins Pflegeheim war nötig geworden, weil er sich nicht mehr zuverlässig selbst versorgen konnte. Seiner Tochter war aufgefallen, dass er sich höchst unregelmäßig ernährte, und dann auch nur von Fertigprodukten. Auch die Medikamente, die er wegen seiner Koronaren Herzkrankheit einnehmen sollte, hatte er oft vergessen. Herr Schumann schätzte von Anfang an die gute Betreuung, zugleich fühlt er sich durch den starren Tagesablauf eingeengt.

Seine Tochter Gritt Heidemann besucht ihn wie immer, bei dieser Gelegenheit bekam sie auch das Gespräch mit der Pflegefachkraft Frau Smirnowa mit.

Frau Smirnowa betrat das Zimmer und stellte den Dispenser auf den Nachttisch mit den Worten: „Herr Schumann, morgen kommt ihr Hausarzt Dr. Schneider. Sie sind für die Pneumokokkenimpfung vorgemerkt, haben Sie einen Impfpass?"

Herr Schumann war überrascht: „Ich bekomme was?" „Die Pneumokokkenimpfung", wiederholte Frau Smirnowa, „die sollte jeder ältere Mensch haben, und in einer Einrichtung mit vielen Menschen erst recht." Frau Heidemann beruhigte ihren Vater und bot an, sich um den Impfpass zu kümmern.

Frau Smirnowa war aber noch nicht fertig. „Herr Schumann, ich habe gesehen, dass Sie im Garten rauchen. Das ist nicht gesund für Sie, Sie sind herzkrank. Außerdem sind Sie übergewichtig, da müssen Sie etwas ändern. Soll ich Ihnen unsere Ernährungsfibel bringen?"

Herr Schumann wurde mit jedem Satz ungehaltener. „Wissen Sie eigentlich, wie alt ich bin? Mit 87 Jahren brauche ich keine Vorschriften mehr für meine Gesundheit. Ich bin froh, wenn ich noch den nächsten Tag erleben kann. Da lasse ich mich nicht einschränken."

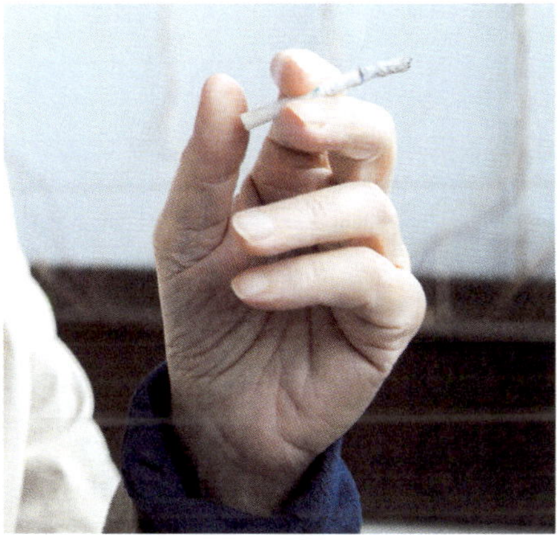

„Und auch an die jährliche Untersuchung der Prostata sollten Sie denken" ergänzte Frau Smirnowa. Frau Heidemann wollte den Konflikt entschärfen und erklärte, dass ihr Vater bis zum Auftreten von Angina-pectoris-Anfällen immer gesund gewesen sei. Außerdem sei er eine starke Persönlichkeit und lasse sich von anderen nicht reinreden.

„Dann werde ich jetzt mal den Blutdruck messen" sagte Frau Smirnowa und legte Herrn Schumann die Manschette um. Das Ergebnis: 180/90 mm Hg. „Das werde ich morgen Dr. Schneider berichten", setzte Frau Smirnowa fort, „damit er Ihre Medikation überprüft." Und zu Frau Heidemann gewandt: „Ihr Vater sollte an einem Chronikerprogramm teilnehmen, auch das werde ich mit Dr. Schneider besprechen." Damit verließ sie das Zimmer.

Herr Schumann wandte sich zaghaft an seine Tochter: „Meinst Du, dass ich hier richtig aufgehoben bin?"

AUFGABE 1 Erfassen Sie bitte alle Personen der geschilderten Situation (Akteure) und die hierzu gehörenden Pflegephänomene.

Akteur	Phänomen

Aufgabe 2 Frau Smirnowa empfiehlt Herrn Schumann eine Ernährungsfibel. Welche Ernährungsempfehlungen würden Sie dort erwarten? Benennen Sie Grundsätze einer vollwertigen Ernährung.

Aufgabe 3 Was ist Ihre Meinung zu Präventionsmaßnahmen bei alten Menschen? Lohnt sich das noch? Ist der Aufwand zu rechtfertigen? Bedenken Sie bei Ihrer Antwort die Lebenserwartung, die Vorgeschichte und die Persönlichkeit des Pflegeempfängers.

Aufgabe 4 Wovor schützt die Pneumokokkenimpfung?

Aufgabe 5 Für wen wird die Pneumokokkenimpfung empfohlen?

AUFGABE 6 Herr Schumann ist 1,79 m groß und hat ein Gewicht 108 kg.

Berechnen Sie den BMI.

Bewerten Sie das Ergebnis.

Einteilung der Adipositas nach dem BMI

18,5 bis 14,9	Normalgewicht
25,0 bis 29,9	Übergewicht
30,0 bis 34,9	Adipositas Grad I
35,0 bis 39,9	Adipositas Grad II
40,0 und größer	Adipositas Grad III

AUFGABE 7 Welche Risiken hat Herr Schumann auf Grund seiner Adipositas?

AUFGABE 8 Welche Auswirkungen hat das Rauchen auf die Gesundheit von Herrn Schumann?

AUFGABE 9 Frau Smirnowa ist mit dem Ergebnis der Blutdruckmessung nicht zufrieden. Welche sind die Grenzwerte für einen normalen Blutdruck? Kreuzen Sie die richtige Antwort an!

systolisch 130 mm Hg, diastolisch 80 mm Hg	
systolisch 120 mm Hg, diastolisch 80 mm Hg	
systolisch 140 mm Hg, diastolisch 100 mm Hg	
Systolisch 140 mm Hg, diastolisch 90 mm Hg	

Ist der einmalig gemessene Wert eine Begründung für die Änderung der Medikation? Oder gibt es eine Erklärung für die Blutdruckspitze?

AUFGABE 10 Herr Schumann ist an Vorsorge nicht interessiert. Als gesetzlich Versicherter stehen ihm aber noch weitere präventive Leistungen zu. Welche Leistungen sind **nicht** durch die gesetzliche Krankenversicherung abgedeckt?

Gesundheitsuntersuchung alle drei Jahre	
Tastuntersuchung der Prostata jährlich	
Test auf okkultes Blut im Stuhl jährlich	
CT Schädel alle drei Jahre	
Hautkrebsscreening alle zwei Jahre	
Hautkrebsscreening jährlich	
Screening auf Aneurysmen der Bauchaorta einmalig	
Untersuchung der Zähne	

MERKE

Die Präventionsleistungen stehen den gesetzlich Versicherten bis ins hohe Lebensalter zu. Sie können aber nur genutzt werden, wenn die Pflegeempfänger informiert werden und wenn die Teilnahme für sie organisiert wird.

AUFGABE 11 Bei der Prävention unterscheidet man zwischen primärer, sekundärer und tertiärer Prävention. Bitte ordnen Sie die geplanten Maßnahmen bei Herrn Schumann diesen drei Formen zu.

	○ Krebsfrüherkennung
primäre Prävention ○	○ Reduzierung des Rauchens
sekundäre Prävention ○	○ Teilnahme am DMP KHK
tertiäre Prävention ○	○ Pneumokokkenimpfung
	○ Einstellung des Blutdrucks

§

Die Prävention ist in §20 SGB V geregelt.
(1) **1** Die Krankenkasse sieht in der Satzung Leistungen zur Verhinderung und Verminderung von Krankheitsrisiken (primäre Prävention) sowie zur Förderung des selbstbestimmten gesundheitsorientierten Handelns der Versicherten (Gesundheitsförderung) vor. **2** Die Leistungen sollen insbesondere zur Verminderung sozial bedingter sowie geschlechtsbezogener Ungleichheit von Gesundheitschancen beitragen und kind- und jugendspezifische Belange berücksichtigen. **3** Die Krankenkasse legt dabei die Handlungsfelder und Kriterien nach Absatz 2 zugrunde.

AUFGABE 12 Ergänzen Sie den folgenden Text:

Primärprävention

Es wird verhindert, dass eine Krankheit ____________________.

Sekundärprävention

Bestehende Krankheiten werden ________________________ erkannt.

Tertiärprävention

Die ____________________ einer bestehenden Krankheit werden

______________.

AUFGABE 13 Wie ist die ärztliche Versorgung in einem Pflegeheim organisiert?

____

____

AUFGABE 14 Wodurch hat Frau Smirnowa bei Herrn Schumann, der ein umgänglicher Bewohner ist, seine Abwehr hervorgerufen?

____

____

____

AUFGABE 15 Wie könnte man Herrn Schumann besser für Präventionsmaßnahmen gewinnen?

____

____

____

____

____

____

____

____

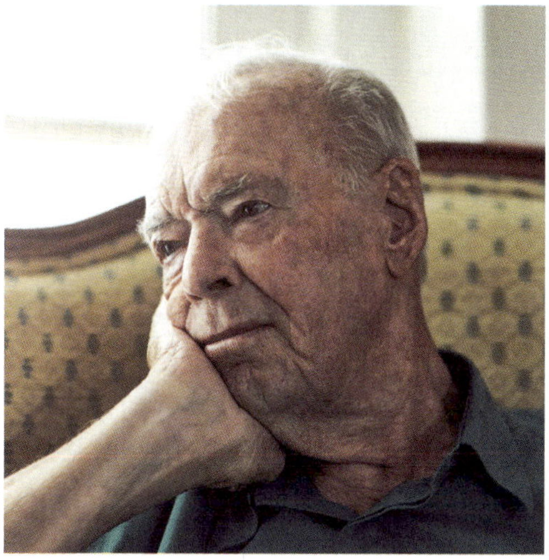

Praxisfall

CE 04A Gesundheitsprävention, Gesundheit fördern und präventiv handeln Kompetenzbereiche I, II

- **Typ-2-Diabetes**
- **Resilienz und gesundheitsförderliche Interventionen für ältere Menschen**
- **Fürsorge für zu pflegende Menschen vs. deren gesundheitsbezogene Selbstbestimmung**
- **Präventionsphasen und Gesundheitsförderung**
- **Settingansatz**
- **Unterstützung von Erkrankten bei der Entwicklung von persönlicher Gesundheitskompetenz**
- **Anleitung und Beratung zu gesundheitsförderndem Verhalten**
- **gesundheitliche Selbstfürsorge im Beruf**

Lernsituation

Rita Heinze und der Kuchen

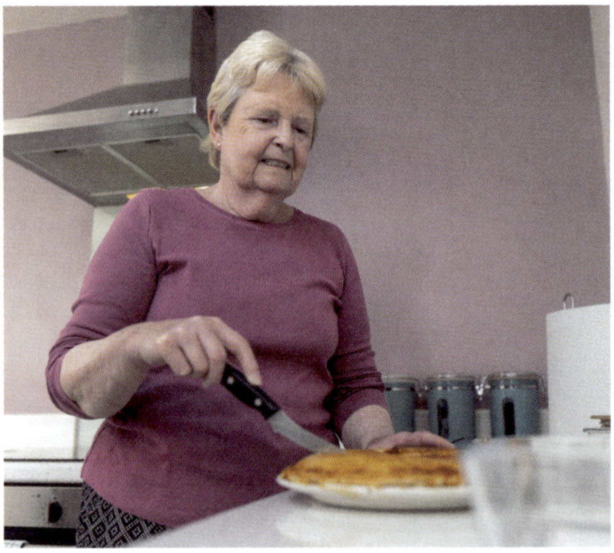

Der 22-jährige Mark Weichert klopft an der Patientenzimmertür Nr. 224 der internistischen Station des Klinikums Weisshausen. Es ist 15 Uhr und er soll bei der 74-jährigen Patientin Rita Heinze, einer Typ-2-Diabetikerin, den Blutzucker (BZ) erneut kontrollieren, da der erste Wert heute Vormittag, 2 Stunden nach dem Frühstück auffällig war.

Er befindet sich im 2. Ausbildungsjahr, hat vorher schon ein Jahrespraktikum gemacht und hat durch seine Praxisanleiterin Esther das Vorgehen der Blutzuckermessung in den letzten Wochen korrekt gelernt.

Gestern ist Frau Heinze aufgrund eines Erysipels (siehe Infokasten weiter unten) aufgenommen worden. Sie erwähnte dabei im Aufnahmegespräch, dass sie seit 4 Jahren Metformin, ein orales Antidiabetikum, 1.000 mg morgens und abends, einnimmt. Darüber hinaus hat sie in den letzten 2 Jahren deutlich zugenommen und wiegt bei 1,64 m nun 87 kg. Bei einer Blutuntersuchung ist ein HbA1c-Wert (Langzeitblutzuckerwert) von 7,5 % gemessen worden, woraufhin eine engmaschige Blutzuckerkontrolle angeordnet wurde.

Mark betritt das Zimmer: „Guten Tag, Frau Heinze, ich bin Auszubildender im 2. Lehrjahr und bin von meiner Kollegin Esther beauftragt worden, bei Ihnen den Blutzucker zu messen. Er war ja heute Vormittag schon etwas hoch, oder?" Frau Heinze zuckt zusammen. Sie sitzt am Tisch mit einer Tasse Kaffee mit Zucker und wollte gerade ein Stück Apfelkuchen essen. Neben dem Teller liegen Gebäck und Schokoladenbonbons, eine große Flasche Saft steht in greifbarer Nähe. „Sie haben mich ja erschreckt! Was soll denn diese ganze Messerei? Ich verstehe das nicht ... Zu Hause brauche ich gar nicht zu messen und hier können sie ja gar nicht genug davon bekommen, mich zu piksen!"

INFO

Bei gesunden Personen soll der BZ-Wert eine Stunde nach dem Essen 140 mg/dl nicht überschreiten. Bei Diabetikern kann der Wert geringfügig höher sein.

„Nein, Frau Heinze, meine Kollegen und ich wollen doch nichts Böses! Der Internist möchte nur gerne, dass wir Ihren Blutzucker strenger kontrollieren."

Mark misst bei Frau Heinze einen Wert von 360 mg/dl und informiert daraufhin umgehend die Pflegefachkraft Esther sowie den zuständigen Stationsarzt. Frau Heinze erhält daraufhin von Esther 5 Einheiten Kurzzeit-Insulin.

Kurz darauf spricht der Stationsarzt mit Frau Heinze über eine Insulin-Therapie und mögliche Verhaltensänderungen, die zu einer Senkung ihres Blutzuckers führen können.

INFO

Diabetes Typ 1 ist eine Autoimmunerkrankung. Die Insulinproduktion hört plötzlich und komplett auf, wogegen bei **DiabetesTyp 2** die Insulinproduktion und die Ansprechbarkeit der Zellen allmählich nachlässt (Erschöpfung der Bauchspeicheldrüse).
Für beide Diabetestypen gilt: Der im Blut verbleibende Zucker schädigt Gefäße und Gewebe.

Während Mark im Stationszimmer sitzt und die Messwerte seiner Patientinnen und Patienten dokumentiert, erscheint Frau Heinze in der Tür und bittet um ein Gespräch:

„Entschuldigung, ich muss jetzt noch mal fragen ... Ich bin so durcheinander durch das Gespräch mit dem Arzt. Ich möchte gerne die Ernährung umstellen und diese Bewegungsübungen machen, um meinen Zucker zu senken ... aber ich möchte auch nicht meinen Kuchen weglassen und auch nicht meinen Saft, den ich so gerne trinke. Das macht mich einfach so glücklich und ich habe gerade so wenig Glück im Leben und bin manchmal so allein... So schlimm kann das Süße dann doch gar nicht sein, oder? Und ich soll mir dann ab jetzt zu Hause selbst Insulin spritzen. Kann ich das *überhaupt* lernen?" Mark schaut sie ratlos an. Er ist mit dem Thema Diabetes noch nicht so vertraut.

Esther erscheint und entgegnet, weil sie die letzte Frage gehört hat: „Aber natürlich, Frau Heinze, wir werden Sie dabei unterstützen, ein Profi Ihrer Erkrankung zu werden! Ich bespreche das gleich hier im Pflegeteam und wir vereinbaren eine Uhrzeit, zu der wir Ihnen erklären und zeigen, wie und wann man sich selbst Insulin spritzt. Einverstanden?"

AUFGABE 1 Erfassen Sie bitte alle Personen der geschilderten Situation (Akteure) und die hierzu gehörenden Pflegephänomene.

Rita Heinze, 74 J.	
Mark Weichert, 22 J., 2. Ausbildungsjahr zum Pflegefachmann	
Esther, Praxisanleiterin	
Stationsarzt (Internist)	

AUFGABE 2 Diabetiker haben ein erhöhtes Risiko für weitere Komplikationen. Benennen Sie Folgeerkrankungen/begleitender Erkrankungen, wie z. B. das bei Frau Heinze aufgetretene Erysipel, die mit Diabetes mellitus einhergehen können:

1. Haut: ____________________
2. Herz-Kreislauf-System/Blutgefäße:
____
____
____
3. Nieren: ____________________
4. Augen: ____________________
____
____
5. Nerven: ____________________
6. Sonstige Körpersysteme/Psyche:
____
____

INFO

Ein Erysipel (deutsch: Wundrose) ist eine Entzündung der Haut bei Diabetes mellitus/zu hohen Blutzuckerwerten. Die Immunabwehr ist geschwächt, Bakterien dringen in die Haut ein und verursachen eine scharf abgegrenzte Rötung, die sich rasch ausbreitet. Oft zeigen sich hierbei auch Fieber und Schüttelfrost.

AUFGABE 3 Der Internist hat Frau Heinze empfohlen, nun regelmäßig zur Fußpflege zu gehen, auf geeignetes Schuhwerk ohne Druckstellen zu achten und die Füße auf Verletzungen zu kontrollieren. Erklären Sie, warum dies gerade bei Diabetespatienten wichtig ist.

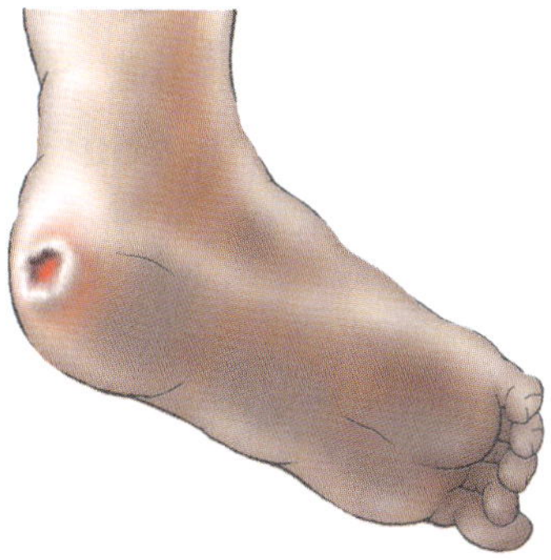

AUFGABE 4 Frau Heinze wird wegen ihres akut hohen Blutzuckers ein Kurzzeit-Insulin verabreicht. Recherchieren Sie selbstständig (und benennen Sie die Quelle, wo Sie recherchiert haben): Wo liegt der Unterschied zwischen Kurz- und Langzeitinsulinen?

AUFGABE 5 Die meisten Krankheiten sind nicht angeboren, sondern treten im Laufe des Lebens auf. Präventive Maßnahmen (Vorsorgemaßnahmen) setzen beim gesundheitsfördernden Verhalten des Einzelnen an und werden in vier Bereiche eingeteilt (vergleichen Sie hierzu auch CE 04, **AUFGABE 9**).
Geben Sie für jede Präventionsphase ein Beispiel in Bezug auf Diabetes an. Erläutern Sie dabei, in welcher Stufe sich Frau Heinze befindet.

1. Primärprävention Maßnahmen **vor der Entstehung** von Erkrankungen.	
2. Sekundärprävention Die **Früherkennung** von Krankheiten steht im Vordergrund. Die Krankheit hat bereits begonnen und möglicherweise wurden erste **Symptome** festgestellt, jedoch besteht noch die Möglichkeit einer Heilung.	
3. Tertiärprävention Maßnahmen zur Vermeidung von **gesundheitlichen Folgeschäden**, wenn eine Erkrankung bereits manifestiert ist.	
4. Quartärprävention Maßnahmen zur Vermeidung von **gesundheitlichen Schäden durch Überversorgung**.	

AUFGABE 6 Verbinden Sie Frau Heinze mit den für sie relevanten Pflegeschwerpunkten:

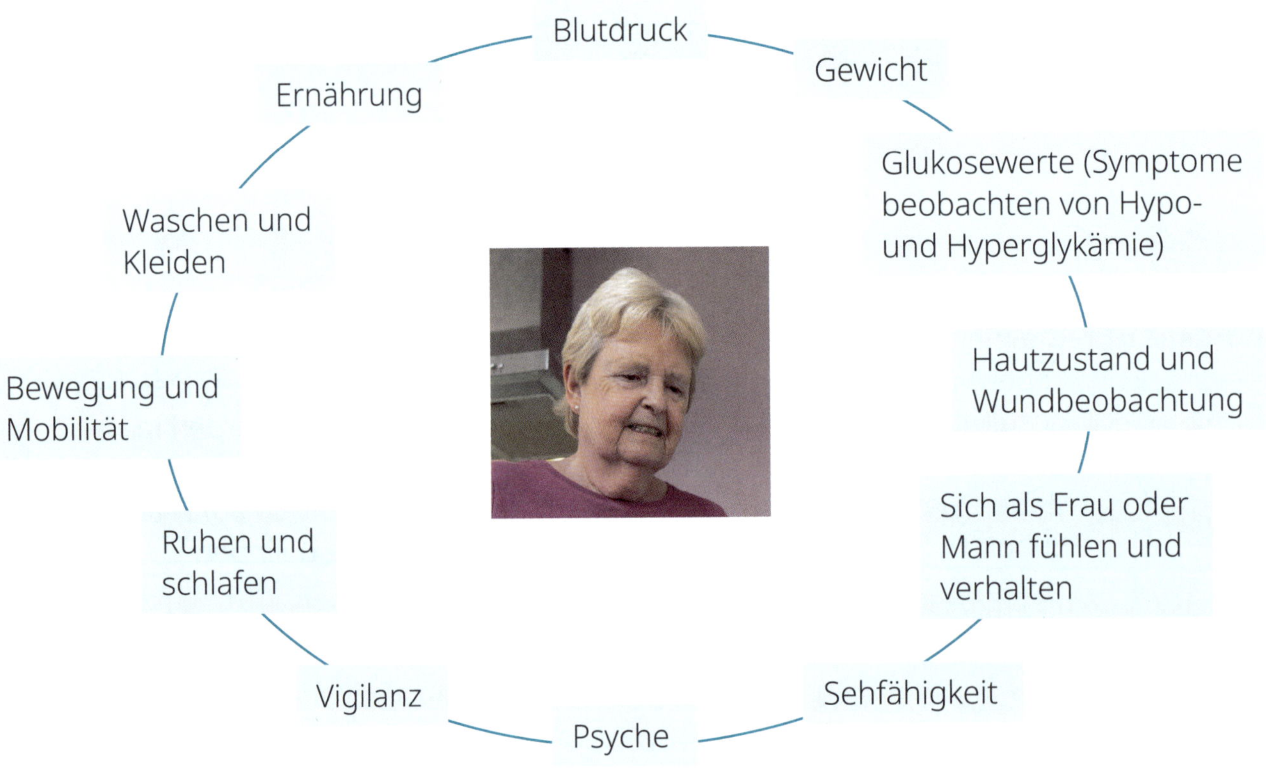

AUFGABE 7 Esther möchte, dass Mark Frau Heinze zur Insulininjektion am folgenden Tag (10.02.25 um 10 Uhr) anleitet. Zur Vorbereitung orientiert sich Mark an den 6 Aktionsschritten. Wie muss er die Tabelle ausfüllen?

Beispiel

1. richtiger Lerninhalt	s.c. Insulingabe bei Diabetes
2. richtiges Lernziel (nach SMART Kriterien)	
3. richtige Lerngestaltung	
4. richtige Durchführung	
5. richtige Erfolgskontrolle	
6. richtige Transfersicherung	

AUFGABE 8 Bei der Anleitungssituation zeigt Mark Frau Heinze die richtigen Applikationsorte für die subkutane Injektion. Bitte markieren Sie

a) die Region für das Kurzzeitinsulin und

b) die Region für das Langzeitinsulin.

a)

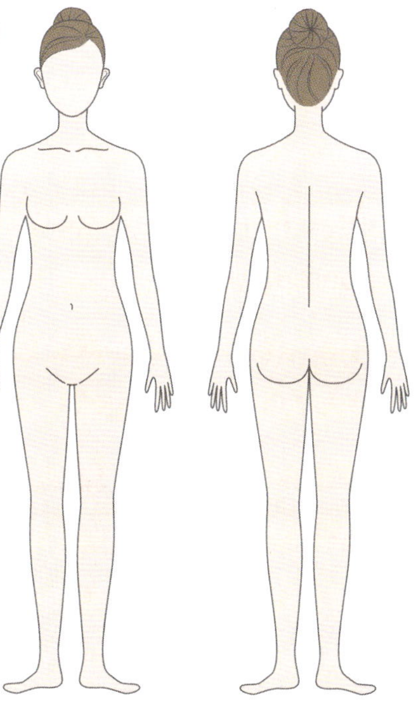

b)

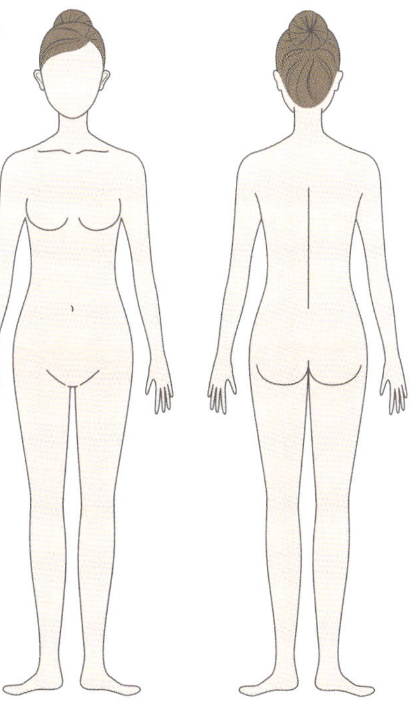

Cave!
Wird Insulin versehentlich in den Muskel gespritzt, ist das zum einen schmerzhaft und zum anderen ist mit einer unerwünschten, schnelleren Insulinwirkung zu rechnen. Das kann Unterzuckerungen (Hypoglykämien) zur Folge haben!

Nach dem Gespräch mit Frau Heinze spricht Mark Esther nochmal an. „Danke dir, dass du so schnell eingesprungen bist und Frau Heinze gut zugesprochen hast. Ich verstehe nicht, warum sie nicht einfach den Zucker weglassen kann! Er ist doch echt der große Auslöser für das ganzen Übel mit dem Diabetes..."

Esther schaut ihn an und überlegt kurz bevor sie antwortet: „Naja Mark, wir sind jung und wir haben unsere Freunde und Familie beisammen. Aber es gibt Situationen, in denen die Diskrepanz zwischen dem Gesundsein-Wollen und gesund-leben-Können echt groß ist und da sind die Lösungen manchmal gar nicht so einfach... erinnerst du dich noch an Herrn Mirks von Station 8b? Er hatte schon seine beiden Beine durch das Rauchen verloren und nach der OP wollte er trotzdem wieder nach draußen und eine Zigarette anzünden..."

AUFGABE 9 Denken Sie an andere Situationen, in denen Widersprüche zwischen Therapieempfehlungen und biografisch bedingten Gewohnheiten entstehen und benennen Sie diese.

____

____

AUFGABE 10 Haben Sie schon einmal ein pflegerisches Beratungsgespräch mit Patientinnen/Patienten im Rahmen der praktischen Ausbildung geführt? Wie würden Sie das beurteilen: Was lief gut, was lief weniger gut? Hatten Sie Gelegenheit, das Gespräch mit einer Praxisanleiterin auszuwerten? Teilen Sie die Ergebnisse in der Klasse mit!

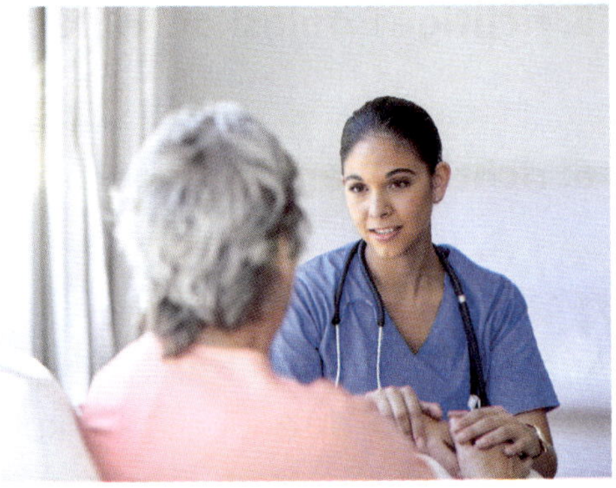

____

____

____

____

AUFGABE 11 Erklären Sie, was Esther mit dem Ausdruck „Profi ihrer Erkrankung" in Bezug auf Frau Heinzes Verhalten genau meint. Was umfasst das alles? Beziehen Sie sich dabei auf den Begriff der Gesundheitskompetenz.

____

____

____

____

____

____

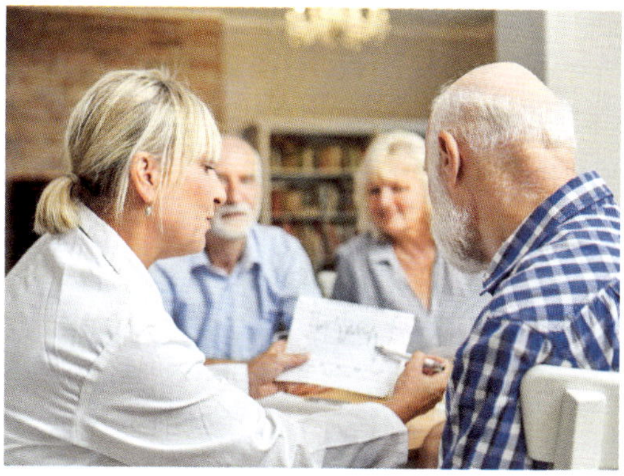

AUFGABE 12 Rita Heinze ist in ihrer momentanen Lage unglücklich und kompensiert das mit dem Konsum von süßen Nahrungsmitteln. Im Bereich der Gesundheitsförderung gibt es den Begriff der Resilienz, eine Ressource, die Frau Heinzes Situation verbessern könnte.

a) Beschreiben Sie, was unter Resilienz zu verstehen ist.

b) In der Tabelle sind mögliche Schutzfaktoren aufgeführt, die zu Resilienz führen können. Verbinden Sie diese mit der passenden Definition.

Widerstandsfähigkeit ○	○ Finden eines tiefergehenden Sinns in einer subjektiven Überzeugung, häufig verbunden mit Aktivitäten und Ritualen; psychischen Rückhalt und die Akzeptanz von Stressfaktoren
Optimismus ○	○ Interesse an der eigenständigen Lebensgestaltung; Einflussnahme auf negative Umstände; Betrachtung von Veränderungen als Herausforderungen und als Chancen für persönliches Wachstum.
Soziale Unterstützung ○	○ Integration in soziale Netzwerke wie Familie und Freundeskreis; Unterstützung des Netzwerkes in der Gesundheitsförderung und bei Belastungen
Religiosität oder Spiritualität ○	○ Positive Sichtweise in die Zukunft; Durchhaltevermögen und eine hohe Bereitschaft, Probleme aktiv anzugehen; Vertrauen darauf, künftige Krisen zu meistern

MERKE

Risikofaktoren sollen reduziert und Schutzfaktoren gestärkt werden, aber es soll ein gesunder Mittelweg dabei gefunden werden!

AUFGABE 13 Laut dem Settingansatz hat das Setting (Lebenswelt) einen großen Einfluss auf die Gesundheitsförderung des Patienten. Überlegen Sie, welche Settings Sie in Ihrem Lebenslauf bisher kennengelernt haben.

INFO

Das Präventionsgesetz (PrävG) legt einen Schwerpunkt bei der Prävention in den Lebenswelten. Das Hauptziel ist es vor allem, Krankheiten zu verhindern, bevor sie auftreten. Prävention und Förderung der Gesundheit sollen in den Lebensbereichen ansetzen - dort, wo Menschen leben, lernen und arbeiten.

AUFGABE 14 Im Laufe des Älterwerdens verkleinert sich der Aktionsradius eines Menschen durch die gesundheitlichen Beeinträchtigungen. Ältere Menschen verbringen mehr Zeit vor Ort und oft fallen persönliche und soziale Kontakte weg durch den Tod des Partners oder den Wegzug der Kinder.

Nennen Sie potenzielle Settings für Frau Heinze, die ihr in ihrer Gesundheitsförderung mit dem Diabetes im Umfeld helfen können:

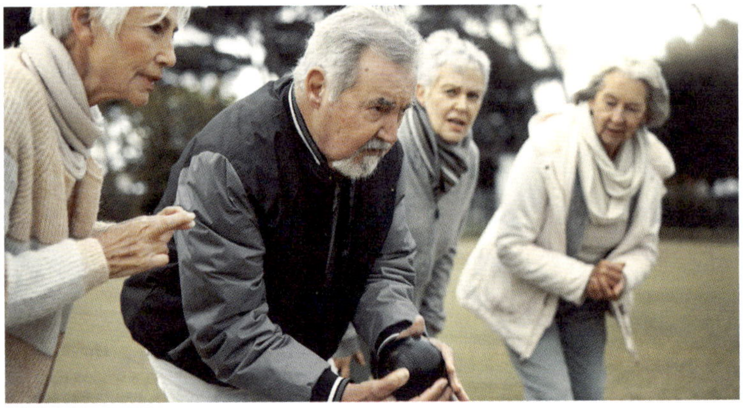

AUFGABE 15 Die Gesundheitsförderung spielt nicht nur bei den Patienten eine entscheidende Rolle, sondern auch beim Fachpersonal, das sie betreut. Benennen Sie die die grundlegenden Kriterien, die in der Definition von Gesundheit von der WHO benannt werden:

AUFGABE 16 Benennen Sie Maßnahmen, die Sie persönlich ergreifen, um Ihre Gesundheit zu erhalten und zu fördern.

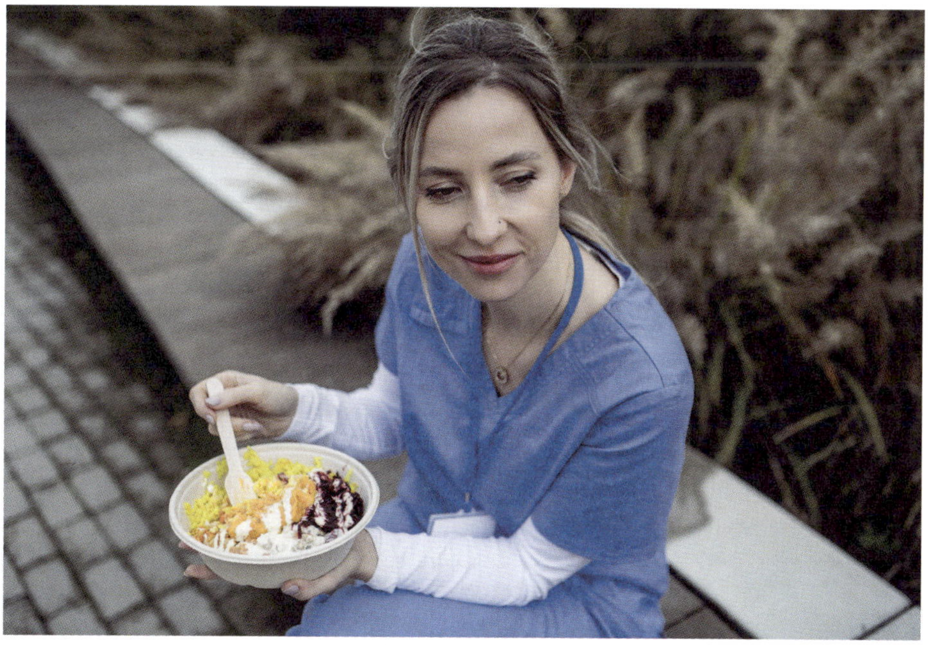

Bild 1: Gesunde Ernährung, Bewegung an der frischen Luft und regelmäßige Freizeitaktivitäten hilft Pflegekräften, Stress auszugleichen und gesund zu bleiben.

Praxisfall

CE 04A Gesundheit fördern und präventiv handeln
Kompetenzbereich II, III

Inhalte

- Ernährung
- Bewegungsmangel
- Feinstaub
- Rauchen
- Kinderfrüherkennungsuntersuchungen
- Medienkonsum
- Kommunikation mit Eltern
- Primär-, Sekundär- und Tertiärprävention
- Impfungen

Lernsituation

Elternabend in der Kita

In der Kita Gartenstraße findet ein Elternabend zu dem Thema „Gesund aufwachsen“ statt. Expertin ist Michaela Hartmann, Pflegefachfrau, deren 4-jährige Tochter Pauline auch die Kita besucht. Außer Frau Hartmann und der Leiterin der Kita, Frau Albers, sind 11 Personen gekommen: sieben Mütter, drei Väter und eine Großmutter.

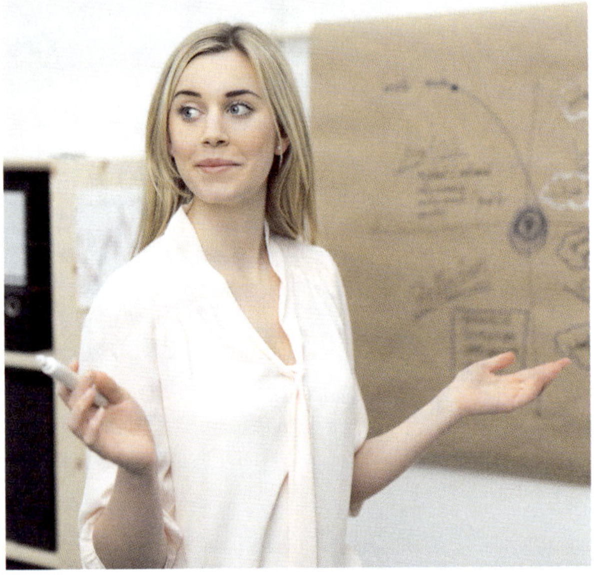

Im Vorfeld dieser Veranstaltung hatte es Unmut gegeben.

Manche Eltern hatten sich ein anderes Thema gewünscht, z. B. „Basteln für Ostern“. Warum das Thema „Gesundheit“ – “Die Kinder sind doch alle gesund”, hatte es geheißen. Und dann gab es sogar die Vermutung, dass Michaela Hartmann eine Gelegenheit suchte, um sich mit ihrem Wissen hervorzutun.

Deshalb hob Frau Albers in ihrer Begrüßung hervor, dass es auch eine Aufgabe der Kita sei, zur Gesundheitsvorsorge anzuleiten.

Frau Hartmann soll jetzt anfangen, aber sie fühlt sich sehr unsicher. Hat sie sich zu viel vorgenommen? Sie fühlt sich auch irritiert durch die Mutter von Paulines Freundin Anna. Die Kinder hatten sich gestritten, woraufhin Annas Mutter sich per Whatsapp über Paulines Verhalten beschwert hatte. Deshalb klingt Frau Hartmanns Stimme am Anfang sehr dünn.

Zu Beginn beschreibt sie die Grundsätze der Prävention. Sie fordert die Eltern auf, Gesundheitsrisiken zu nennen und diskutiert mit ihnen, wie man einen gesunden Lebensstil fördern kann.

Sie stellt Standardmaßnahmen wie Kindervorsorgeuntersuchungen und Impfungen vor.

AUFGABE 1 Erfassen Sie bitte alle Personen der geschilderten Situation (Akteure) und die hierzu gehörenden Pflegephänomene

Akteur	Phänomen

AUFGABE 2 Michaela Hartmann reflektiert ihre Rolle am heutigen Abend. Sonst gehört sie einfach zum Kreis der Kita-Eltern. Nun ist sie als Vortragende herausgehoben und fühlt sich plötzlich „allein gegen alle". Wie würden Sie sich in dieser Situation verhalten?

AUFGABE 3 Aller Anfang ist schwer, auch bei einem Vortrag. Wie kann man sich einschwingen, so dass die Sprache bei dem Vortrag klar und natürlich klingt?

Aufgabe 4 Persönliche Konflikte sind ein Störfaktor, auch für eine Veranstaltung in der Gruppe. Wie gehen Sie mit einer solchen Störung um?

PRAXISTIPP

Eine Ich-Botschaft wird besser angenommen als eine unpersönliche Aufforderung. Beispiel:
„Ich überlege immer, wie ich es schaffe, mein Kind für Gemüse zu begeistern."
ist besser als:
„Ihr müsst eurem Kind jeden Tag Gemüse geben."

Aufgabe 5 Michaela Hartmann möchte nicht belehrend erscheinen. Welche Überlegungen würden ihr helfen, den richtigen Ton zu finden?

Aufgabe 6 Gerade bei dem Thema Prävention sollte man sensibel für die soziale Situation der Zuhörer sein. Überlegen Sie, was diese besonders beachten sollten.

Aufgabe 7 Überlegen Sie, was der Begriff Prävention bedeutet und welche Arten von Prävention unterschieden werden.

Prävention bedeutet ganz allgemein Vorbeugung.

AUFGABE 8 Michaela Hartmann bittet die Eltern, Risikofaktoren für die kindliche Gesundheit auf vorbereitete Kärtchen zu schreiben. Nennen Sie Risikofaktoren, die Sie in ihrem Umfeld beobachtet haben.

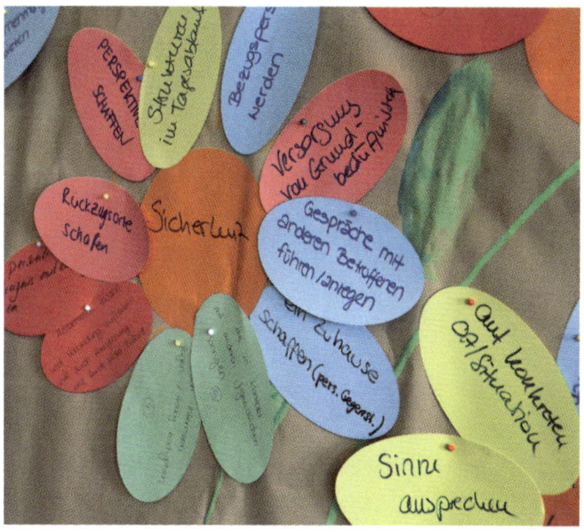

MERKE

Ein Risikofaktor allein muss noch keine Schädigung hervorrufen. Wenn aber ein Risikofaktor auf weitere Risikofaktoren, z. B. eine Vorerkrankung oder eine genetische Disposition trifft, kann eine Erkrankung daraus resultieren.

AUFGABE 9 Anschließend sollen die Eltern die Karten folgenden Rubriken zuzuordnen: vermeidbare Risiken und nicht vermeidbare Risiken. Welche Einordnung würden Sie vornehmen?

Vermeidbare Risiken	Nicht vermeidbare Risiken

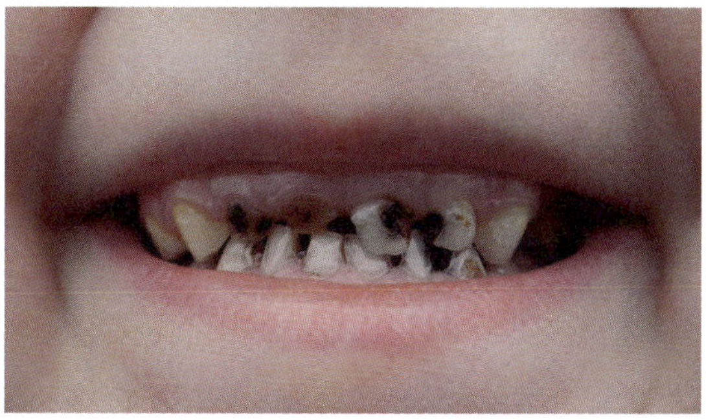

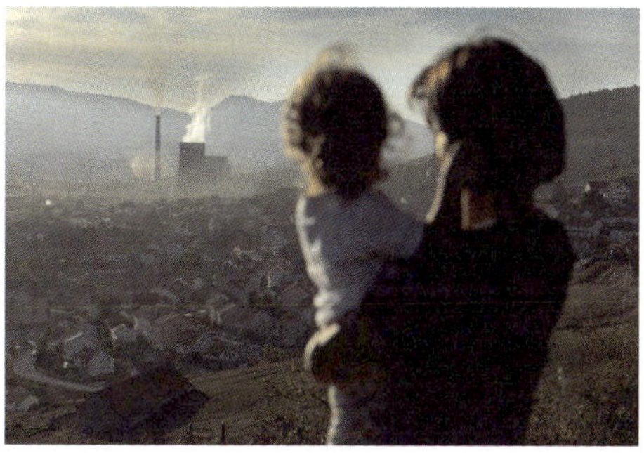

AUFGABE 10 Nun sollen die Eltern sagen, wie man durch Verhaltensänderung die vermeidbaren Risiken minimieren kann. Es kommen viele Vorschläge: Bio-Produkte, vegane Ernährung, Kinderturnen und Spielen im Garten.

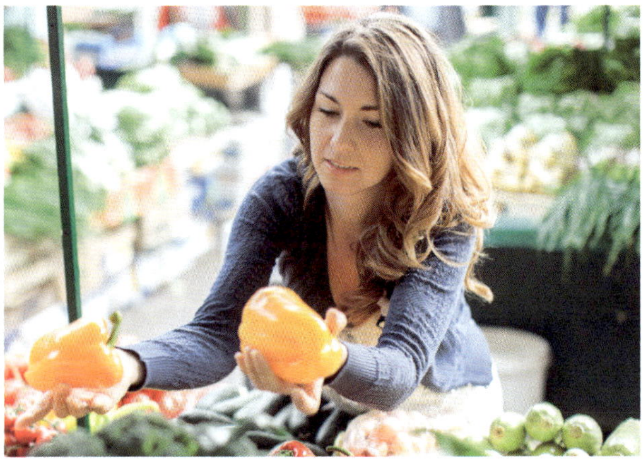

Eine Zuhörerin aber ist verärgert: Lea Peters, die Mutter der 2-jährigen Zwillinge Frieda und Jasmin. Michaela Hartmann fragt sie nach ihrer Sicht. Da sprudelt es aus ihr heraus: „Das ist ja alles schön und gut, wenn man einen Garten hat und viel Zeit für die Kinder. Ich wohne im dritten Stock an einer verkehrsreichen Straße. Mein Mann macht Schichtarbeit, ich habe einen Mini-Job, da kann man nicht regelmäßig essen. Und soll ich ihm seine Zigaretten verbieten? Der nächste Spielplatz ist 10 Minuten entfernt, bis ich die Zwillinge fertig gemacht habe, ist der halbe Nachmittag vorbei. Da bleibe ich lieber zu Hause und erledige die Hausarbeit. Die Zwillinge schauen sich ein Video an, dann stören sie nicht."

Schauen Sie sich noch einmal die Gesundheitsrisiken an und bewerten Sie sie aus der Sicht von Frau Peters. Überlegen Sie, an welchen Stellen man eine kleine Verbesserung erzielen könnte.

Risiko	Maßnahme
ungesunde Ernährung	
unregelmäßige Essenszeiten	
rauchende Familienangehörige	
übermäßiger Mediengebrauch	
Bewegungsmangel	
Vernachlässigung der Zahnpflege	
Straßenlärm	
Feinstaub	

AUFGABE 11 Wie ordnen Sie die folgenden Maßnahmen den Präventionstypen zu?

Impfung gegen Masern–Mumps–Röteln:

____

Krankengymnastik bei Rheuma:

____

Kinderfrüherkennungsuntersuchung U3:

____

AUFGABE 12 Jessie Clark ist kürzlich aus Chicago zugezogen und kennt keine Kinderfrüherkennungsuntersuchungen. Erklären Sie ihr die Systematik.

Ziel der U-Untersuchungen:

____

____

____

Zahl der U-Untersuchungen:

____

____

____

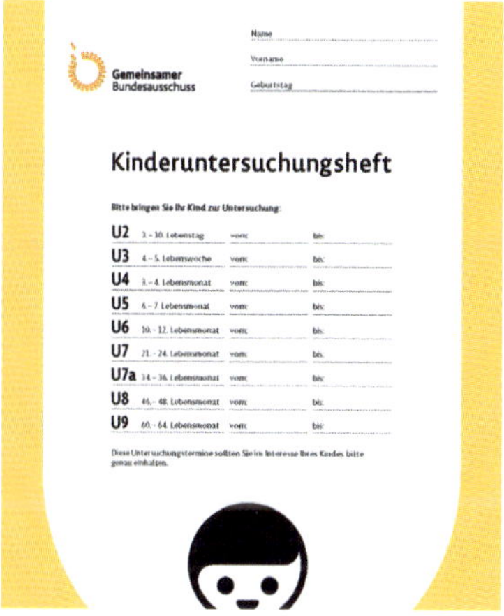

Kinderuntersuchungsheft

Wer darf die Untersuchungen durchführen?

____

Wo findet die Dokumentation statt?

____

AUFGABE 13 Gabi Seifert hat das Kinderuntersuchungsheft von ihrem dreieinhalb-jährigen Sohn Emil mitgebracht. Sie kann mit den Eintragungen in die Perzentilkurve nichts anfangen und bittet Michaela Hartmann um Hilfe:

1. Was bedeutet der Body Mass Index (BMI), und wie wird er berechnet?

____

____

____

2. Was zeigt die abgebildete Perzentilkurve?

____

____

____

____

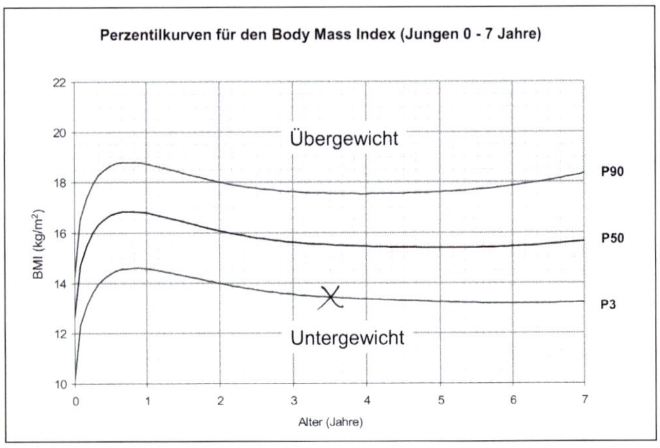

Perzentilkurve für den BMI bei Jungen 0–7 Jahre (das Kreuz zeigt Emils Werte).

3. Ergänzen Sie die folgenden Sätze:

P90 bedeutet: ________ der Kinder haben einen BMI bis zu dieser Obergrenze, 10 % haben einen ________ BMI.

P50 bedeutet: ________ der Kinder haben einen BMI, bis zu dieser Obergrenze, ________ haben einen ____________ BMI.

P3 bedeutet: ________ der Kinder haben einen BM, bis zu dieser Obergrenze, 97 % haben einen ____________ BMI.

4. Bewerten Sie den BMI von Emil.

____

AUFGABE 14 Nun meldet sich der Vater von Alexandra. Er habe gehört, dass die Kinderfrüherkennungsuntersuchungen an das Jugendamt gemeldet werden. „Ob ich mit meinem Kind zum Arzt gehe, geht das Jugendamt gar nichts an", ruft er aufgebracht, „und außerdem hat der Kinderarzt Schweigepflicht."

1. Erklären Sie dem Vater genau, wie die Meldung der Kinderfrüherkennungsuntersuchungen geregelt ist.

____

____

____

____

____

____

2. Beruhigen Sie den Vater, indem Sie ihm den Sinn dieser Maßnahme erläutern.

____

____

____

____

____

AUFGABE 15 Ein weiteres Thema sind Impfungen. Geben Sie einen kurzen Überblick über den Impfkalender der Ständigen Impfkommission (STIKO, siehe Abbildung unten).

____

____

____

____

Tabelle 1 | Impfkalender (Standardimpfungen) für Säuglinge, Kinder, Jugendliche und Erwachsene; 2024

Impfung	Alter in Wochen	Alter in Monaten									Alter in Jahren							
	6	2	3	4	5–10	11*	12	13–14	15	16–23	2–4	5–6	7–8	9–14	15–16	17	ab 18	ab 60
		U4			U5	U6				U7	U7a/U8	U9	U10	U11/J1		J2		
Rotaviren	G1[a]		G2	(G3)														
Tetanus[b]		G1		G2		G3[d]						A1		A2			A[f]	
Diphtherie[b]		G1		G2		G3[d]						A1		A2			A[f]	
Pertussis[b]		G1		G2		G3[d]						A1		A2			A3[f]	
Hib[b] – *H. influenzae* Typ b		G1		G2		G3[d]												
Poliomyelitis[b]		G1		G2		G3[d]								A1				
Hepatitis B[b]		G1		G2		G3[d]												
Pneumokokken[b]		G1		G2		G3[d]												S[i]
Meningokokken B[c]		G1		G2			G3[d]											
Meningokokken C							G1											
Masern						G1			G2								S[g]	
Mumps, Röteln						G1			G2									
Varizellen						G1			G2									
HPV – Humane Papillomviren														G1[e] G2[e]				
Herpes zoster																		G1[j] G2[j]
Influenza																		S (jährlich)[k]
COVID-19																	G1[h], G2[h], G3[h]	S (jährlich)[k]

Impfkalender der STIKO, Stand 2024

AUFGABE 16 Überlegen Sie, ob Ihr eigener Impfschutz vollständig ist und welche Impfungen noch fehlen.

____

AUFGABE 17 Bei einigen Infektionskrankheiten gibt es Impfungen, bei anderen Infektionskrankheiten gibt es aber keine Impfung. Wie begründet die Ständige Impfkommission (STIKO) ihre Impfempfehlung?

____

____

____

AUFGABE 18 Als Frau Hartmann den Impfkalender vorstellt, stöhnt die Mutter von Anna auf: „So viele Impfungen, braucht man die wirklich? Meine Anna ist eigentlich immer gesund." Begründen Sie bei den Krankheiten in der Tabelle, warum eine Impfung empfohlen wird.

Impfung	Komplikation, die durch die Impfung vermieden wird
Masern	
Mumps	
Röteln	
Keuchhusten	
Kinderlähmung	

AUFGABE 19 Auch der Vater von Alexandra stellt kritische Nachfragen. Was heißt denn „empfohlen", möchte er wissen. Er fragt, ob sich dahinter eine Impfpflicht verbirgt.

1. Wie setzt sich die Ständige Impfkommission (STIKO) zusammen?

2. Welche Aufgabe hat die STIKO?

3. Erklären Sie, welche Bedeutung die Impfempfehlungen haben und welche Rolle die STIKO dabei spielt.

AUFGABE 20 Frau Hartmann fragt sich, ob sie bei ihrer Tochter alles richtig gemacht hat und schaut noch einmal in den Impfkalender und das Vorsorgeheft. Welche Impfungen und welche Vorsorgeuntersuchung sollten bei Pauline abgeschlossen sein?

AUFGABE 21 Auch die Prävention von Kinderunfällen gehört zur Gesundheitsvorsorge. Aus gegebenem Anlass sprechen die Eltern über das Verschlucken von Gegenständen. Erklären Sie, welche Gegenstände typischerweise verschluckt werden.

AUFGABE 22 Von welchen Gegenständen geht, zusätzlich zur Atemnot, eine besondere Gefahr aus?

Schreck in der Abendstunde

In die Notaufnahme der Kinderklinik kamen die Eltern mit ihrem 2-jährigen Sohn. Der kleine Johann hatte sich plötzlich übergeben, er war blass und kaltschweissig.

Das Röntgenbild zeigte zwei Magnete im Magen des Kindes. Noch in der Nacht wurde ein Eingriff gemacht, um die Magnete zu entfernen.

„Gut, dass Sie gekommen sind", meinte im Anschluss der Kinderarzt „die Magnete haben Ihren Sohn in Lebensgefahr gebracht."

Dieser Warnhinweis ist auf Spielzeug angebracht, das für Kleinkinder gefährliche verschluckbare Kleinteile enthält.

Praxisfall

CE 04 Die eigene Gesundheit erhalten und fördern
Kompetenzbereiche I und II

Inhalte

- Entstehen von Stress
- Eustress, Disstress
- Burn-out, Cool-out
- Helfersyndrom
- Transaktionsmodell nach Richard Lazarus
- Copingstrategien entwickeln
- Ressourcentraining, Resilienz

Lernsituation

Viel Stress für Katalin

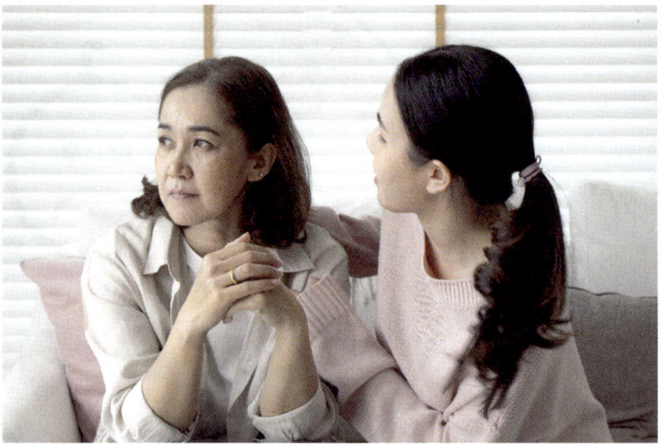

Katalin Varga (54 Jahre) ist examinierte Pflegefachkraft. Sie hat ihre Ausbildung in ihrem Heimatland Ungarn absolviert, wo sie bis vor zwei Jahren auch noch gelebt und gearbeitet hat. Sie ist Mutter von einem erwachsenen Sohn, der in Ungarn geblieben ist. Ihre 16-jährige Tochter kam mit ihr zusammen nach Deutschland.

Die Wohnungssituation war und ist angespannt, die Mieten sind allgemein hoch und die meisten Vermieter haben ihr kein Vertrauen entgegengebracht, als Katalin mit ihren wenigen Sprachkenntnissen zur Wohnungsbesichtigung kam. Doch schließlich hatte sie Glück. Mutter und Tochter leben jetzt in einem möbliertem 1,5-Zimmer-Appartement, immerhin.

Seit einem Knalltrauma vor 6 Jahren trägt Katalin ein Hörgerät im rechten Ohr.

Vor Kurzem hat Katalin ihre B2-Sprachprüfung absolviert und damit ihre berufliche Anerkennung erhalten. Seit 3 Monaten arbeitet sie nun bei der ambulanten Pflegefirma „Care Vital“. Heute nach der morgendlichen Übergabe wurde sie von der Einrichtungsleiterin

Birte Hein angesprochen: „Katalin, kommen Sie bitte nachher, nach Ihrer Tour in mein Büro – ich möchte gerne etwas mit Ihnen besprechen." Irgendwie sah Frau Hein sehr ernst aus, als sie das sagte, fand Katalin.

Sofort merkt sie, wie sich ihr die Kehle zuschnürt und ihr Herz zu rasen anfängt. Das Kopfkino beginnt: „Was habe ich falsch gemacht? Gestern bei dem Klienten Herrn Marius stapelte sich das Altglas und sie hatte angeboten, das später zum Wertstoffhof zu fahren, weil ihr der alte Mann so leidtat. Sie hat es dann aber doch nicht mehr geschafft und die Kiste mit dem Altglas steht immer noch im Dienstauto. Dafür hat sie aber die Schachtel mit den Pralinen von ihm als Dankeschön angenommen.

Blitzschnell geht Katalin ein Worstcase-Szenario durch den Kopf: Wenn sie den Job nicht behält, kann sie ihr Auto nicht abbezahlen. Und ohne Auto kann sie ihre zwei Putzstellen, die sie nebenbei hat, nicht behalten, denn der Bus in den Vorort fährt zu selten. Die Wohnsituation bringt sie und ihre Tochter auch schon an ihre Grenzen. Keine Rückzugsmöglichkeit: weder für sie noch für ihre Tochter in der Pubertät. Katalins Nerven sind einfach nur angespannt. Wenn Frau Hein ihr jetzt kündigt, weiß sie nicht, ob sie noch einmal die Kraft hat, in dieser Stadt, wo sie niemanden kennt, einen guten Job zu finden.

Während ihrer Tour zu den Klientinnen und Klienten kann sie sich nur schwer konzentrieren; sie ist fahrig und ungeduldig, das merkt sie selbst. Beim Anziehen der Anti-Thrombose-Strümpfe (ATS) bei Frau Heber sagt diese entrüstet: „Seien sie doch nicht so grob mit meinem Bein, Schwester!"

Jetzt bemerkt Katalin wieder ihre Magenschmerzen, die sie seit Wochen plagen. An Essen ist nicht zu denken. Selbst die hastig gerauchten Zigaretten helfen ihr nicht dabei, ihre schlechten Gefühle loszuwerden.

Ihre Kollegin Sabina Nowak spricht sie nach der Tour an: „Sag, mal Katalin – du wirkst so abwesend. Geht es dir nicht gut? „Nein, nein", erwidert sie und zieht die Mundwickel zu einem Lächeln nach oben, „alles in Ordnung".

AUFGABE 1 Erfassen Sie bitte alle Personen der geschilderten Situation (Akteure) und die hierzu gehörenden Pflegephänomene

Akteur	Phänomen

AUFGABE 2 Analysieren Sie die für Katalin stressauslösenden Faktoren aus dem Fallbeispiel.

AUFGABE 3 Unterscheiden Sie die beiden Stressarten Eu- und Disstress hinsichtlich ihrer Folgen für die betroffene Person.

Eustress	Disstress

AUFGABE 4 Jedes Mal, wenn wir Stress erleben, macht sich das auf der körperlichen oder psychischen Ebene bemerkbar. Welche Art von Stressreaktion wir erleben, ist u. a. davon abhängig, ob sie die Folge eines akuten oder chronischen Stressereignisses ist.

Ordnen Sie die untenstehenden Symptome

Muskelspannung Harndrang Libidoverlust Muskelverspannung
Rückenschmerzen Herzrasen Übelkeit Erkältungskrankheiten
psychische Anspannung Schlafstörungen Erblassen Erröten
Schwitzen Herzrasen Übelkeit Cool-out Erkältungskrankheiten
Muskelspannung Ohrensausen Bluthochdruck Arteriosklerose
Tinnitus Burn-out verengte Pupillen Blutzuckeranstieg
niedergeschlagene Stimmung und Depression

akute Stressreaktionen	chronische Stressreaktionen

AUFGABE 5 Das von dem amerikanischen Psychologen Richard Lazarus entwickelte Transaktionsmodell geht davon aus, dass Stressentstehung eine komplexe Wechselwirkung ist zwischen einem Menschen und den von ihm zu bewältigenden Anforderungen. Ordnen Sie die Begriffe aus dem Transaktionsmodell der Situation von Katalin zu.

Stressor ○	○ Chefin sollte direkt angesprochen werden, um Kopfkino zu vermeiden. Man sollte versuchen, Distanz herzustellen, sich abzulenken, negative Gefühle zu verändern und die Situation sachlich zu betrachten.
Copingstrategien ○	○ Die Situation wird nicht als bedrohlich empfunden, sondern als unklar. Katalin wartet das Gespräch ab und ob daraus mögliche Folgen für sie persönlich negative Konsequenzen entstehen werden.
Primäre Bewertung ○	○ Mit anderen Menschen oder einer Kollegin sprechen und sich austauschen ist wichtig oder auch eine vertraute Person anzurufen; das Selbstbewusstsein selber stärken im Sinne von: „Das habe ich alles schon geschafft!" und ruhig und bewusst atmen.
Zur Verfügung stehende Ressourcen ○	○ Die Situation wird als bedrohlich erlebt, Katalin sieht ihre Existenz bedroht, fühlt sich ohnmächtig, die Chefin schaut verärgert.
Sekundäre Bewertung ○	○ Chefin bittet sie um ein Gespräch; Katalin hat Schwierigkeiten mit dem Hörverstehen (sprachlich und physisch, da sie ein Hörgerät trägt)

MERKE

Stress ist eine Überlebensstrategie des Körpers aus der Frühzeit der Menschheitsgeschichte. Die körperliche Stressreaktion versetzt uns in die Lage, unser Überleben zu sichern. Bei akuten Gefahren können wir dadurch flüchten oder angreifen. Alle körperlichen Reaktionen haben ein Ziel: sofortige Bereitstellung von Energie: Glucose und Sauerstoff. Durch die Ausschüttung von Stresshormonen wie Adrenalin, Noradrenalin, Dopamin und Kortisol wird diese körperliche Stressreaktion in Gang gesetzt.

Haben Sie schon mal bemerkt, dass in einer stressigen Situation Ihre Verdauungsfunktion gestört war und Sie keinen Hunger verspürten?

Aufgabe 6

Menschen mit einem Helfersyndrom arbeiten häufig in sozialen Berufen. Sie neigen dazu, ihre eigenen Leistungsgrenzen immer wieder zu überschreiten und sich Stress auszusetzen. Dies führt auf Dauer zu körperlichen und seelischen Folge-Erkrankungen.
Welche der hier genannten Merkmale gehören **nicht** zum Helfersyndrom?

Betroffene erfahren eine Aufwertung Ihres Selbst durch Hilfs- und Opferbereitschaft.	
Betroffene nehmen eigene Wünsche, Bedürfnisse und auch eigene körperliche Grenzen nicht wahr.	
Betroffene nehmen keine Hilfe von außen an.	
Betroffene fragen in ihrem Freundes- und Verwandtenkreis ständig um Hilfe.	
Das Muster des pathologischen Helfers wird häufig schon in der Kindheit erlernt.	
Betroffene zeigen Stereotypien (das Ausführen immer gleicher, rhythmischer Bewegungen).	

Aufgabe 7

Wir sind unseren negativen Gefühlen nicht ausgeliefert – im Gegenteil! Wir können Sie schon durch unsere Mimik beeinflussen. Das bewusste Hochziehen unserer Mundwinkel reicht aus, dass wir uns besser fühlen, dafür ist der Botenstoff Serotonin verantwortlich. Probieren Sie es aus und machen Sie unten stehende Übung. Beschreiben Sie anschließend in Stichpunkten, was Sie wahrgenommen haben:

Spüre, wie du atmest, Spüre, wie sich dein Brustkorb hebt und senkt:

Lenke die Aufmerksamkeit für einen Moment in dein Gesicht und bewege die Mundwinkel ganz langsam in Richtung Ohrläppchen. Nimm das Gefühl deines Körpers wahr und lasse es dann wieder los.

Als Katalin Varga das Büro von Frau Hein verlässt, fragt ihre Kollegin Sabine Nowak: „Und, war es etwas Schlimmes?“ „Nein, aber Frau Hein macht sich Sorgen um mich. Sie sagt, ich wirke erschöpft und bittet mich, dass ich mich um mich kümmere. Ansonsten sagt sie, bekomme ich noch ein Burn-out.“

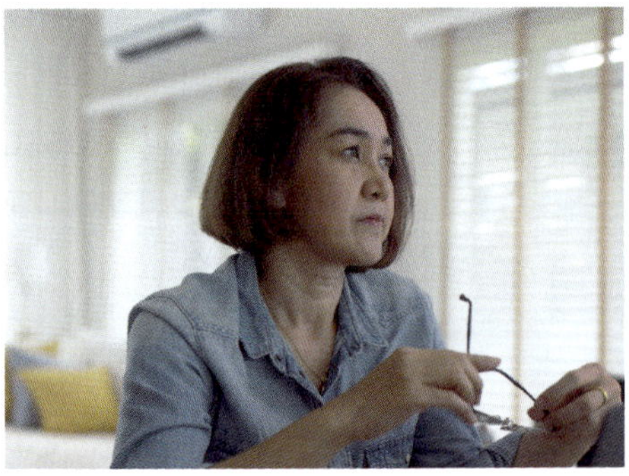

AUFGABE 8 Bis zur Diagnosestellung *Burn-out-Syndrom* durchläuft die betroffene Person verschiedene Phasen. Bringen Sie die unterschiedlichen Phasen der Burn-out-Entstehung in die richtige Reihenfolge.

Depression	
Bemerken der eigenen Hilflosigkeit	
Verlust des eigenen Gefühls	
subtile Vernachlässigung der eigenen Bedürfnisse	
Verdrängung von Konflikten	
Rückzug	
völlige Erschöpfung, Burn-out	
beobachtbare Verhaltensänderung	
verstärkter Einsatz	
Umdeutung von Werten	
innere Leere	
Enthusiasmus; Zwang, sich zu beweisen	

PRAXISTIPP

„Nein" zu sagen, das kann man lernen und muss es üben! Nehmen Sie sich einen weißen Zettel und beschriften ihn beidseitig: jeweils mit *Ja* und *Nein*.
Wenn Sie sich mit einer Anforderung oder Bitte ihrer Umwelt gegenübersehen, dann überlegen Sie genau: Welche Seite des Zettels möchten Sie dem anderen zeigen und was bedeutet diese Zu,- oder Absage dann für Sie?

AUFGABE 9 Lesen Sie sich das Fallbeispiel von Katalin Varga erneut durch. Welche Anzeichen und Verhaltensweisen deuten auf ein beginnendes Burn-out, welches auf ein Cool-out hin?

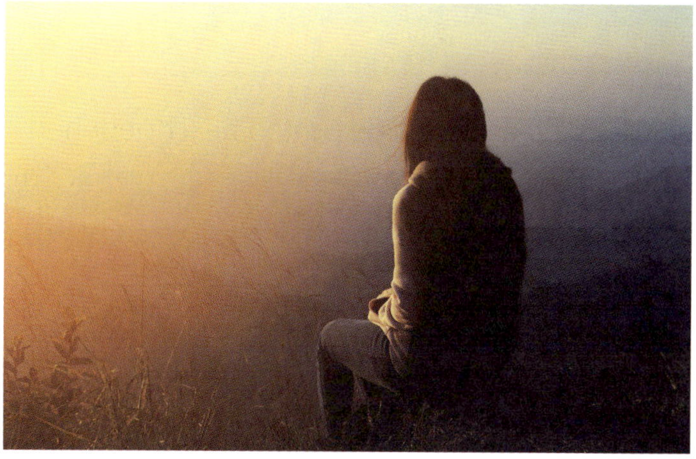

AUFGABE 10 Sabina Nowak ist dabei, als Katalin Varga Frau Heber pflegerisch versorgt. Sie erlebt die Kommunikation der beiden mit. Überlegen Sie, ob und wie Sie in dieser Situation eingreifen würden. Legen Sie dar, welche Ziele Sie gegenüber Ihrer Kollegin und gegenüber Frau Heber verfolgen (individuelle Lösung möglich; hier ein Beispiel):

AUFGABE 11 Beschreiben Sie den Begriff Resilienz mit eigenen Worten.

AUFGABE 12 Welche der unten beschriebenen Fähigkeiten gehören NICHT zu den Grundpfeilern der Resilienz?

Emotionssteigerung	
Impulskontrolle	
Vulnerabilität	
Selbstwirksamkeit	
Misanthropie	
Empathie	
Zielorientierung	
Pessimismus	
Rehabilitation	
Kausalanalyse	
Optimismus	
Emotionssteuerung	

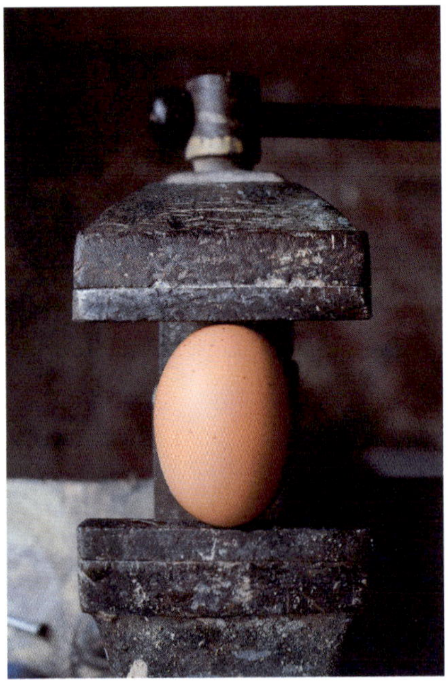

AUFGABE 13 Ressourcentraining bedeutet, vorhandene Stärken bewusst weiterzuentwickeln, um fordernde Lebenssituationen zu bewältigen. Welche der folgenden Maßnahmen halten Sie für geeignet, um Katalins Ressourcen zu stärken und ihre Situation zu verbessern? Begründen Sie!

- online Shoppen, um Frust abzubauen: ____________________

____

- einen Freundeskreis aufbauen, z. B. durch ein kostenloses Freizeitangebot eines karitativen Trägers: ____________________

____

____

- sich einer Sportgruppe anschließen: ____________________

____

____

- ab und zu Alkohol zur Entspannung trinken: ____________________

____

____

____

- beim Arbeitgeber endlich mal die Meinung sagen, weil die Bezahlung nicht angemessen ist: ____________________

____

____

____

____

____

____

- Entspannungstechniken einüben, um zu Hause zur Ruhe zu kommen:

____

____

____

____

____

____

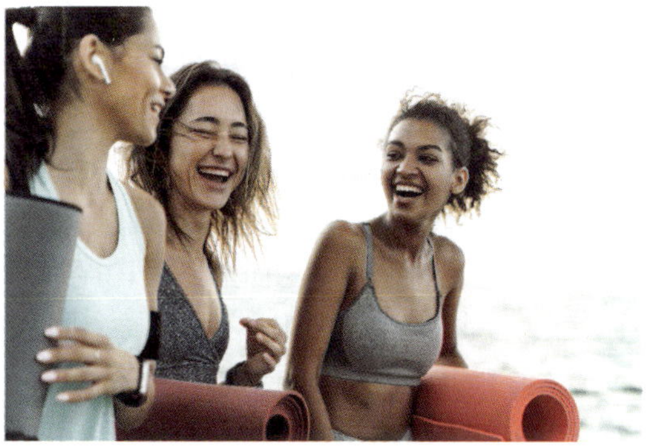

Praxisfall

CE 05A Menschen in kurativen Prozessen pflegerisch unterstützen und Patientensicherheit stärken
Kompetenzbereiche I, II, III und IV

Inhalte

- Einstufung in einen Pflegegrad
- Multimorbidität
- Medikationsplan und Polypharmazie
- Thromboseprophylaxe
- subkutane Injektion
- Umgang mit stressigen Situationen
- Gespräch mit pflegenden Angehörigen

Lernsituation

Frau Steinke und die Kompressionsstrümpfe

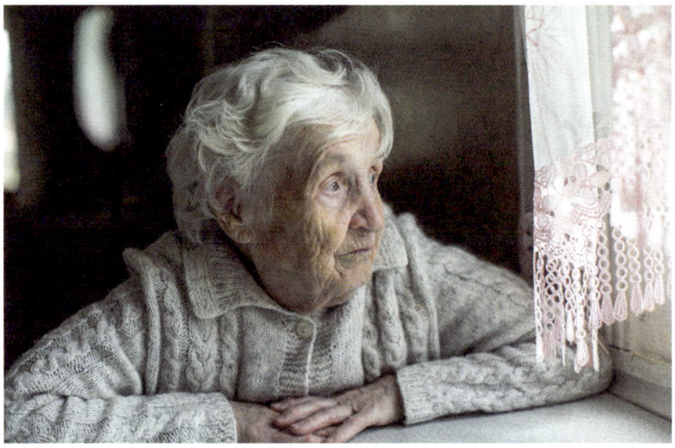

Die erfahrene Pflegefachfrau Iris Terhaven, die für den mobilen Pflegedienst „Pflege für Sie" arbeitet, ist auf dem Weg zu ihrer 86-jährigen Klientin Erika Steinke. Sie ist spät dran, weil sie bei ihrem letzten Hausbesuch aufgehalten wurde. Heute kann sie noch nicht mal vor der Garage der Steinkes parken, weil dort bereits ein Auto steht. Sie muss ihr Fahrzeug also 300 m weiter in eine enge Parklücke rangieren.

Als sie schließlich an der Haustür klingelt, öffnet ihr nicht wie sonst Frau Steinke, sondern deren Tochter. Ohne weitere Begrüßung sagt diese vorwurfsvoll: „Sie kommen aber spät! Ich wollte Sie eigentlich noch dringend sprechen, muss aber nun los, sonst bin ich selbst unpünktlich bei der Arbeit." Iris Terhaven nickt und muss daran denken, dass sie sich am weiteren Vormittag auch bei ihren anderen Hausbesuchen verspäten wird – um mindestens eine halbe Stunde. In ihrer Mittagspause wollte sie doch noch so viel erledigen; das wird sie nun nicht schaffen. Sie atmet durch und antwortet ruhig: „Es gab heute Morgen bei einem Patienten einen Notfall, ich musste auf den Rettungswagen warten. Worum geht's denn? Morgen könnten wir ja über Ihr Thema sprechen."

Gestern sei ein Herr des MD (Medizinischer Dienst) da gewesen, erklärt die Tochter daraufhin. Und sichtlich erregt fügt sie hinzu: „Es ging um den Pflegegrad. Meine Mutter hat ihm doch allen Ernstes erzählt, was sie alles alleine machen kann, sie hat sogar behauptet, dass sie sich die Kompressionsstrümpfe selbst anziehen kann! Könnten Sie nicht mit dem MD-Gutachter sprechen und ihm Ihre Sicht erläutern?“ Sie wartet keine Antwort ab und fügt hinzu: „Aber ich muss jetzt schnell los. Wir sehen uns morgen!“

Iris Terhaven wendet sich jetzt ihrer Patientin zu. Erika Steinke ist tagsüber allein in der Wohnung, mit ihrem Rollator kann sie sich dort bewegen. Allein rausgehen tut sie nicht. Ihre Tochter hilft ihr morgens und abends beim An- und Auskleiden sowie bei der Körperpflege und macht für ihre Mutter das Frühstück und das Abendbrot. Mithilfe von Mikrowelle und Kaffeemaschine kann Frau Steinke sich im Laufe des Tages selbst versorgen und kommt einigermaßen gut durch den Tag. Die meiste Zeit sitzt sie in ihrem Ohrensessel und löst Kreuzworträtsel oder sieht fern, wobei sie oft einschläft. Ihre Tochter hat ihr ein Seniorenhandy gegeben, aber mit der Bedienung kommt sie nicht zurecht.

Iris Terhaven richtet, wie an jedem Montag, die Medikamente im Dispenser für die ganze Woche her. Frau Steinke kommt mit ihrem Rollator dazu und meint: „Der Doktor hat mir Tabletten gegen meine Schmerzen aufgeschrieben, aber die Apotheke hat die falschen geliefert. Morgen will meine Tochter die Tabletten umtauschen.“

Anschließend misst die Pflegekraft der alten Dame den Blutzucker und injiziert ihr das Insulin. Dabei meinte diese seufzend: „Ja, ja, das Alter ist nicht schön, so viele Krankheiten. Aber man muss zufrieden sein.“ Dann fällt ihr ein, dass auf dem Schreibtisch noch Papiere von ihrem Hausarzt liegen. Sie bittet Iris Terhaven, zu sehen, ob etwas Wichtiges darin steht.

Zum Schluss zieht Iris Terhaven der Klientin die Kompressionsstrümpfe an und füllt noch den Dokumentationsbogen aus, bevor sie sich verabschiedet und geht.

AUFGABE 1 Erfassen Sie bitte alle Personen der geschilderten Situation (Akteure) und die hierzu gehörenden Pflegephänomene.

Akteure	Pflegephänomene

AUFGABE 2 Frau Terhaven ist bei ihrem Einsatz unter Druck. Welche Faktoren lösen bei ihr Zeitdruck, also Stress aus?

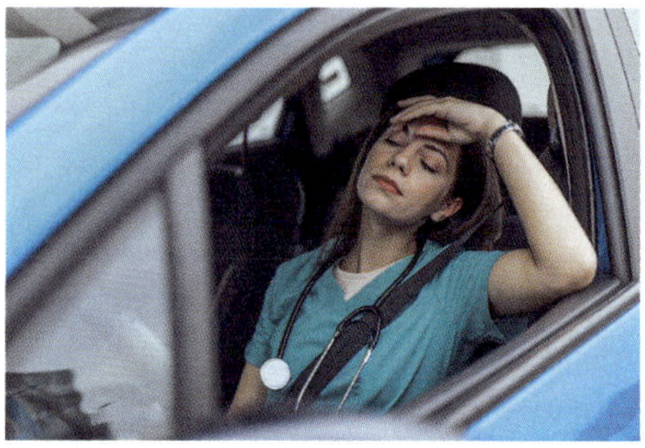

AUFGABE 3 Mit welchen Sätzen kann Frau Terhaven sich selbst stabilisieren?

AUFGABE 4 Versetzen Sie sich in die Rolle der Tochter. Was könnte ihren Unmut ausgelöst haben?

AUFGABE 5 Welche Funktion hat der Medizinische Dienst (MD) bei der Zuweisung eines Pflegegrads?

AUFGABE 6 Wie geht der MD bei der Prüfung der Pflegebedürftigkeit vor?

INFO

Punktesystem der Pflegegrade

Auf einer Skala von 1 bis 100 wird unterschieden zwischen 5 Pflegegraden.

Pflegegrad 1 : 12,5 bis 27 Gesamtpunkte
Pflegegrad 2 : 27 bis 47,5 Gesamtpunkte
Pflegegrad 3 : 47,5 bis 70 Gesamtpunkte
Pflegegrad 4 : 70 bis 90 Gesamtpunkte
Pflegegrad 5 : 90 bis 100 Gesamtpunkte

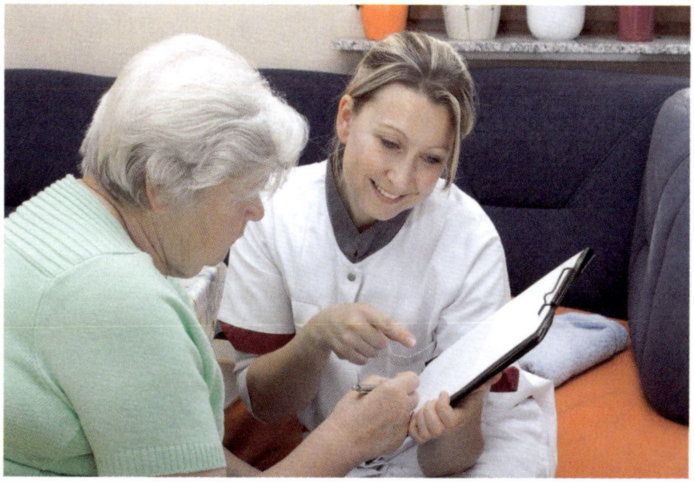

AUFGABE 7 Schätzen Sie die Situation von Frau Steinke entsprechend den Modulen des MD ein. Geben Sie Ihre Bewertung in Worten ab.

Modul	Bewertung
Mobilität	
Kognitive und kommunikative Fähigkeiten	
Verhaltensweisen und psychische Problemlagen	
Selbstversorgung	
Bewältigung von krankheitsbedingten Anforderungen	
Gestaltung des Alltagslebens und sozialer Kontakte	

AUFGABE 8 Welche Folgen hat die Einstufung in einen Pflegegrad für den Pflegeempfänger und seine Familie?

§ Die Ermittlung des Grades der Pflegebedürftigkeit und das Begutachtungsinstrument finden sich im

Sozialgesetzbuch XI (SGB XI). §15
Stand: Zuletzt geändert durch Art. 3a G v. 16.9.2022/1454

AUFGABE 9 Bei Frau Steinke soll eine Thromboseprophylaxe durchgeführt werden. Welche Maßnahmen gehören dazu?

AUFGABE 10 Zu den Aufgaben des Pflegedienstes gehört es, der Patientin die Kompressionsstrümpfe anzuziehen. Was muss Iris Terhaven dabei beachten? I

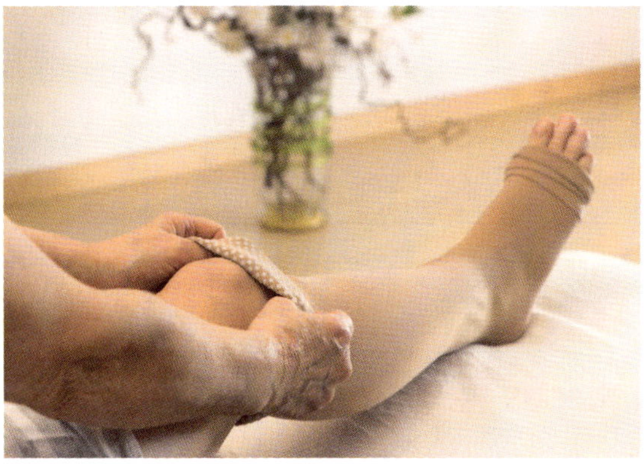

MERKE

Beim Anziehen von Kompressionsstrümpfen darf man nicht am oberen Rand ziehen wie bei einem Socken oder einem Kniestrumpf. Man beginnt unten und arbeitet sich abschnittsweise nach oben vor, indem man jeweils das elastische Gewebe gleichmäßig verteilt.

AUFGABE 11 Frau Steinke bekommt folgende Medikamente:

Präparat	Dosierung
Voltaren® 100 mg retard Tbl.	Bei Bedarf 1 Tbl., max. 2 Tbl. tgl.
Eliquis®	1 – 0 – 1
Insulatard Human Flex Pen®	nach Schema
Thyroxin Janssen®	1 – 0 – 0
Irbesartan Hexal® 150 mg Tbl.	1 – 0 – 1
Timolol® 0,25 % AT 1A Pharma Augentropfen	1 – 0 – 1 li Auge

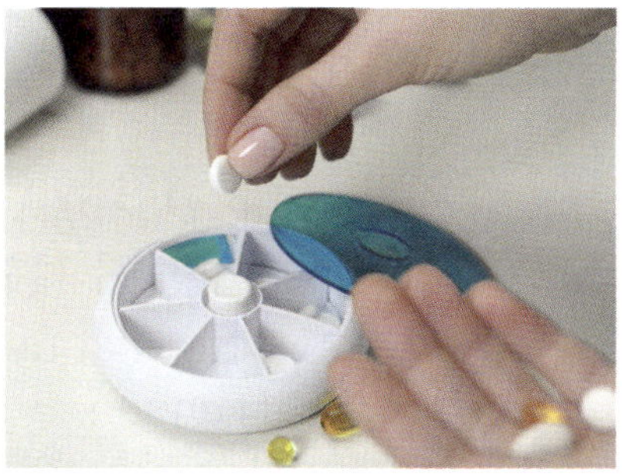

Richten Sie den Dispenser für Frau Steinke.

	Mo	Di	Mi	Do	Fr	Sa	So
Morgens							
Mittags							
Abends							

AUFGABE 12 Die Verabreichung von Medikamenten ist eine verantwortungsvolle Aufgabe. Frau Terhaven hat sich die 6-R-Regel aufgeschrieben. Überlegen Sie, ob Ihnen diese Regel geläufig ist und ergänzen Sie die Liste.

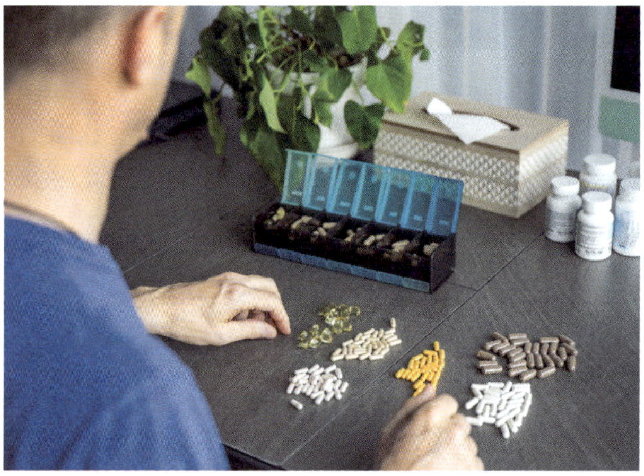

AUFGABE 13 Auf jeder Packung eines Arzneimittels steht der Name des Präparates und der Internationale Freiname. Erklären Sie, warum ein Arzneimittel zwei Namen hat und warum es wichtig sein kann, den Internationalen Freinamen zu kennen.

AUFGABE 14 Suchen Sie mithilfe der Roten Liste oder des Internets die Internationalen Freinamen von Frau Steinkes Medikamenten. K III

Präparat	Internationaler Freiname
Voltaren® 100 mg retard Tbl.	
Eliquis®	
Insulatard Human FlexPen®	
Thyroxin Janssen®	
Irbesartan Hexal® 150 mg Tbl.	
Timolol 0,25 % AT 1A Pharma® Augentropfen	

AUFGABE 15 Frau Steinke hat folgende Diagnosen:
Glaukom, Kniegelenksarthrose rechts, Hypothyreose, Hypertonus, Diabetes mellitus Typ 2

Ordnen Sie den Medikamenten die Diagnosen zu.

Diagnose	Präparat
Kniegelenksarthrose rechts	
Zust. n. Thrombose	
Diabetes mellitus Typ 2	
Hypothyreose	
Hypertonus	
Glaukom li Auge	

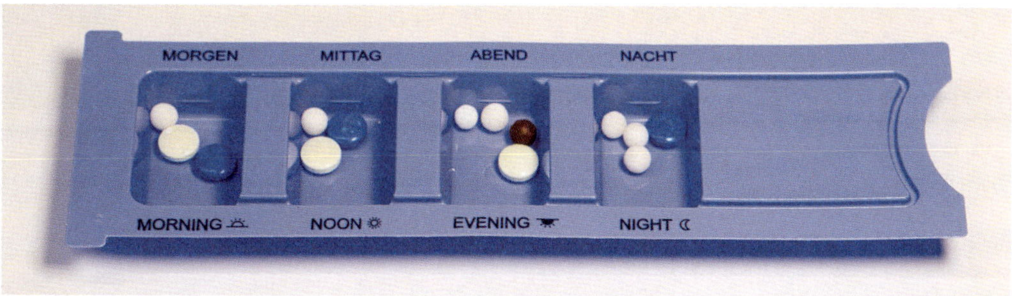

Aufgabe 16 Bei einem der letzten Besuche hat die Tochter von Frau Steinke Bedenken geäußert: „Bei so vielen Medikamenten gibt es doch bestimmt Nebenwirkungen." Frau Terhaven war sich nicht sicher, was gemeint war: Nebenwirkungen oder Wechselwirkungen. Erklären Sie diese Begriffe.

____

____

____

____

____

Aufgabe 17 Frau Steinke hat von der Apotheke nicht das vom Arzt verordnete Präparat erhalten.
Überlegen Sie, was die Ursache sein kann.

____

____

____

PRAXISTIPP

Wenn ein Präparat gegen ein anderes mit gleichen Inhaltsstoffen, aber von einem anderen Hersteller ausgetauscht wird, können Form und Farbe zum Ursprungspräparat variieren.

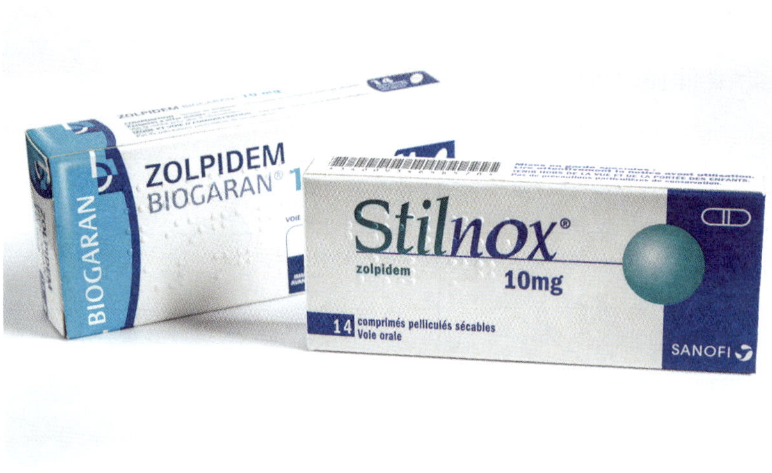

Bild 1: Im Bild vorne das Ursprungsmedikament und dahinter ein Präparat mit gleichem Wirkstoff, das aber günstiger angeboten wird.

AUFGABE 18 Bei Frau Steinke wird täglich Insulin subkutan injiziert. Was muss Frau Terhaven bei einer subkutanen Injektion beachten? Tragen Sie Ihre Antworten in die Tabelle ein.

Fragestellung	Antwort
Kommunikation	
Händedesinfektion	
Desinfektion des Injektionsortes	
Injektionsort	
Injektionstechnik	
Aspirieren	
Kontraindikationen	

AUFGABE 19 Iris Terhaven möchte mit der Tochter von Frau Steinke beraten, wie die Isolation von Frau Steinke abgemildert werden kann. Sie macht sich Notizen für das Gespräch. Welche Überlegungen sollte Frau Terhaven vortragen?

Praxisfall

CE 05 Kinder und Jugendliche in kurativen Prozessen pflegerisch unterstützen und Patientensicherheit stärken Kompetenzbereich I

Inhalte

- Wahrnehmung von Kindern als Patienten
- Umgang mit Angehörigen
- Anatomie und Physiologie der Lunge
- Krankheitsbild Pneumonie
- Referenzwerte bei Kindern
- Medikamentendosierung bei Kindern
- Übergewicht bei Kindern

Lernsituation

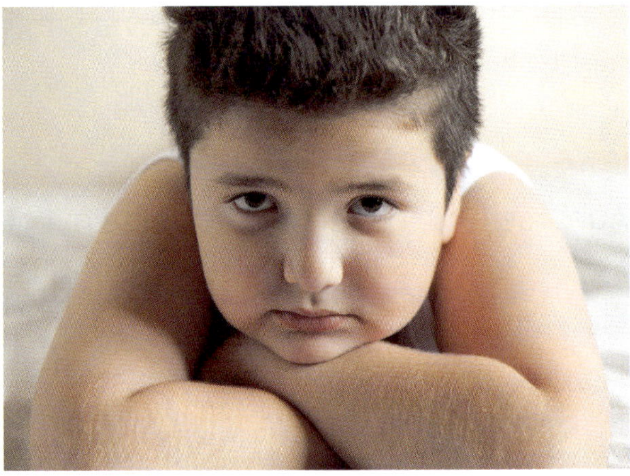

Mirko hat Fieber

Sabine Förster, Auszubildende im 3. Ausbildungsdrittel, beginnt heute ihren Einsatz auf der Kinderstation. Etwas erstaunt sieht sie sich um und nimmt die fröhlichen Bilder, Kindermöbel und Spielsachen wahr. „Wie lange ist es her, dass ich mit Kindern zu tun hatte?“, fragt sie sich. Sie ist Einzelkind, in ihrer Familie gibt es keine kleinen Kinder, auch nicht in ihrem Bekanntenkreis. Bevor sie sich an ihre Aufgabe macht, bei Mirko Radovic in Zimmer 8 Blutdruck, Puls und Fieber zu messen, nimmt sie sich die Patientenakte vor.

Mirko, 10 J., ist gestern mit hohem Fieber aufgenommen worden, Diagnose: Pneumonie. Er wird mit einem Antibiotikum behandelt. Außerdem liest sie: Übergewicht.

Mirko liegt im Bett mit erhöhtem Oberkörper, seine Arme werden durch Kissen abgestützt. Auf die Ansprache von Sabine Förster reagiert er nur sehr matt. Sie sieht kleine Schweißperlen auf seiner Stirn. Sein Atem geht schnell, und die Nasenflügel bewegen sich bei jedem Atemzug. Von Zeit zu Zeit hustet er schwach. Bei der Blutdruckmessung merkt Sabine, dass Mirko sich warm anfühlt. Sie trägt die Werte in die Patientenakte ein:

Blutdruck: 110/70 mmHg Puls: 120/min. Atemfrequenz: 32/min. Temperatur: 39,2 °C

Später kommt Mirkos Mutter, Frau Radovic, mit seiner Schwester, 7 J. alt und seinem Bruder, 5 J. alt. Herr Radovic kann nicht kommen, er arbeitet in einer Gießerei als Facharbeiter in Schichtarbeit. Frau Radovic arbeitet in demselben Unternehmen halbtags in der Kantine. Beide Eltern sind Raucher.

Sabine Förster fragt sich, ob der Besuch so in Ordnung sei. War die Vorschrift nicht: Nur eine Person und höchstens eine Stunde? Weil sie unsicher ist, sagt sie lieber nichts, betritt aber nach anderthalb Stunden das Zimmer, um nach dem Rechten zu sehen. Auf dem Nachttisch von Mirko sieht sie zwei Dosen Eistee und eine große Tüte mit Marshmallows.

Auch dazu sagt sie nichts, erst als Frau Radovic sie anspricht, kommt es zu folgender Unterhaltung:

Frau Radovic: Was machen Sie jetzt eigentlich mit Mirko? Ist er bald wieder in Ordnung?
Sabine Förster: Sie sehen doch, dass er noch krank ist. Eine Lungenentzündung muss man richtig auskurieren.
Frau Radovic: Aber es ist ganz schön umständlich für mich, hierher ins Krankenhaus zu kommen, so ohne Auto. Ich arbeite, und dann muss ich noch die beiden Kleinen versorgen.
Sabine Förster: Das verstehe ich. Aber wo hat Mirko sich denn die Lungenentzündung geholt?
Frau Radovic: Keine Ahnung, vielleicht im Schwimmbad. Man kann doch nicht überall hinterher sein.
Sabine Förster: Mirko ist übergewichtig, das ist nicht gesund.
Frau Radovic: Nun fangen Sie auch noch an. Er ist wegen seiner Lungenentzündung im Krankenhaus, das hat doch mit seinem Gewicht nichts zu tun.
Sabine Förster: Kinder mit Übergewicht haben ein erhöhtes Risiko für Folgeerkrankungen.
Frau Radovic: Also, mit Kindern kenne ich mich wirklich aus. Übergewichtig – Mirko ist kräftig, wie sein Vater.
Sabine Förster: Sein Gewicht ist aber für seine Körpergröße eindeutig zu hoch. Sie sollten mehr auf seine Ernährung achten.
Frau Radovic: Das verstehe ich nicht, er kriegt doch alles, was er braucht. Wenn ich nicht zuhause bin, macht er sich eine Pizza im Ofen warm, auch für seine kleinen Geschwister, das kann er schon.

AUFGABE 1 Erfassen Sie bitte alle Personen der geschilderten Situation (Akteure) und die hierzu gehörenden Pflegephänomene.

Akteur	Phänomen

Akteur	Phänomen

Aufgabe 2 Beschreiben Sie Ihre Gefühle beim Umgang mit Kindern. Mit welchen Kindern fällt Ihnen der Umgang leicht, mit welchen schwer? Zu welcher Altersgruppe haben Sie den besten Zugang?

Aufgabe 3 Erinnern Sie sich an Ihre eigene Kindheit. Waren Sie einmal krank? Wie haben Sie Ihre Krankheit erlebt?

Aufgabe 4 Sabine Förster hat die Besuchsregelung nicht durchgesetzt, weil sie unsicher war. Beschreiben Sie eine ähnliche Situation, die Sie selbst erlebt haben. Wie hätte Sabine Förster das Problem lösen können?

Aufgabe 5 Beschreiben Sie die Ausgangssituation in dem Gespräch zwischen Sabine Förster und Frau Radovic. Wer hat welche Kompetenz?

	Persönliche Kompetenz	Fachkompetenz
Sabine Förster		
Frau Radovic		

Aufgabe 6 Beschreiben Sie die Familie von Mirko Radovic. Bedenken Sie auch die soziale und die ökonomische Situation der Familie.

PRAXISTIPP

Bei einem schwierigen Gespräch ist es hilfreich, die Position des Gegenübers mit eigenen Worten zu wiederholen, z. B.: „Wenn ich es richtig verstanden habe, sind die Besuche für Sie eine Belastung…“. So entsteht eine Atmosphäre des Verstehens und nicht des Rechthabens. Auch sollten sich Auszubildende in fordernden kommunikativen Situationen Hilfe bei Kolleginnen oder Vorgesetzten holen. Hilfreich ist es auch, komplexe Gesprächssituationen in der Klasse zu üben.

AUFGABE 7 Überlegen Sie, welche Rolle Mirkos Mutter in der Familie spielt und welche Konflikte sie hat.

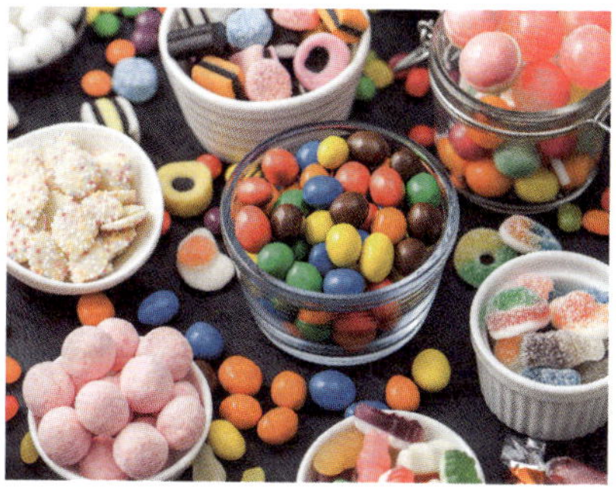

AUFGABE 8 Nach Friedemann Schulz von Thun kann jede Botschaft mit „vier Ohren“ gehört werden. Übersetzen Sie die Sätze von Frau Radovic in diese vier Verständnismöglichkeiten und nehmen Sie dabei ihre Position ein.

„Was machen Sie jetzt eigentlich mit Mirko? Ist er bald wieder in Ordnung?“

Botschaft, die in der Aussage steckt, ohne direkt ausgesprochen zu werden:	**Aussage, die Frau Radovic zwar meint, aber nicht direkt ausspricht, in ihren Worten:**
Appell (= erstes „Ohr“, entspricht einer Aufforderung, die in der Aussage enthalten ist.)	
Sachaussage (= zweites „Ohr“, entspricht dem Kern der Aussage, ohne Berücksichtigung von Gefühlen.)	

„Was machen Sie jetzt eigentlich mit Mirko? Ist er bald wieder in Ordnung?“	
Beziehung (= drittes „Ohr“, das die Beziehung der Beteiligten miteinander betont.)	
Selbstoffenbarung (= viertes „Ohr“, in dem die Gefühlslage der Sprecherin ablesbar ist.)	

Aufgabe 9 Welche Schlussfolgerungen sind aus der Analyse von Frau Radovics Aussage möglich?

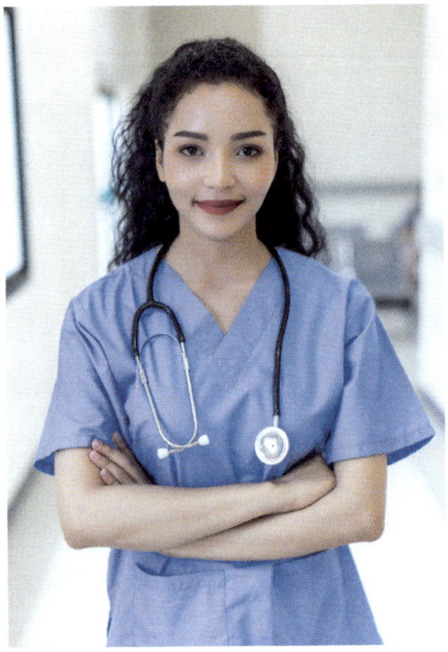

Schlussfolgerung 1:

Schlussfolgerung 2:

Aufgabe 10 Interpretieren Sie die Aussagen von Sabine Förster in derselben Weise.

„Mirko ist übergewichtig, das ist nicht gesund.“	
Appell	
Sachaussage	
Beziehung	
Selbstoffenbarung	

„Sein Gewicht ist für seine Körpergröße eindeutig zu hoch. Sie sollten mehr auf seine Ernährung achten.“	
Appell	
Sachaussage	
Beziehung	
Selbstoffenbarung	

AUFGABE 11 Welche Schlussfolgerungen sind aus der Analyse von Sabine Försters Aussage möglich?

Schlussfolgerung 1:

___

___

Schlussfolgerung 2:

___

___

___

AUFGABE 12 Welche Pflegephänomene nimmt Sabine Förster in der Selbstoffenbarung wahr?

___

AUFGABE 13 Mirko hat eine Pneumonie. Was wissen Sie grundsätzlich über den Bau der Lunge? Beschriften Sie die Abbildung.

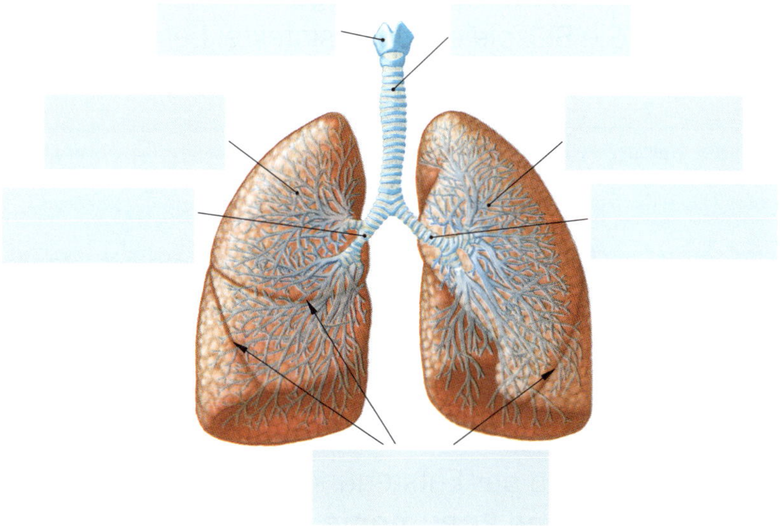

AUFGABE 14 Welche Feinstrukturen der Lunge sind bei einer Pneumonie betroffen?

AUFGABE 15 Beschreiben Sie den Entzündungsvorgang im Lungengewebe. Überlegen Sie, wie sich die Symptome einer Pneumonie aus dem Entzündungsvorgang ableiten lassen.

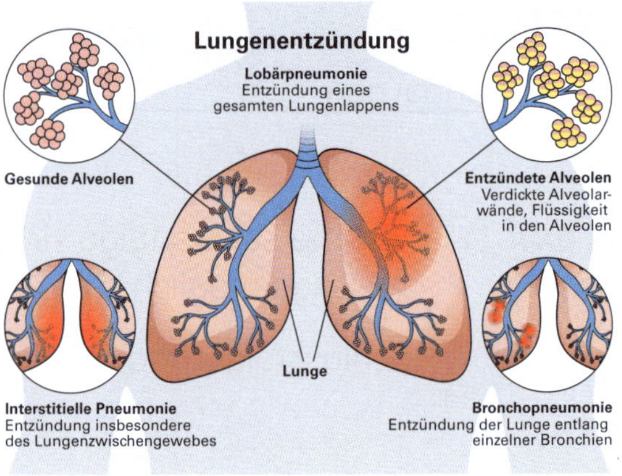

AUFGABE 16 Nennen Sie Bakterien, die eine Pneumonie verursachen können und beschreiben Sie den Übertragungsweg.

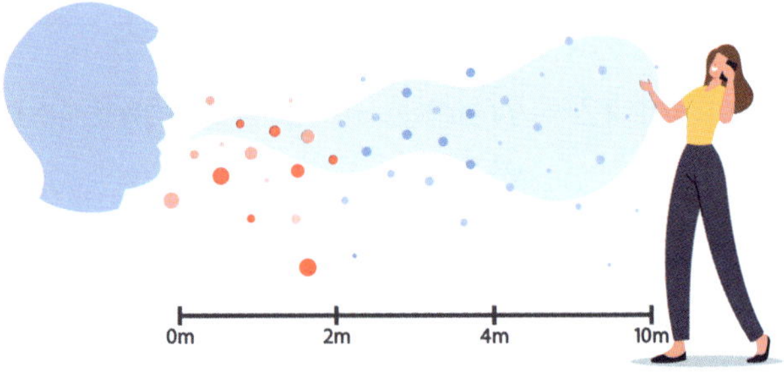

AUFGABE 17 Eine bakterielle Pneumonie folgt oft auf einen vorausgegangenen Virusinfekt. Nennen Sie Beispiele für Virusinfekte, bei denen als Komplikation eine Pneumonie auftreten kann.

AUFGABE 18 Nennen Sie Impfungen, die vor einer Pneumonie schützen.

AUFGABE 19 Nach den Umständen der Entstehung unterscheidet man bei Kindern die **ambulant erworbene Pneumonie** und die **nosokomiale Pneumonie**. Erklären Sie beide Begriffe und geben Sie für beide Formen ein Beispiel.

Ambulant erworbene Pneumonie:

Nosokomiale Pneumonie:

AUFGABE 20 Überlegen Sie, welche Risikofaktoren bei Patienten und in der Umgebung des Patienten das Auftreten einer Pneumonie begünstigen können.
Risikofaktoren des Patienten:

Risikofaktoren in der Umgebung:

AUFGABE 21 Was könnte die Stationsärztin Mirkos Eltern raten, um die Gefahr einer erneuten Pneumonie zu vermeiden?

AUFGABE 22 Eine besondere Form der Pneumonie ist die **Aspirationspneumonie**. Überlegen Sie, wodurch sie verursacht wird und wie man sie verhindern kann. In welchem Alter sind Kinder besonders gefährdet?

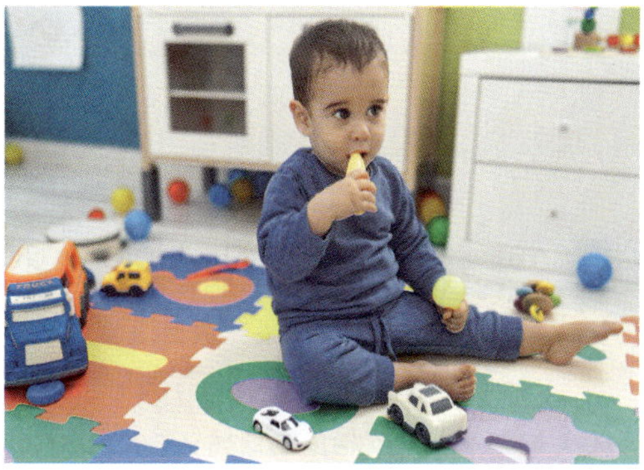

MERKE

Die häufigste Ursache einer Aspirationspneumonie ist das Verschlucken von Fremdkörpern. Plötzlich auftretender Husten bei sonst gesunden Kindern sollte an eine Aspirationspneumonie denken lassen. In diesem Fall ist eine Bronchoskopie angezeigt.

AUFGABE 23 Bewerten Sie Mirkos Werte: Welcher ist erhöht, welcher erniedrigt?

Parameter	Wert bei Mirko	Referenzwert	Bewertung
Blutdruck	100/60 mmHg	118/75 mmHg	
Puls	120/min.	80–100/min.	
Atemfrequenz	32/min.	16–25/min.	
Sauerstoffsättigung	92 %	94–98 %	
Temperatur	39,2 °C	36,5–37,5 °C	

AUFGABE 24 Vergleichen Sie die Werte von Kindern und Erwachsenen und ergänzen Sie:

Kinder haben eine ______________ Pulsfrequenz und einen

__________________ Blutdruck als Erwachsene.

AUFGABE 25 Mirko bekommt Amoxicillin-Saft. Überlegen Sie, welche Wirkung Amoxicillin hat und welche Nebenwirkung auftreten kann.

____

____

____

AUFGABE 26 Überlegen Sie, warum Mirko mit erhöhtem Oberkörper gelagert wird.

____

AUFGABE 27 Warum bewegt Mirko beim Atmen die Nasenflügel?

____

____

____

AUFGABE 28 Erklären Sie, wie Sabine Förster belegen kann, dass Mirko übergewichtig ist.

____

AUFGABE 29 Beurteilen Sie den BMI von Mirko anhand der nachstehenden Tabelle. Berechnen Sie zunächst seinen BMI anhand der folgenden Daten. Größe: 140 cm, Gewicht: 44 kg nach der Formel

$$\text{BMI} = \frac{\text{Gewicht in kg}}{(\text{Länge in m})^2}$$

BMI Alter 10 J.	Bewertung
13,4	starkes Untergewicht
14,2	Untergewicht
16,9	Normalgewicht
20,7	Übergewicht
23,4	starkes Übergewicht

AUFGABE 30 Beschreiben Sie die Risikofaktoren für Übergewicht, die Sie in der Lebensweise von Mirko und seiner Familie erkennen können.

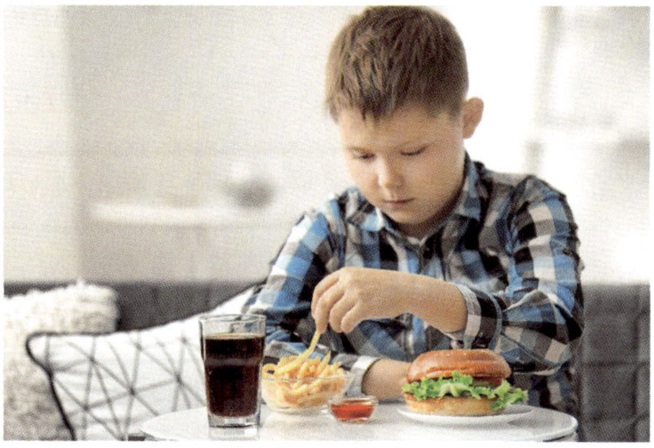

AUFGABE 31 Übergewicht ist ein Risikofaktor für weitere gesundheitliche Störungen. Nennen Sie mögliche Folgen von Übergewicht bei Kindern.

Die Stationsärztin Frau Dr. Hemmer kann gemeinsam mit Frau Radovic einen Ernährungsplan für Mirko und seine Geschwister aufstellen und die Mutter von einer gesünderen Ernährungsweise überzeugen. Gleichzeitig soll Mirko, wenn er wieder gesund ist, am kostenlosen Sportangebot in seinem Stadtteil angemeldet werden. Somit ist er an zwei Nachmittagen sinnvoll beschäftigt und Frau Radovic wird etwas entlastet. Frau Fernandez vom Sozialdienst beantragt eine Haushaltshilfe für Familie Radovic, die sich, solange Mirko im Krankenhaus ist, stundenweise um die jüngeren Geschwister kümmert und einkaufen geht.

Zur Kontrolle von Mirkos Lunge und seines Körpergewichts bestellt Frau Dr. Hemmer Mirko nach der Entlassung in drei Monaten nochmal in die Ambulanz des Kinderkrankenhauses ein.

Aufgabe 32 Nennen Sie einen idealen Ernährungsplan für Mirko: Welche Lebensmittel sind geeignet, welche nicht? Kreuzen Sie an! Ergänzen und diskutieren Sie in der Klasse, was noch infrage kommen könnte.

Vollkornbrot		Schorle von Fruchtsaft	
Hefebrötchen mit Rosinen		Kräuterquark	
Paprika		Fruchtmus aus dem Quetschbeutel	
Schokomüsli		Fischstäbchen	
Früchtemüsli		Bratkartoffeln	
paniertes Schnitzel		Ketchup	
Naturschnitzel		Smoothie mit Banane und Mango	
Pasta		Trauben	
Kartoffeln		Äpfel	
Salami		griechischer Joghurt mit Walnüssen und Honig	
fettarmer Käse		selbstgemachter Fruchtjoghurt mit Früchten	
Fertigpizza		gedämpftes Gemüse	
kalorienreduzierte Cola		Tiefkühlgemüse mit Fertigsoße	

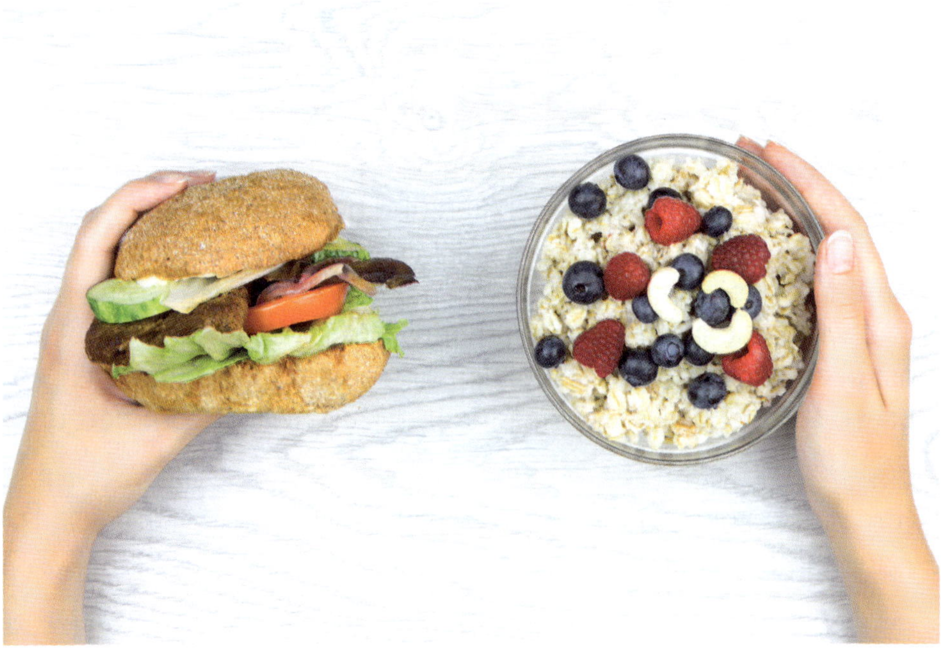

Praxisfall

CE 05 Kinder und Jugendliche in kurativen Prozessen pflegerisch unterstützen und die Patientensicherheit stärken
Kompetenzbereiche I, II

Inhalte

- Hyperventilation
- Bewältigung von Notfällen
- Ursachen für Tetanie
- Symptome der Tetanie
- Abgrenzung zu anderen Störungen der Atmung
- Erste Hilfe
- respiratorische Alkalose
- Entstehung einer Tetanie
- Hilfe zum Umgang mit Stressreaktionen
- Persönlichkeitsrechte von Kindern
- Kommunikation mit Schülern

Lernsituation

Mia geht es schlecht

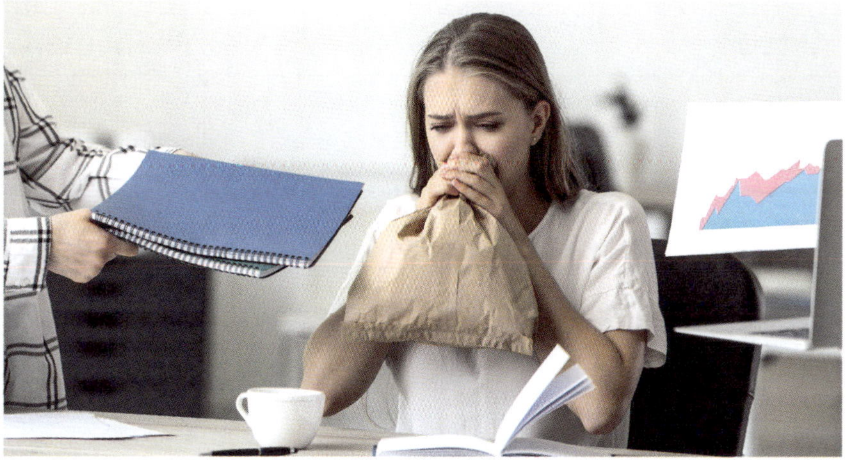

Die Pflegefachfrau Stefanie Kirchheim ist in der Theodor-Fliedner-Realschule als Schulkrankenschwester beschäftigt. Ihre Aufgabe ist es, die Schule in der Gesundheitsvorsorge zu unterstützen und bei akuten Erkrankungen oder Unfällen die Erstversorgung zu leisten. Sie ist gerade damit beschäftigt, ein Konzept für den Gesundheitstag in 2 Monaten zu entwerfen, als zwei Schüler aufgeregt in ihr Zimmer stürmen. „Kommen Sie schnell, bitte, bitte ganz schnell, der Mia geht es ganz schlecht!“ ruft einer der beiden Jungen. Der andere ergänzt: „Die Mia atmet so komisch, ich glaube, sie kriegt keine Luft mehr“. Stefanie Kirchheim erkundigt sich nach der Klasse und dem Raum, greift ihren Notfallkoffer, steckt ihr Smartphone ein und folgt schnell den beiden Jungen. Unterwegs meint sie sich zu erinnern, dass in der genannten Klasse – der 8b – ein Mädchen schon einmal einen Asthmaanfall hatte. Vor der Klasse erwarten sie aufgeregt einige Schüler. Ein Mädchen fragt: „Muss Mia sterben?"

Stefanie Kirchheim fragt sich, ob sie nicht doch gleich den Krankenwagen hätte rufen sollen. Dann sieht sie Mia, die auf ihrem Stuhl in der letzten Reihe sitzt. Sie atmet ungewöhnlich schnell und tief. Sie sieht blass und angestrengt aus. Ihre Hände hält sie verkrampft. „Doch kein Asthmaanfall", denkt Stefanie Kirchheim erleichtert.

Sie spricht Mia an und versucht, sie zu beruhigen. Stefanie Kirchheim erklärt ihr, dass ihr Zustand nicht gefährlich ist, und macht ihr vor, wie sie langsam atmen soll. Dann öffnet sie schnell ihren Notfallkoffer und nimmt eine Plastiktüte heraus. Die soll Mia nun bei der Ein- und Ausatmung vor den Mund und die Nase halten. Nach kurzer Zeit beruhigt sich Mias Atmung, und auch der Krampf in den Händen löst sich.

„Mia, was war denn los?" fragt Stefanie Kirchheim, als Mia wieder entspannt ist. „Ich war so aufgeregt wegen der Französischarbeit", antwortet Mia, „da ist mein Atem plötzlich so schnell geworden, da konnte ich gar nichts machen. Und dann fing es an, in den Fingern zu kribbeln, da bekam ich erst richtig Angst."

Stefanie Kirchheim setzt sich neben sie und fragt mitfühlend: „Was ist denn so schlimm an der Französischarbeit?" Tobias, ein Klassenkamerad, schaltet sich ein: „Mia ist eh nicht gut in Französisch, eine Fünf hat sie vor ein paar Wochen schon geschrieben. Wenn sie heute die Arbeit wieder verhaut, kriegt sie richtig Ärger mit ihren Eltern." Mia wehrt ab: „Das stimmt überhaupt nicht, was weißt du denn schon von meiner Familie?!"

Stefanie Kirchheim lädt Mia ein, in ihr Büro zu kommen, um noch einmal mit ihr zu sprechen. Außerdem benachrichtigt sie den Klassenlehrer, Herrn Ottmann, über den Vorfall. Herr Ottmann zeigt sich kritisch und fragt, ob Mia das alles vorgetäuscht haben könnte.

Aufgabe 1 Erfassen Sie bitte alle Personen der geschilderten Situation (Akteure) und die hierzu gehörenden Pflegephänomene.

Akteur	Phänomen

AUFGABE 2 Überlegen Sie, welchen Notfall Sie schon erlebt haben. Was war die größte Herausforderung?

____

AUFGABE 3 Begleiten Sie Stefanie Kirchheim von der Alarmierung bis zum Eintreffen in dem Klassenzimmer. Beurteilen Sie ihre Handlungen.

Notfallkoffer

____

Smartphone

____

____

Krankenwagen noch nicht gerufen

____

____

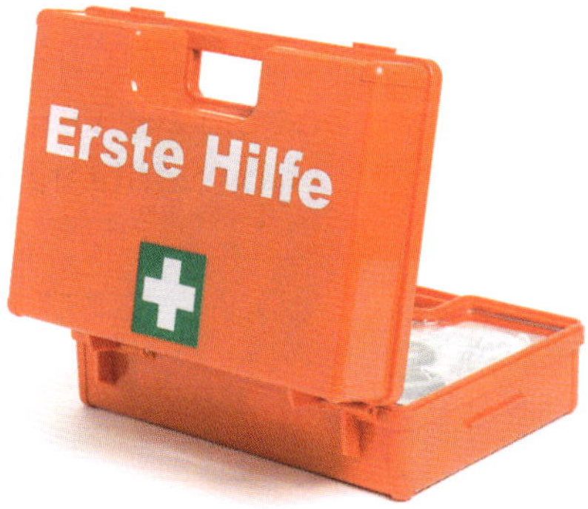

MERKE

So setzt man einen **Notruf** ab:
- 112 wählen
- genaue Ortsangabe (Adresse, Stockwerk, Raum)
- warten auf Rückfragen
- erst auflegen, wenn die Leitstelle das Gespräch beendet

AUFGABE 4 Notfälle haben immer auch eine soziale und eine psychologische Dimension. Erklären Sie bei den einzelnen Maßnahmen, ob sie richtig oder falsch sind und aus welchem Grund sie von Stefanie Kirchheim getroffen wurden.

Beruhigung von Mia:

____

____

____

____

____

____

Aus der UN-Kinderrechte-Charta

Artikel 16

(1) Kein Kind darf willkürlichen oder rechtswidrigen Eingriffen in sein Privatleben, seine Familie, seine Wohnung oder seinen Schriftverkehr oder rechtswidrigen Beeinträchtigung in seiner Ehre und seines Rufes ausgesetzt werden.

(2) Das Kind hat Anspruch auf rechtlichen Schutz gegen solche Eingriffe oder Beeinträchtigungen.

Frage nach der Ursache für die Hyperventilation:

Einladung zu einem weiteren Gespräch:

AUFGABE 5 Überlegen Sie, welche Ratschläge Sie zur Vermeidung einer Hyperventilation geben können.

Entspannungsübungen
Autogenes Training und progressive Muskelrelaxation sind für Kinder und Erwachsene geeignet. Durch Konzentration auf den eigenen Körper gelingt es, das vegetative Nervensystem zu beruhigen, Spannung abzubauen und persönliche Ziele – z. B. Gelassenheit und Selbstvertrauen – zu erreichen.

PRAXISTIPP

Entspannungsübungen reduzieren den Stress und fördern die Konzentration. Die langsame vertiefte Ausatmung wirkt der **Hyperventilation** entgegen.

AUFGABE 6 Was bedeutet der Begriff „Hyperventilation“?

AUFGABE 7 Welche anderen Begriffe für eine veränderte Atemtätigkeit kennen Sie?

AUFGABE 8 Als Stefanie Kirchheim den Klassenlehrer benachrichtigt, antwortet Herr Ottmann: „Das ist wohl mal wieder so ein Trick, um sich vor der Klassenarbeit zu drücken." Stefanie Kirchheim: „Meinen Sie wirklich? Es war doch ganz deutlich, dass es Mia schlecht ging." Herr Ottmann: „Das sagen Sie so. Bei jeder Klassenarbeit fehlen Schüler oder wollen den Termin verschieben. Und nun so etwas. Soviel ich weiß, kann man die Hyperventilation auch provozieren. Mia hätte Grund dazu mit ihren schlechten Noten."

Nehmen Sie Stellung zu den Äußerungen von Herrn Ottmann.

Aus welcher Perspektive betrachtet Herr Ottmann den Vorfall?

Hat Herr Ottmann recht damit, dass man eine Hyperventilation bewusst provozieren kann?

AUFGABE 9 Überlegen Sie, welche Deutung noch in Frage kommt. Welche tieferen psychischen Ursachen könnten eine Rolle spielen?

AUFGABE 10 Überlegen Sie, welches die normale Atemfrequenz für Mia wäre.

MERKE

Normale **Atemfrequenz**
Erwachsene: 12–18 Atemzüge/min
Kinder: 20–30 Atemzüge/min
Säuglinge: 30–50 Atemzüge/min

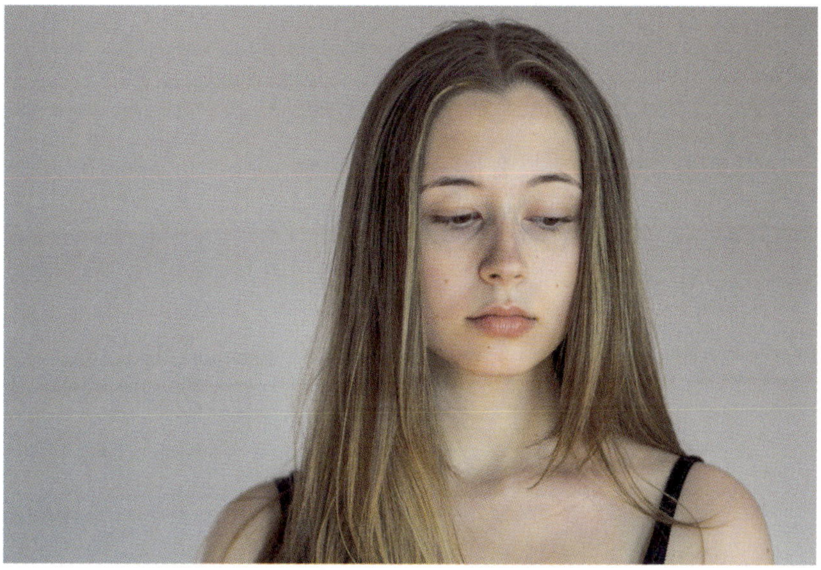

AUFGABE 11 Orientieren Sie sich anhand der Abbildung über den Gasaustausch in der Lunge.

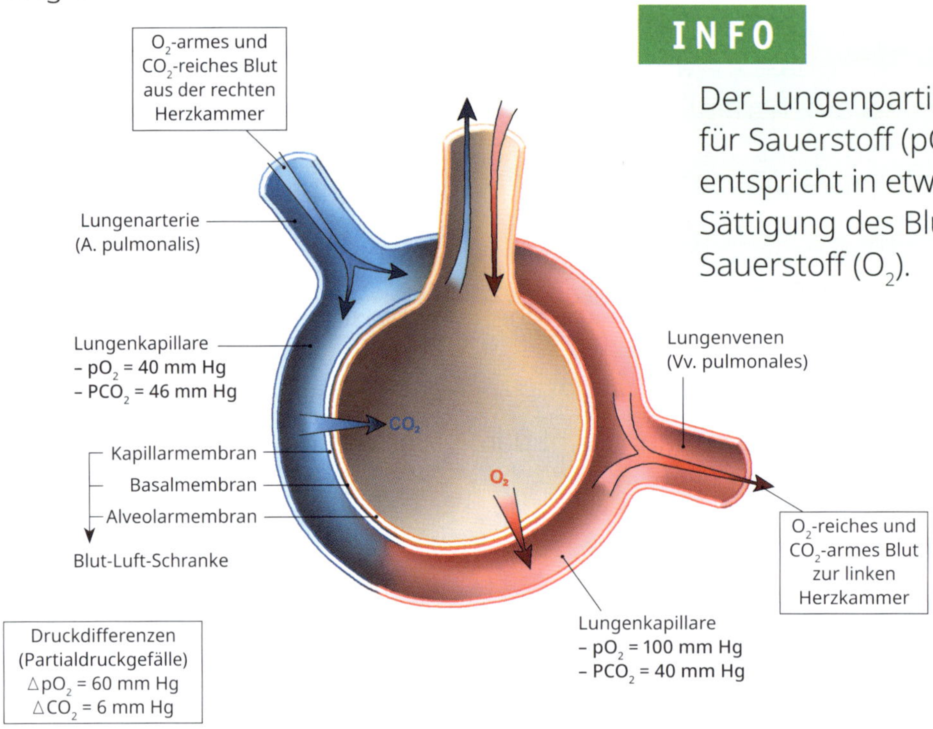

INFO

Der Lungenpartialdruck für Sauerstoff (pO_2) entspricht in etwa der Sättigung des Blutes mit Sauerstoff (O_2).

Am Beginn der Lungenkapillare beträgt der pO_2 40 mmHg, am Ende der Lungenkapillare 100 mmHg. Wie erklärt sich diese Differenz?

____

____

In den Alveolen wird CO_2 ausgeatmet. Wo im Körper ist dieses CO_2 entstanden?

____

AUFGABE 12 Die Atmung wird über mehrere Messwerte gesteuert. Erklären Sie, an welchen Stellen im Organismus diese Messwerte abgerufen werden.

O_2-Gehalt des Blutes:

____

____

CO_2-Gehalt des Blutes:

____

pH-Wert des Blutes:

____

AUFGABE 13 Anschließend bespricht Stefanie Kirchheim den Vorfall mit der 8b. Sie erklärt die Auswirkung der Hyperventilation auf die Zusammensetzung der Blutgase. Ergänzen Sie den Lückentext mit den folgenden Begriffen:

Sauerstoffsättigung **O_2** **Anstieg** **Hyperventilation**

respiratorische Alkalose **Erythrozyten**

Bei der ____________________ wird dem Körper vermehrt ______ zugeführt. Das führt aber nicht zu einer Verbesserung der Sauerstoffversorgung, denn diese ist durch die Bindungskapazität der ________________ begrenzt. Mehr als eine 100%ige ____________________ kann nicht erreicht werden. Zugleich sinkt der CO_2-Gehalt des Blutes. Das führt zu einem ___________ des pH-Wertes. Man bezeichnet das als ___________________________.

MERKE

Ein pH-Wert im Blut von > 7,45 bezeichnet man als **Alkalose**.
Liegt die Ursache in einer Veränderung der Atmung, ist es eine **respiratorische Alkalose**.
Liegt die Ursache in einer Stoffwechselveränderung, ist es eine **metabolische Alkalose**.

AUFGABE 14 Nun soll der Zusammenhang zwischen dem veränderten pH-Wert des Blutes und einer Tetanie hergestellt werden. Erläutern Sie die Zwischenschritte.

Reaktion des Blutes auf die Verschiebung des pH-Wertes:

____

Abgabe von H^+-Ionen von Proteinen:

____

____

Bindung von Calcium an Plasmaproteine:

____

Blutcalciumspiegel:

____

____

Übererregbarkeit der Muskulatur:

____

Aufgabe 15 Stefanie Kirchheim erklärt Mia, wie sie in der Akutsituation gehandelt hat. Begründen Sie, warum folgende Maßnahmen richtig sind:

Anleitung zum langsamen Atmen:

___

Atmen in die Plastiktüte:

___

___

PRAXISTIPP

Die **Rückatmung** aus der Plastiktüte (zur Not geht auch eine Papiertüte) ist nur erfolgreich, wenn die Tüte dicht über Mund und Nase abschließt.

Aufgabe 16 Stefanie Kirchheim hatte zunächst vermutet, eine Schülerin mit einem Asthma-Anfall anzutreffen. Überlegen Sie, worin Ähnlichkeit und Unterschiede zwischen einem Asthma-Anfall und einer Hyperventilation bestehen.

Phänomen	Asthma	Hyperventilation
gestörte Atmung		
erhöhte Atemfrequenz		
aufrechte Sitzposition		
erschwerte Ausatmung		
Atemgeräusche		
Angst oder Panik		
Tetanie		

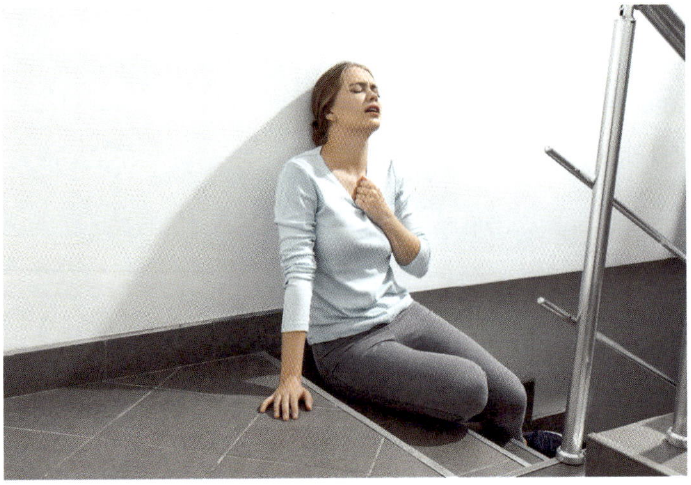

AUFGABE 17 Am Abend hält sich Stefanie Kirchheim noch einmal die Symptome der Tetanie vor Augen und überlegt, dass diese Symptome auch bei anderen Krankheiten vorkommen können. Geben Sie Beispiele für andere Ursachen der Symptome.

Symptom von Tetanie	andere Ursache

AUFGABE 18 Lösen Sie das Kreuzworträtsel

1. Starke Angst
2. Luftnot
3. Übermäßige Atmung
4. Muskelkrampf
5. Anstieg des pH-Wertes im Blut
6. steuert die Atmung
7. Missempfindung
8. Hormon der Nebenschilddrüse
9. bindet Calcium
10. Anfallsweise Verengung der Bronchien
11. Transportiert Sauerstoff im Blut
12. Sauerstoffrezeptor in der Aorta
13. Überstreckter Fuß
14. Absinken des pH-Wertes im Blut

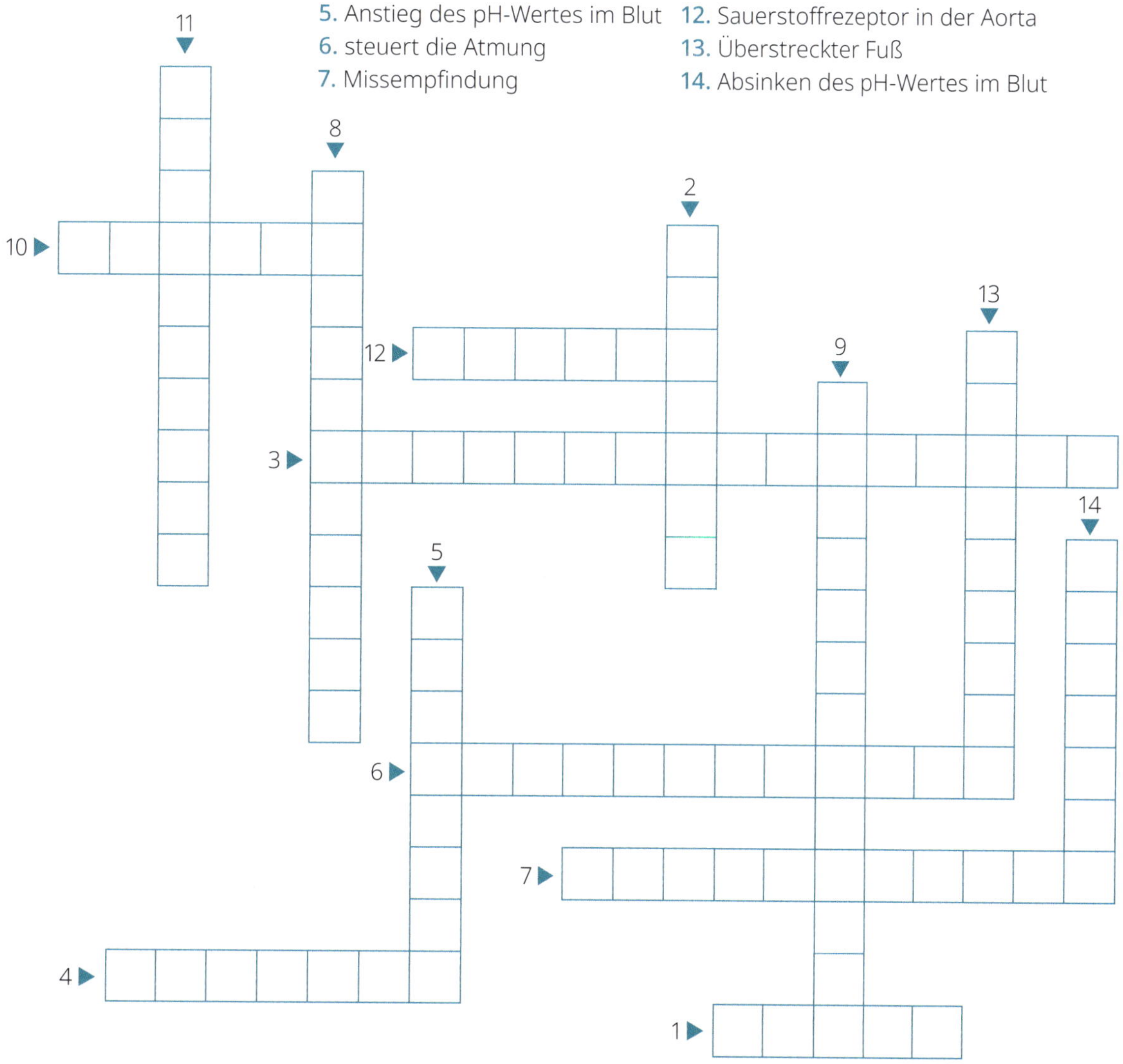

Praxisfall

CE 06 In Akutsituationen sicher handeln
Kompetenzbereiche I, III und IV

Inhalte

- Maßnahmen bei Bewusstlosigkeit
- Herzdruckmassage – Vorgehen
- Kreislaufsituation
- Zeitfenster für die Reanimation
- Basismaßnahmen und erweiterte Maßnahmen
- Notrufkette
- Patientenverfügung
- Beendigung der Reanimation

Lernsituation

Alles richtig gemacht

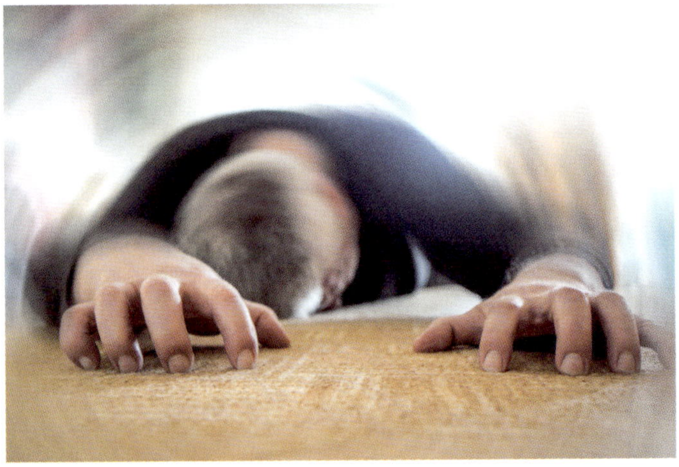

Die 22-jährige Lena Schwab ist Auszubildende im 1. Lehrjahr und seit einer Woche auf der Inneren Station im Städtischen Klinikum eingesetzt. Sie hat Frühdienst. Während sie über den Flur geht, sieht sie, dass in Zimmer 312 geklingelt wurde, denn die Lampe neben der Tür leuchtet. „Schon wieder" denkt sie, „ich war doch gerade erst dort".

Sie stellt den Inhalator, den sie in ein Zimmer am Ende des Flures bringen will, ab und betritt Zimmer 312, ein Zweibettzimmer. Der Patient Herr Lattek ruft ganz aufgeregt: „Kommen Sie schnell, kommen Sie schnell". Der andere Patient, Herr Schröder, ist nicht in seinem Bett – und da sieht sie schon, dass dieser regungslos zwischen den Betten am Boden liegt.

Lena Schwab kniet sich zu ihm, dreht ihn auf den Rücken, spricht ihn laut an und rüttelt vorsichtig seinen Körper – keine Reaktion. Er scheint auch nicht zu atmen. „Was soll ich bloß tun?", fragt sie sich fast in Panik. Muss ich ihn jetzt reanimieren? Darf ich das? Oder soll ich erst Hilfe holen und fragen, was zu tun ist?" Da fällt ihr der Erste-Hilfe-Kurs ein, den sie vor 3 Jahren für den Führerschein gemacht hat. Was hatte ihr Ausbilder immer gesagt?

„Beim Herzstillstand geht es um Minuten. Und wo es um Minuten geht, geht es um Sekunden." Und außerdem: „Man kann bei der Herzdruckmassage gar nichts falsch machen!"

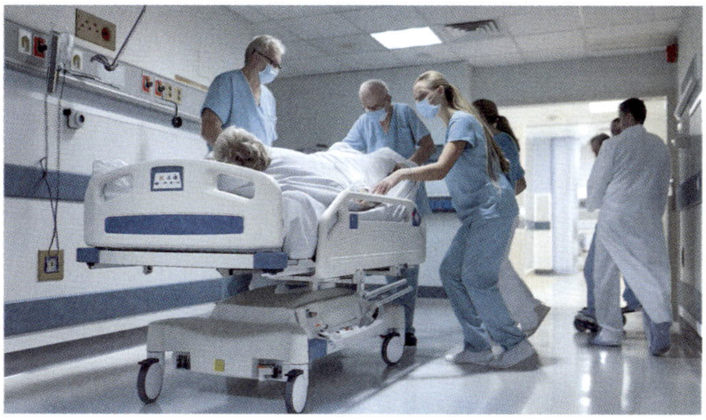

Schon überstreckt Lena Herrn Schröders Kopf und beginnt, rhythmisch den Brustkorb zu drücken, so, wie sie es damals gelernt hat. Herrn Lattek ruft sie zu: „Schnell, klingeln Sie noch einmal!"

Nach einer Minute erscheint Pflegefachmann Jens Weitermann. Er erkennt die Situation sofort und löst den Herzalarm über einen Schalter an der Tür aus. Danach bringt er schnell den Beatmungsbeutel, um nach Vorschrift die Beatmung durchzuführen, während Lena weiter die Herzdruckmassage durchführt.

Nach 3 Minuten trifft das Team von der Intensivstation ein und übernimmt die Reanimation. Nach kurzer Zeit erlangt Herr Schröder wieder das Bewusstsein. Er wird auf die Intensivstation verlegt.

Lena Schwab ist ganz benommen von dem Vorfall. Alles war so aufregend, und die Herzdruckmassage war richtig anstrengend über diese paar Minuten, das merkt sie erst jetzt. Die Stationsleitung Mechthild Fries besteht darauf, dass der Vorfall sofort dokumentiert wird. Anerkennend sagt sie: „Du hast alles richtig gemacht, Lena, obwohl du noch keine Ausbildung in Reanimation hattest. Jetzt musst du erst mal durchatmen. Nimm dir einen Kaffee und iss eine Kleinigkeit."

Jens Weitermann und der Stationsarzt Dr. Philipp Seidel kommen auch dazu, und natürlich wird der Fall lebhaft diskutiert. Mechthild Fries meint am Ende: „Gut, dass wir noch einmal darüber gesprochen haben. Es gibt uns allen Sicherheit, wenn wir auf unserer Station Erlebtes erzählen und unsere Fragen offen stellen."

AUFGABE 1 Erfassen Sie bitte alle Personen der geschilderten Situation (Akteure) und die hierzu gehörenden Pflegephänomene

Akteur	**Phänomen**

AUFGABE 2 Beschreiben Sie die einzelnen Schritte bei der Herzdruckmassage.

Hier geht es zu den Erste-Hilfe-Maßnahmen beum Auffinden einer bewusstlosen Person.

Schritte	Maßnahme
Körperhaltung	
Handhaltung	
Auflage auf dem Brustkorb	
Tiefe des Eindrückens	
Frequenz	
Beatmung durch 2. Helfer	

PRAXISTIPP

Bei der Herzdruckmassage ist das Ellenbogengelenk gestreckt. Der Druck wird von der Schulter über den gestreckten Arm auf die Hand geleitet.

AUFGABE 3 Wie überprüfen Sie, ob ein Patient bewusstlos ist?

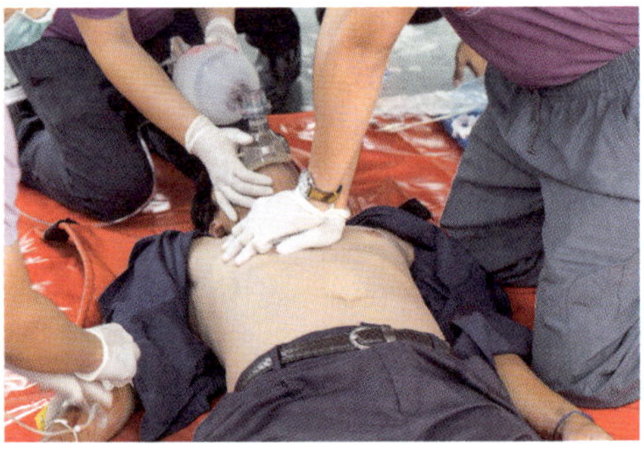

AUFGABE 4 Wie gehen Sie weiter vor, wenn Sie die Bewusstlosigkeit festgestellt haben?

Wie kann man die Atmung überprüfen?

MERKE

- Die Überprüfung der Atmung darf nur wenige Sekunden dauern.
- Eine röchelnde Atmung wird als Atemstillstand gewertet.

AUFGABE 5 Beschreiben Sie die Kreislaufsituation bei einem Herzstillstand und überlegen Sie, welche Wirkung die Herzdruckmassage hat.

AUFGABE 6 Welches Organ wird zuerst durch Sauerstoffmangel geschädigt, und nach welcher Zeit tritt die Schädigung ein?

AUFGABE 7 Welchen Stufenplan von Maßnahmen der Reanimation sieht die Leitlinie der europäischen Fachgesellschaft (European Resuscitation Council, Europäischer Rat für Wiederbelebung) vor?

BLS Basic Life Support (Lebensrettung - Basismaßnahmen)

ALS Advanced Life Support (Lebensrettung – erweiterte Maßnahmen)

AUFGABE 8 Lena hat gleichzeitig mit der Reanimation mithilfe des Patienten Herrn Lattek einen Notruf abgesetzt. Erklären Sie, warum ihre Vorgehensweise richtig war.

MERKE

Ein Notruf kann auf verschiedene Weise abgesetzt werden: lautes Rufen, Alarmknopf, Handy. Aber immer muss der Notruf unmittelbar nach dem Erkennen eines Notfalls getätigt werden.

AUFGABE 9 Bei der Übergabe äußert eine Kollegin Bedenken: „Durften wir Herrn Schröder eigentlich reanimieren? Vielleicht liegt ja eine Patientenverfügung vor. Und überhaupt – ist das in seinem Alter noch sinnvoll?" Formulieren Sie eine Antwort.

Drama im Stadion

EM 2021 in Kopenhagen: Kurz vor dem Ende der ersten Halbzeit kollabiert der 29-jährige dänische Nationalspieler Christian Eriksen ohne Fremdkontakt auf dem Rasen. Sofort beginnen Rettungskräfte mit der Herzdruckmassage und wenig später wird er defibrilliert. Christian Eriksen wird gerettet.
Aber immer wieder versterben Spitzensportler, und noch viel häufiger Amateursportler, weil die lebensrettende Herzmassage zu spät begonnen wird und ein Defibrillator nicht zur Hand ist.

§

Das Unterlassen einer Reanimation kann als unterlassene Hilfeleistung gewertet und strafrechtlich verfolgt werden.
§ 323c StGB

AUFGABE 10 Lena möchte wissen, wie lange ein Patient reanimiert werden muss. „Bei Herrn Schröder war es einfach", meint sie, „der war nach kurzer Zeit wieder bei Bewusstsein. Aber was ist, wenn die Reanimation nichts bringt, wer entscheidet, ob die Reanimation abgebrochen wird?"

AUFGABE 11 Lena möchte sich nach der Aufregung einfach nur ausruhen und denkt in diesem Augenblick nicht an die Dokumentation. Nennen Sie Lena drei Gründe, warum die Dokumentation wichtig ist.

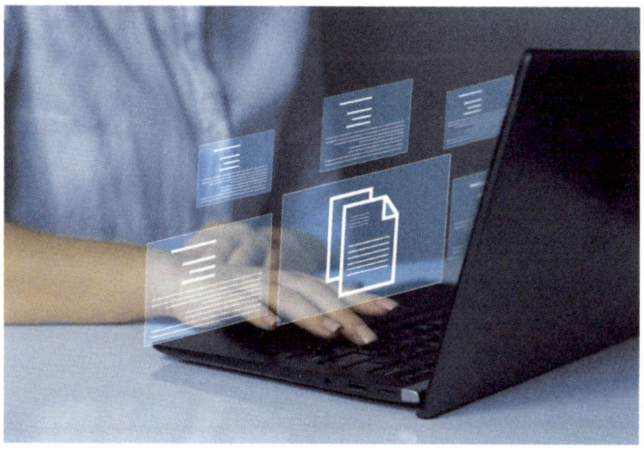

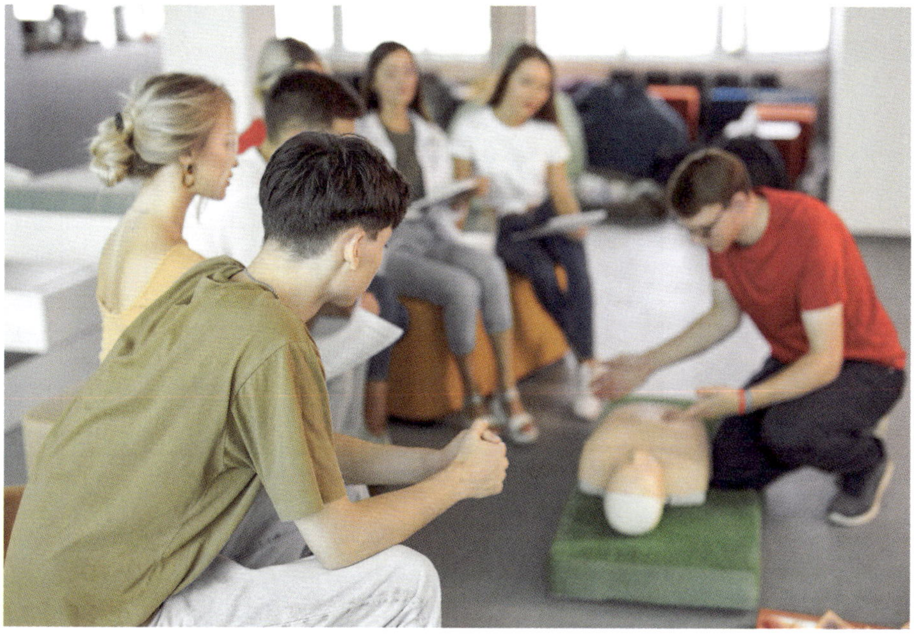

Regelmäßiges Training hilft, im Notfall richtig zu handeln.

AUFGABE 12 Kreuzworträtsel/Zuordnung

1. Herzstillstand
2. Basismaßnahmen bei Herzstillstand
3. Wiederbelebung?
4. Behandlung durch strake Stromstöße
5. Herztätigkeit mehr als 320/min.
6. Lagerungs bei Bewusstlosigkeit
7. erweiterte Maßnahmen bei Herzstillstand
8. Organ, das zuerst geschädigt wird
9. schriftliche Erfassung von Informationen
10. Erklärung des Patienten zur Wiederbelebung

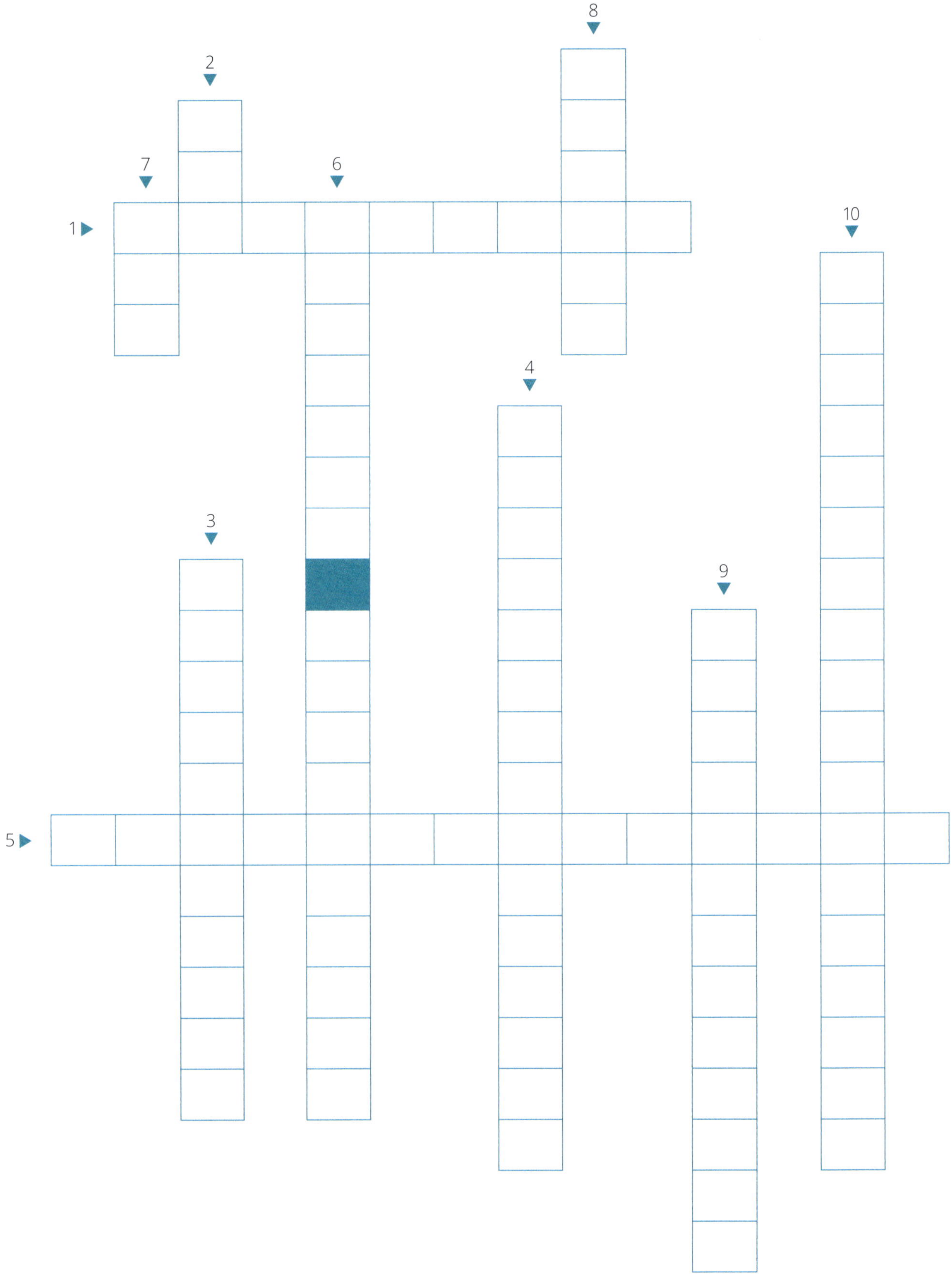

Praxisfall

CE 06 In Akutsituationen sicher handeln
Kompetenzen I, III, IV

Inhalte

- Herzinsuffizienz
- Vorhofflimmern/absolute Arrhythmie
- Tachykardie
- Pulsdefizit
- brodelnde Ausatmung
- Notruf
- Patientenverfügung, Vorsorgevollmacht
- Gespräch mit Angehörigen/Betreuern

Lernsituation

Der Notarzt kommt ins Pflegeheim

Die 86-jährige Erika Beckmann ist seit 3 Monaten Bewohnerin des Pflegeheims St. Antonius. Sie wird von ihrem Sohn und ihrer Schwiegertochter regelmäßig besucht; manchmal kommt auch ihre Enkelin. Ihr Sohn ist auch ihr gesetzlicher Betreuer. Frau Beckmann hat sich in dem Pflegeheim gut eingelebt und nimmt gerne an den Aktivitäten teil.

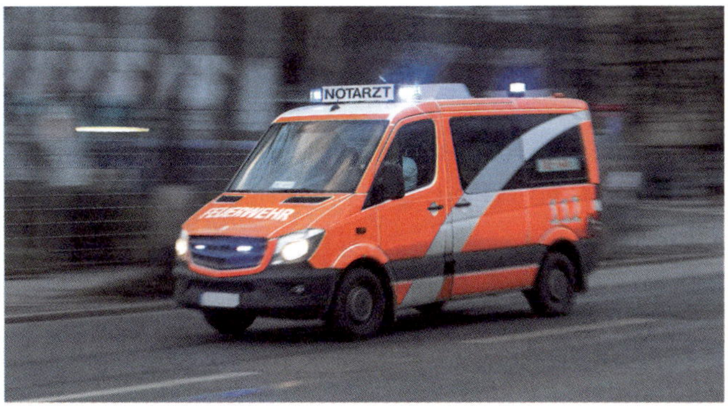

Als der Pflegefachmann Sebastian Wohlers am Rosenmontag das Zimmer von Frau Beckmann betritt, ist diese gar nicht gut drauf. Sie hat sich ihr Kissen in den Rücken gestopft, sodass sie fast aufrecht sitzt. Ihr Atem geht schwer. Beim Ausatmen hört man ein brodelndes Geräusch in den Atemwegen. „Mir geht es heute gar nicht gut," begrüßt sie Herrn Wohlers. „Das sehe ich", antwortet er, „so habe ich Sie morgens noch nie angetroffen. Was ist denn mit Ihnen?" „Ich kriege schlecht Luft", meint Frau Beckmann, „und außerdem schlägt mein Herz so schnell, und dann setzt es wieder aus. Das macht mir richtig Angst."

Sebastian Wohlers fühlt Frau Beckmann den Puls. Der ist sehr schnell und unregelmäßig. Die Messung ergibt eine Schlagzahl-Erhöhung (Tachykardie), nämlich 124 Schläge/Minute.

Auch den Blutdruck misst er gleich anschließend. Der ist zu niedrig: 110/70 mmHg. Das ist erstaunlich, denn bei Frau Beckmann ist ein erhöhter Blutdruck (Hypertonus) bekannt, der mittels Medikamenten bei 140/90 mmHg eingestellt ist.

Sebastian Wohlers beschließt, sich sofort mit der Stationsleitung zu beraten. Das tut er nicht gern, denn die Stationsleiterin Silvia Peters erscheint ihm zu dominant, und er muss sehr darauf achten, seine Eigenständigkeit zu wahren. Aber Frau Beckmanns Gesundheitszustand ist ihm wichtiger als seine Befindlichkeit, möglicherweise handelt es sich ja sogar um einen Notfall!

Nach einem kurzen Gespräch wird entschieden, den Notarzt zu rufen, da der Verdacht auf Vorhofflimmern besteht.

Sebastian Wohlers geht zurück zu Frau Beckmann, um ihr die Entscheidung mitzuteilen. „Frau Beckmann, wir haben eben zu Ihrer Sicherheit den Notarzt gerufen. Der wird Ihnen helfen, dass Sie wieder richtig Luft bekommen und dass das Herz wieder richtig schlägt." „Oje, oje" jammert Frau Beckmann, „mit mir geht es bergab, ich merk das schon lange!" Sebastian Wohlers versucht, sie zu beruhigen. Er bringt Frau Beckmann nochmal aufrechter in die Sitzposition, dann öffnet er das Fenster.

Während sie auf den Notarzt warten, bereitet Sebastian Wohlers Frau Beckmann darauf vor, dass sie eventuell für einige Tage im Krankenhaus bleiben muss. Und er packt Waschzeug und ein wenig Kleidung sowie ihre Medikamente und einen Medikationsplan für das Krankenhaus in ihre Reisetasche.

Der Notarzt trifft mit zwei Rettungssanitätern ein. Er leitet bei Frau Beckmann ein EKG (Elektrokardiogramm) ab und legt ihr einen venösen Zugang. Dann wird Frau Beckmann auf einer Trage zum Notarztwagen transportiert. Auf dem Weg den Flur entlang sieht Frau Beckmann die Luftballons und Luftschlangen, die für die heutige Karnevalsparty aufgehängt sind. Unhörbar murmelt sie: „Schade, schade."

Sebastian Wohlers versucht nun, Frau Beckmanns Sohn zu erreichen, um ihm von der Krankenhauseinweisung seiner Mutter zu berichten.

AUFGABE 1 Erfassen Sie bitte alle Personen der geschilderten Situation (Akteure) und die hierzu gehörenden Pflegephänomene.

Akteur	Phänomen

AUFGABE 2 Versetzen Sie sich in die Rolle von Sebastian Wohlers.
Was könnte ihn möglicherweise daran hindern, die Verschlechterung des Gesundheitszustands von Frau Beckmann sofort zu melden?

AUFGABE 3 Welche Einstellung hilft Sebastian Wohlers, seine Hemmung zu überwinden?

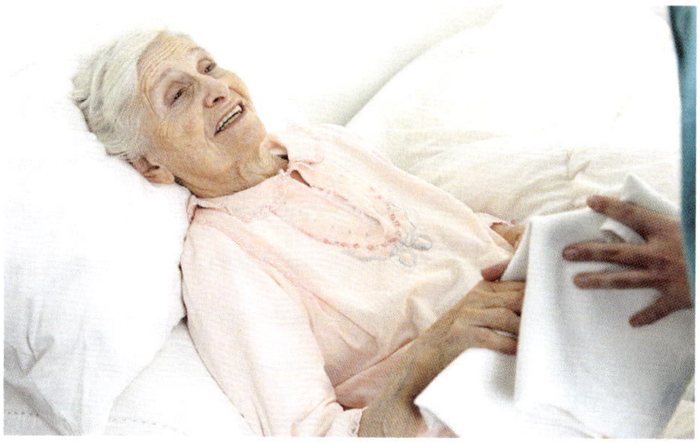

AUFGABE 4 Bewerten Sie das Vorgehen von Sebastian Wohlers.
1. Beschreiben Sie die Reihenfolge seiner Maßnahmen.
2. War das Vorgehen richtig?

AUFGABE 5 Welche Nummer wählen Sie, um einen Notruf abzusetzen?

110	
112	
116117	

AUFGABE 6 Beschreiben Sie die Symptome/Pflegephänomene, die Sebastian Wohlers bei Frau Beckmann wahrnimmt.

AUFGABE 7 Begründen Sie, warum die Diagnose „Vorhofflimmern“ wahrscheinlich ist.

____

____

____

____

____

AUFGABE 8 Im EKG von Frau Beckmann ist kein regelmäßiger Rhythmus mehr zu erkennen, man spricht von einer „Absoluten Arrhythmie“. Was ist die häufigste Ursache für die Absolute Arrhythmie?

____

AUFGABE 9 Beschreiben Sie die Veränderungen am Herzmuskel bei Vorhofflimmern.

____

____

____

____

AUFGABE 10 Sebastian Wohlers überlegt, was er über die elektrische Erregung des Herzens weiß.

a) Wie entsteht der elektrische Impuls für die Erregung des Herzmuskels? Vervollständigen Sie den Text mit den Begriffen aus dem Kasten. Vorsicht: Nur fünf davon sind korrekt!

elektrisch **elektrische** **autonom** **Steuerung** **Nerven** **Gehirn**
Nervensysteme **Herz** **Herzklappen** **Bauchfell** **Weiterleitung**

Der ____________ Impuls entsteht im Herzen selbst. Das Herz arbeitet ____________, es braucht keine ____________ durch ____________ oder durch das ____________.

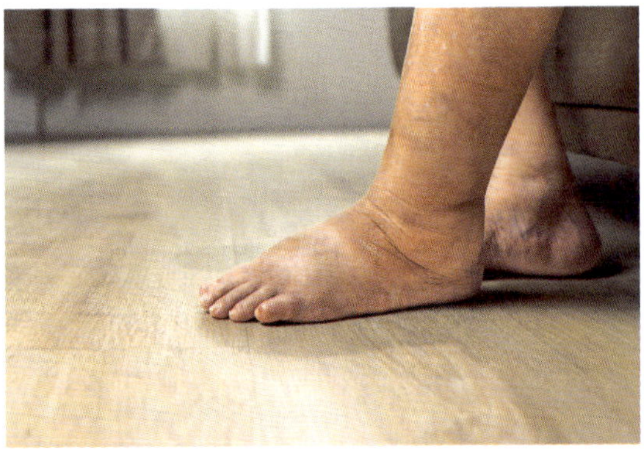

Bild 1: Ödeme (Wassereinlagerungen) in den Beinen können Zeichen einer Herzinsuffizienz sein.

b) Beschriften Sie die Abbildung des Reizleitungssystems des Herzens.

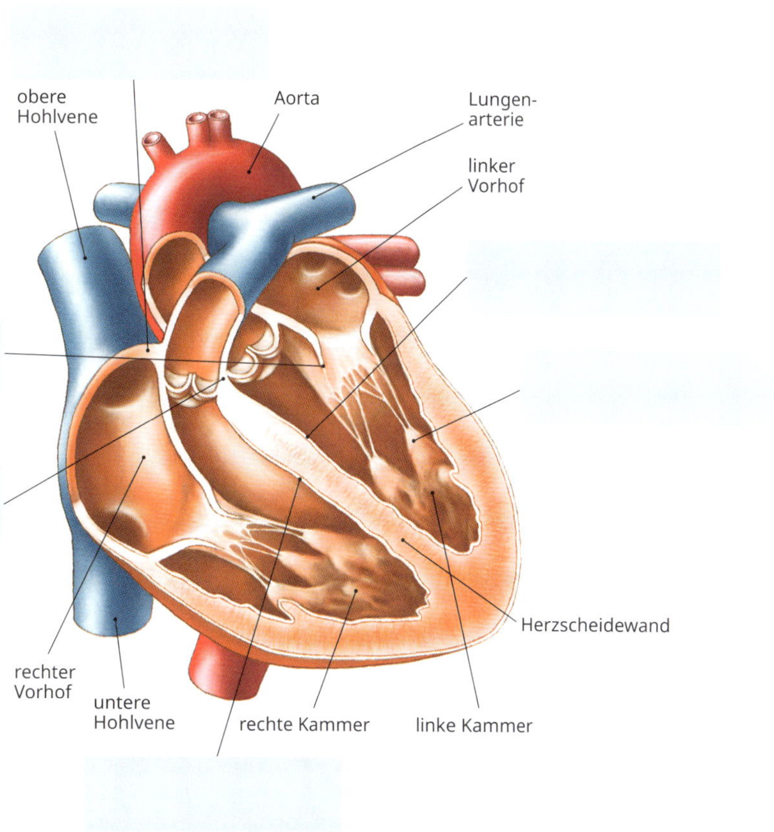

c) Bringen Sie die Etappen der Erregungsbildung und der Reizleitung am Herzen in die richtige Reihenfolge, indem sie die Zahlen von 1–6 den Begriffen zuordnen:

gesamter Herzmuskel	
His- Bündel	
Purkinje-Fasern	
AV-Knoten	
Sinusknoten	
Tawara-Schenkel	

AUFGABE 11 Sebastian Wohlers berichtet der Stationsleitung über die ausgeprägte Dyspnoe bei Frau Beckmann. Welche Ursachen kommen generell NICHT für eine Dyspnoe infrage?

Lungenembolie, Herzinsuffizienz, ____________________, Asthma,

________________________, Pneumonie, Atemwegsinfekt, ______________,

Pneumothorax

AUFGABE 12 Erklären Sie, wie sich das Vorhofflimmern auf die Herztätigkeit auswirkt und welche Komplikationen daraus entstehen können.

AUFGABE 13 Sebastian Wohlers fragt den Notarzt, woran er das Vorhofflimmern erkennt.

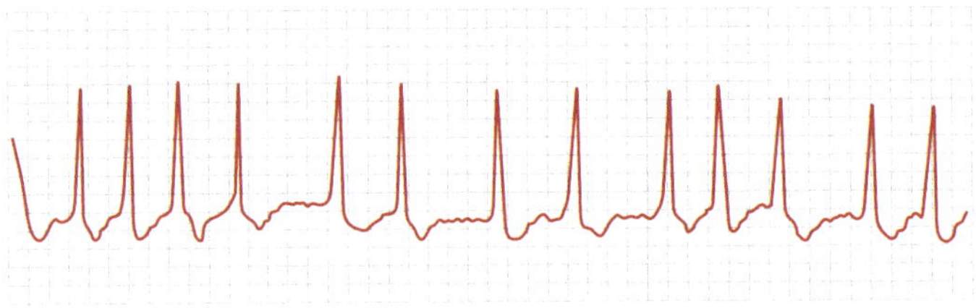

Vorhofflimmern

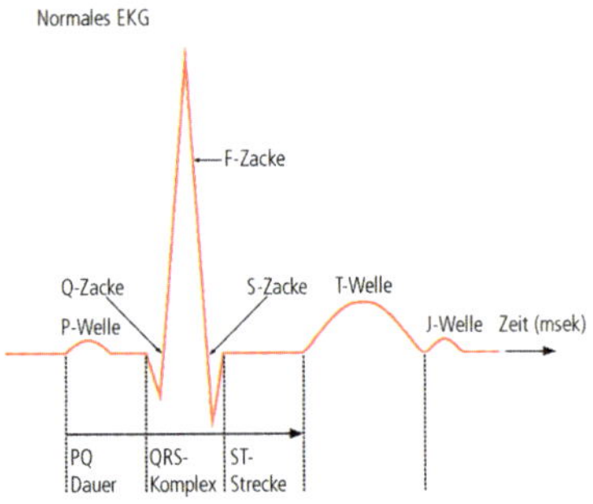

Benennen Sie zwei typische EKG-Veränderungen bei Vorhofflimmern.

1. Erregung der Vorhöfe:

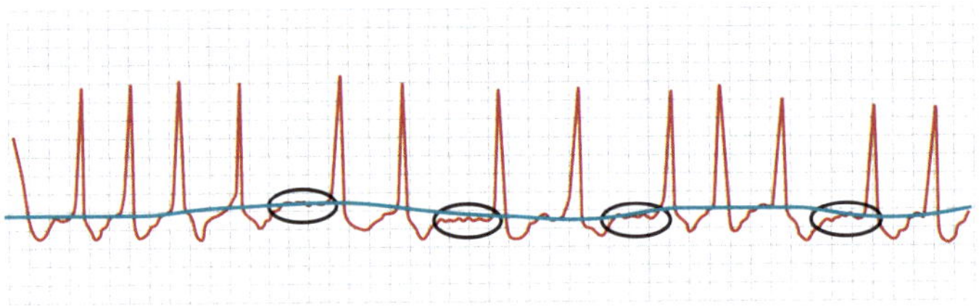

2. Erregung der Kammern:

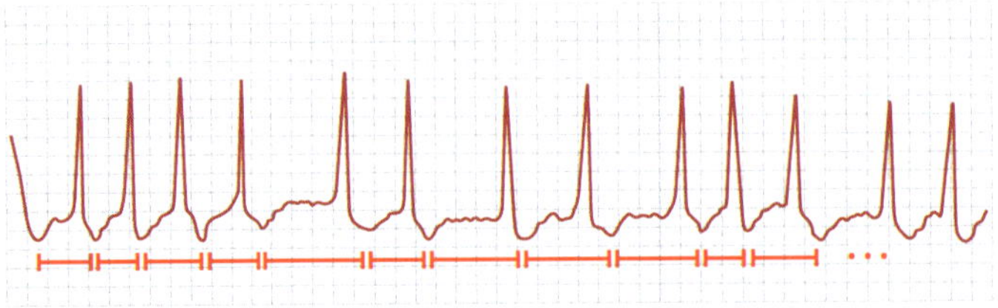

AUFGABE 14 Nennen Sie zwei Ursachen für Frau Wohlers Herzrasen (Tachykardie).

____

____

____

AUFGABE 15 Begründen Sie die Maßnahmen zur Lagerung und Patientenbetreuung, die Sebastian Wohlers getroffen hat.

Hochlagerung des Oberkörpers (Sitzen):

____

Fenster öffnen:

____

Beruhigen:

____

____

____

MERKE

Die Hochlagerung des Oberkörpers erleichtert die Atmung und ist bei einer Dyspnoe – unabhängig von der Ursache immer angezeigt.

AUFGABE 16 Der Notarzt untersucht Frau Beckmann und leitet ein EKG ab. Dabei fällt der Ausdruck „Pulsdefizit". Füllen Sie den Lückentext mit folgenden Begriffen aus:

elektrischen **getasteten** **kreislaufwirksam** **Differenz** **Herz**

Das Pulsdefizit ist die Differenz zwischen der ______________ Herzfrequenz im EKG und der ______________ Pulsfrequenz z. B. am Handgelenk. Sie ist ein Zeichen dafür, dass das __________ nicht ________________ arbeitet.

PRAXISTIPP

Bei einem unregelmäßigen Puls wird die Pulsfrequenz eine Minute lang gemessen und nicht wie sonst 15 Sekunden.

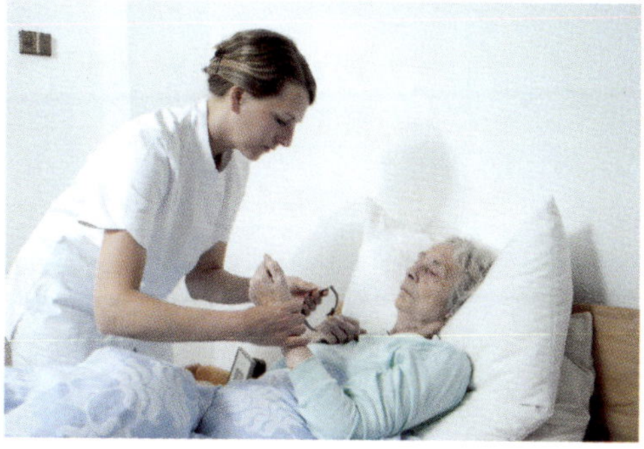

AUFGABE 17 Sebastian Wohlers kann Herrn Beckmann, den Sohn von Frau Beckmann, telefonisch nicht erreichen. Einige Stunden später erscheint Herr Beckmann persönlich, um seine Mutter zu besuchen und stellt fest, dass sie nicht in ihrem Zimmer ist. Aufgeregt sucht er Herrn Wohlers auf und sagt:

Herr Beckmann (HB): Was ist denn hier los, wo ist meine Mutter?

Sebastian Wohlers (SW): Herr Beckmann, ich habe seit heute Morgen versucht, Sie telefonisch zu erreichen. Ihre Mutter musste notfallmäßig ins Krankenhaus gebracht werden.

HB: Was hatte sie denn? Sie war doch gestern noch ganz gesund.

SW: Das stimmt, gestern war ihr Zustand unauffällig. Aber heute Morgen hatte sie starkes Herzrasen und Luftnot. Wir haben den Notarzt geholt.

HB: Notarzt, Krankenhaus – das geht nicht einfach so. Da müssen Sie mich vorher fragen, ich bin der Betreuer.

Überlegen Sie, wie Sebastian Wohlers antworten soll.

AUFGABE 18 Erklären Sie anhand der Information aus dem Gesetzestext, was man unter einem gesetzlichen Betreuer versteht. Wie wird ein Betreuer bestellt, und welche Rechte hat er bezüglich der betreuten Person?

§

§ 1896 BGB (Bürgerliches Gesetzbuch)
(1) Kann ein Volljähriger aufgrund einer psychischen Krankheit oder einer körperlichen, geistigen oder seelischen Behinderung seine Angelegenheiten ganz oder teilweise nicht besorgen, so bestellt das Betreuungsgericht auf seinen Antrag oder von Amts wegen für ihn einen Betreuer.

AUFGABE 19 Neben der gesetzlichen Betreuung gibt es im Rahmen der Fürsorge für Patientinnen und Patienten noch die Begriffe Vorsorgevollmacht und die Patientenverfügung. Erklären Sie diese drei Begriffe.

Betreuung: ____

____

Vorsorgevollmacht: ____

____

____

____

Patientenverfügung: ____

____

____

AUFGABE 20 Ordnen Sie den Begriffen in der linken Spalte die passenden Begriffe in der rechten Spalte zu.

Herzmuskel ○	○ Dyspnoe
Herzrasen ○	○ Atrium
Atemnot ○	○ Hypotonie
Niedriger Blutdruck ○	○ absolute Arrhythmie
Vorhof ○	○ Ventrikel
Kammer ○	○ Myokard
Vorhofflimmern ○	○ Apoplex
Lungenentzündung ○	○ Tachykardie
Schlaganfall ○	○ Pneumonie

Praxisfall

CE 07 Rehabilitatives Pflegehandeln im interprofessionellen Team
Kompetenzbereiche I, II, IV und V

Inhalte

- Pfeiffersches Drüsenfieber
- rheumatische Erkrankungen
- Allergie
- Autoimmunerkrankung
- psychosomatische Erkrankung
- Krankheitsgewinn
- Ressourcen
- besondere Situation des Jugendalters
- Kinder- und Jugendarzt

Lernsituation

Eine ungeklärte Situation

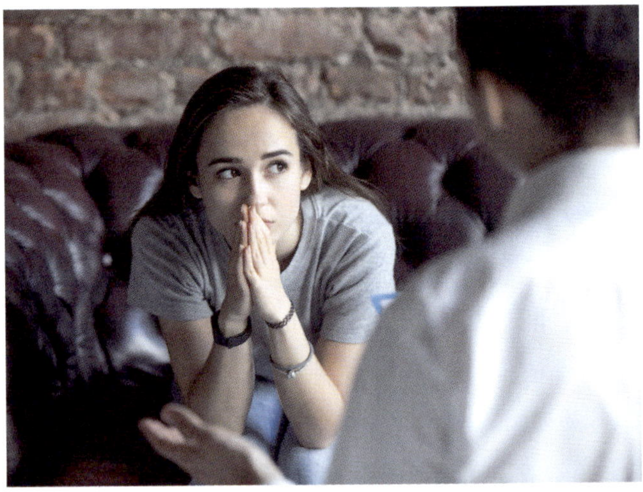

Die 17-jährige Charlotte ist seit einer Woche stationär in der Rheuma-Klinik St. Leodegar im Taunus. Morgen soll sie nach Hause zurückkehren. Vorher steht ein Beratungsgespräch mit der Pflegefachfrau Annette Küppers an. Diese ist 50 Jahre alt, Mutter von drei Kindern und seit 10 Jahren in der Rheuma-Klinik beschäftigt. Sie ist für die Patientengruppe der Jugendlichen zuständig. Die Klinik legt Wert darauf, dass diese Altersgruppe eigens angesprochen und nicht den Kindern oder den Erwachsenen zugeordnet wird.

Annette Küppers leitet Seminare, in denen sie den Jugendlichen deren Krankheit erklärt. Nun bittet Annette Küppers Charlotte in ihr Büro. Beide nehmen auf bequemen Stühlen Platz. Zu Beginn des Gespräches gehen sie noch einmal die Vorgeschichte von Charlottes Erkrankung durch:

Vor einem Jahr bekam Charlotte Pfeifferschen Drüsenfieber. Die Krankheit verlief sehr heftig; Charlotte fehlte deshalb drei Wochen in der Schule. Danach hatte sie sich zunächst wohl gefühlt, aber dann traten periodisch immer wieder Beschwerden auf: ein Schmetterlingserythem im Gesicht, ein Hautausschlag an verschiedenen Körperpartien, Schwellungen an Händen und Füßen, manchmal auch Atemnot und ein starkes Krankheitsgefühl.

Ihr Kinderarzt konnte aufgrund widersprüchlicher Befunde zu keiner Diagnose kommen. Möglicherweise hatte Charlotte – als Folge des Pfeifferschen Drüsenfiebers oder unabhängig davon – Rheuma. Das sollte in der Klinik abgeklärt werden. Die Verdachtsdiagnose Rheuma bestätigte sich aber nicht. Die einzige Therapieempfehlung war, bei Bedarf Kortison oder Paracetamol einzunehmen.

Annette Küppers: „Charlotte, morgen geht es nach Hause. Wie war die Woche für dich?"

Charlotte: „Ganz gut. Neben den Untersuchungen gab es noch viel Zeit. Da konnte ich mich mit anderen Jugendlichen unterhalten. Ich habe auch gesehen, dass es manchen noch viel schlechter geht als mir."

Annette Küppers: „Wie geht es denn bei dir weiter?"

Charlotte: „Das ist es eben, was ich nicht weiß." Und sie ergänzt: „Ich will nicht immer krank sein. Ich habe keine Lust auf weitere Untersuchungen, ich will einfach normal leben."

Annette Küppers: „Und was heißt ‚normal' für dich?"

Charlotte: „Mich mit Freunden treffen, tanzen gehen. Außerdem muss ich ganz viel fürs Abi tun, damit ich gute Noten bekomme."

Charlottes Mutter, Frau Schönfeld, kommt hinzu und sagt: „Ich komme gerade von Dr. Eckers, dem Stationsarzt. Was soll ich sagen – eine Woche ist Charlotte nun hier und sie haben nichts gefunden, nichts!"

Annette Küppers: „Ich kann Ihren Ärger gut verstehen, aber leider gibt es Situationen, die nicht so leicht geklärt werden können. Ich wünsche Ihnen, dass die Ursache gefunden wird oder dass Charlottes Beschwerden von allein verschwinden. Aber Sie können etwas für Charlotte tun: ihre Ressourcen stärken."

Am Abend berichtet Frau Schönfeld ihrem Mann von dem Gespräch. Sein Kommentar ist kurz:

„Also, wenn Du mich fragst – das ist alles psychisch. Und du hängst dich da viel zu sehr rein. Immer dreht sich alles um Charlotte. Die muss mit ihren Beschwerden allein fertig werden. Lass mal die Charlotte ihr Ding machen, für mich braucht sie kein Einser-Abitur."

AUFGABE 1 Erfassen Sie bitte alle Personen der geschilderten Situation (Akteure) und die hierzu gehörenden Pflegephänomene

Akteur	Phänomen

Aufgabe 2 Erinnern Sie sich an Ihre Gedanken und Gefühle mit 17 Jahren. Wie wären Sie mit einer chronischen Erkrankung umgegangen?

Aufgabe 3 Welche Erfahrungen bringt Annette Küppers für die Betreuung von jugendlichen Patienten mit?

Aufgabe 4 1. Die Klinik St. Leodegar hat eine eigene Station für Jugendliche eingerichtet. Was sind die besonderen Bedürfnisse von Jugendlichen?

2. Wie wird diesen Bedürfnissen in unserem Gesundheitssystem Rechnung getragen?

Aufgabe 5 Für welche Altersgruppe ist der Kinder- und Jugendarzt zuständig?

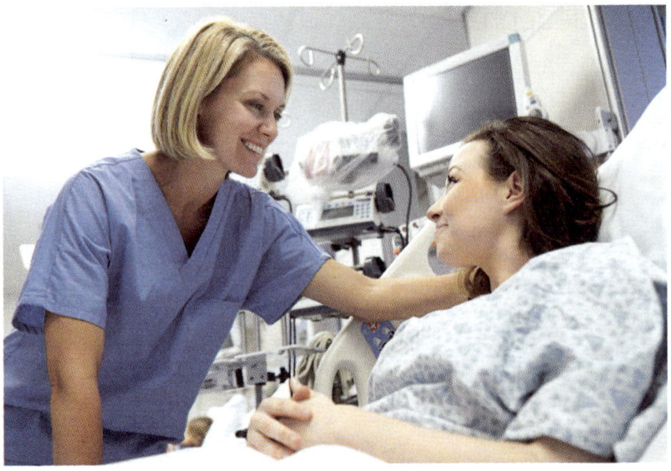

AUFGABE 6 Wie werden in anderen Zusammenhängen Altersgrenzen für Jugendliche gesetzt?

Rechte	Altersspanne
beschränkte Geschäftsfähigkeit	
Jugendstrafrecht	
Jugendarbeitsschutzuntersuchung	
Jugendgesundheitsuntersuchung 1	
Jugendgesundheitsuntersuchung 2	

AUFGABE 7 Untersuchungen und Therapien nehmen einen großen Raum in Charlottes Leben ein. Aufgrund ihrer Krankheit wird Charlotte oft von ihrer Mutter begleitet. Wie wirkt sich diese Situation auf Charlottes Entwicklung aus?

AUFGABE 8 Wie beurteilen Sie Charlottes Beziehung zu ihrem Kinderarzt? Welche Personen könnten in Zukunft Charlotte in Fragen der Gesundheit beraten?

Aufgabe 9 Frau Küppers nimmt einen unterschwelligen Konflikt zwischen Charlotte und ihrer Mutter wahr. Charlotte möchte sich aus der Krankheitssituation befreien, ihre Mutter möchte der Krankheit aufgrund einer korrekten Diagnose mit einer entsprechenden Therapie begegnen. Darf Charlotte im Alter von 17 Jahren allein über medizinische Maßnahmen entscheiden?

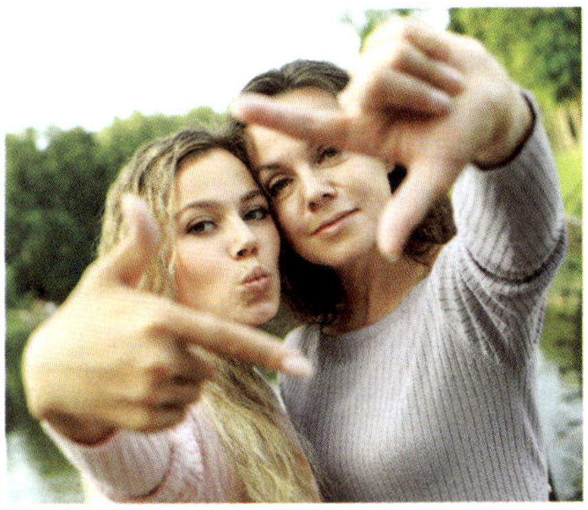

§ Für die Einwilligungsfähigkeit gibt es keine feste Altersgrenze. Allerdings geht die Rechtsprechung davon aus, dass unterhalb von 14 Jahren nicht die nötige Einsichtsfähigkeit gegeben ist. Bei der Behandlung von 14- bis 18-jährigen muss der Grad ihrer Einsichtsfähigkeit und die Schwere des beabsichtigten Eingriffes abgewogen werden.

Aufgabe 10 Wenn man eine Krankheit unter psychologischen Gesichtspunkten betrachtet, spricht man vom „Krankheitsgewinn". Welchen Krankheitsgewinn könnte Charlotte haben, und welchen Gewinn hat möglicherweise Frau Schönfeld?

PRAXISTIPP

Die Frage nach dem Krankheitsgewinn soll nicht die körperlichen Beschwerden verharmlosen. Sie hilft, die Bedeutung der Krankheit im Leben des Erkrankten besser zu verstehen. Dabei handelt es sich oft um Zusammenhänge, die dem Kranken nicht bewusst sind.

AUFGABE 11 Welche Ressourcen hat Charlotte, um besser mit ihrer Situation fertig zu werden?

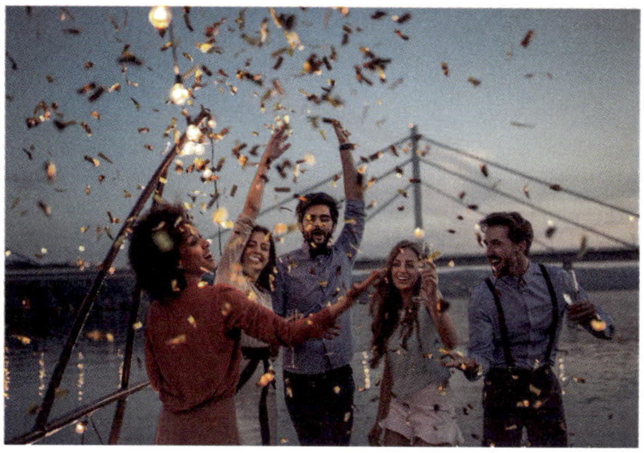

AUFGABE 12 Welche Rolle spielt Herr Schönfeld?

AUFGABE 13 Was wissen Sie über das Pfeiffersche Drüsenfieber? Bitte ergänzen Sie die Checkliste.

Checkliste Pfeiffersches Drüsenfieber	
Erreger	
Übertragung	
Inkubationszeit	
Symptome	
Krankheitsverlauf	
häufig betroffen	
andere Bezeichnung	

Aufgabe 14 Überlegen Sie, wie das Pfeiffersche Drüsenfieber und Rheuma zusammenhängen könnten.

____

____

____

____

____

____

____

____

Autoimmunerkrankungen nach Infektionen
Infektionen können Autoimmunkrankheiten hervorrufen. Nach einem Streptokokkeninfekt besteht das Risiko einer chronischen Glomerulonephritis. Auch dem Auftreten von Diabetes Typ I geht oft ein Infekt voraus. Ebenso wird Long Covid als Autoimmunreaktion verstanden. Das Epstein-Barr-Virus ruft häufig Autoimmunreaktionen hervor.

Aufgabe 15 Orientieren Sie sich über den Formenkreis der rheumatischen Erkrankungen. Geben Sie Beispiele für die einzelnen Untergruppen.

Rheumatischer Formenkreis	
Untergruppe	**Beispiel**
entzündlich-rheumatische Erkrankungen (Autoimmunerkrankungen)	
degenerative rheumatische Erkrankungen	
Stoffwechselstörungen mit rheumatischen Beschwerden	
rheumatische nicht-entzündliche Erkrankungen der Weichteile	

MERKE

Rheuma ist eine Krankheit mit vielen Gesichtern, ist aber immer mit chronischen Entzündungsprozessen verbunden. Die Diagnostik stützt sich auf die Symptome, den Krankheitsverlauf und Laboruntersuchungen.

Aufgabe 16 Die Klinik St. Leodegar hat Charlotte zwei Medikamente vorgeschlagen, die sie bei Bedarf nehmen kann, um ihre Beschwerden zu lindern. Frau Schönfeld möchte eine Behandlung, die die Ursache von Charlottes Beschwerden beseitigt. Suchen Sie dazu die Fachbegriffe:

Eine Therapie, die nur Beschwerden lindert, heißt:

____

Eine Therapie, die an der Ursache einer Krankheit ansetzt, heißt:

AUFGABE 17 Da bei Charlotte keine rheumatische Erkrankung diagnostiziert werden konnte, wurde diskutiert, ob es sich um eine Allergie handeln könnte. Charlotte war verwirrt: „Rheuma – Allergie, das klingt alles so ähnlich. Wo soll da der Unterschied sein?" Helfen Sie Charlotte mit einer einfachen Erklärung.

AUFGABE 18 Charlottes Vater sagt: „Also, wenn du mich fragst – das ist alles psychisch!" Heißt das, dass Charlotte eigentlich gar keine Symptome hat und sich ihre Erkrankung einbildet?

AUFGABE 19 Der Zusammenhang zwischen psychischen Befindlichkeiten und Symptomen der Haut ist dem Volksmund längst bekannt. Suchen Sie Beispiele für Redewendungen, in denen dies zum Ausdruck kommt.

Praxisfall

CE 07 Rehabilitatives Pflegehandeln im interprofessionellen Team
Kompetenzbereiche I, II, III, IV

Inhalte

- Schädel-Hirn-Trauma (SHT)
- neurologische Rehabilitation
- interprofessionelle Pflege
- Pflegegrade/Einstufung in Pflegegrade
- Leistungen der Pflegeversicherung
- Pflegeplanung

Lernsituation

Fehlender Lebenswille bei Herrn Schulze

Pflegefachfrau Kerstin Krug befindet sich auf ihrer Morgenrunde des ambulanten Pflegedienstes „Florence Nightingale". Ihr Telefon klingelt und Frau Schulze (67 Jahre) ruft ganz aufgeregt an: „Frau Krug, bitte kommen Sie ganz schnell! Mein Mann ist gestürzt, er bewegt sich nicht und reagiert nicht richtig!" Sie könne ihn allein auch nicht aufheben. Außerdem habe sie sehr große Angst, da ihr Mann erst vor einem Jahr einen Schlaganfall (Apoplex) erlitten habe und seitdem auf Hilfe durch andere angewiesen ist. Kerstin Krug weiß bereits, dass Herr Schulze (71 Jahre) Pflegegrad 2 hat.

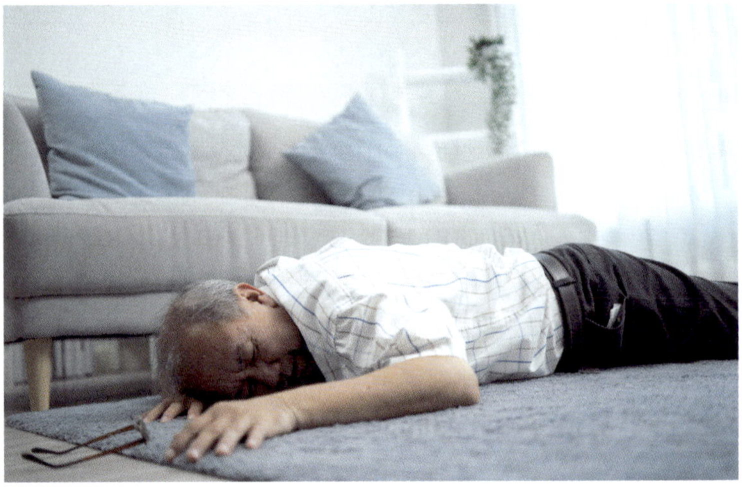

Die Pflegefachfrau macht sich direkt auf den Weg zu Ehepaar Schulze, nachdem sie die jetzt eigentlich zu besuchenden Klienten auf einen späteren Zeitpunkt verschoben hat. Als Kerstin Krug am Haus der Schulzes eintrifft, steht Frau Schulze bereits ganz aufgeregt an der Tür. Herr Schulze reagiert nicht auf Ansprechen und Kerstin Krug erkennt eine Blutung an seinem Kopf. Sofort ruft sie den Rettungswagen unter der Nummer 112. Da der Herzschlag noch tastbar und die Atemkontrolle positiv ist, bringt sie Herrn Schulze in die stabile Seitenlage. Weil Herr Schulze Diabetes mellitus Typ 2 hat, misst Kerstin Krug noch vor dem Eintreffen des Notarztes dessen Blutzucker, der sich aber im Normbereich befindet.

Der eintreffende Notarzt nimmt die Informationen von der Pflegefachfrau entgegen und Herr Schulze wird ins Krankenhaus eingeliefert. Dort wird ein Schädel-Hirn-Trauma (SHT) Grad 3 mit einer Hirnblutung diagnostiziert. Nach 3 Wochen im Krankenhaus wird Herr Schulze in eine Rehabilitationsklinik (Reha-Klinik) verlegt, aus der er nach 6 Wochen nach Hause entlassen wird.

Jetzt, 3 Monate nach dem Sturz, kommt Kerstin Krug zum ersten Mal wieder zu Herrn und Frau Schulze. Frau Schulze wirkt bedrückt, sodass die Pflegefachfrau sofort nachfragt, wie es ihrem Mann ginge und wie es ihr selbst seit dessen Entlassung aus der Reha-Klinik ergangen ist.

Frau Schulze erzählt:

„Es ist alles so schwer geworden. Mein Mann ist nicht mehr der alte. Er ist jeden Tag traurig, lustlos und zu nichts zu motivieren. Wenn ich ihn doch einmal zu einem Spaziergang überreden kann, geht das nur mit Rollstuhl und er meckert die gesamte Zeit nur rum. Wir sind dann immer sehr schnell wieder zu Hause. Die Pflege meines Mannes, vor allem die Körperpflege und das Ins-Bett-Bringen, strengen mich sehr an.

Wenn er in der Wohnung rumläuft, habe ich immer Angst, dass er wieder stürzt, sodass ich ihn ungern alleine zu Hause lasse, um einkaufen zu gehen oder mich mit unseren Kindern und Enkeln zu treffen. Der Pflegedienst kommt ja nur zum Blutzucker-Messen und Insulin-Spritzen, mehr ist ja mit Pflegegrad 2 fast nicht drin. Dann sagt mein Mann noch, dass er das alles nicht mehr will und ich mir einen anderen suchen soll, einen, der mir nicht zur Last fällt. Das tut mir weh, wir sind doch seit 31 Jahren glücklich verheiratet. Ja, er kann nicht mehr richtig laufen, er ist immer müde, kann sich kaum konzentrieren und hat immer diese immensen Kopfschmerzen. Aber deswegen will ich meinen Mann doch nicht loswerden!"

Kerstin Krug geht zu Herrn Schulze, misst seinen Blutzucker und verabreicht ihm das Insulin subkutan (s. c.) entsprechend der ärztlichen Anordnung. Während der ganzen Zeit spricht Herr Schulze kein Wort und bleibt auf seinem Bett liegen. Kurz vor der Insulin-Injektion meint er plötzlich: „Spritzen Sie ruhig alles, was im Stick ist, dann hat das alles hier ein Ende. Ich will nicht mehr."

Aufgabe 1 Erfassen Sie bitte alle Akteure und die hierzu gehörenden Pflegephänomene.

Akteure	Pflegephänomene

Akteure	Pflegephänomene

AUFGABE 2 Beschreiben Sie Ihre Gefühle beim Lesen der Fallsituation.

AUFGABE 3 Wiederholen Sie die Erste-Hilfe-Maßnahmen beim Auffinden einer bewusstlosen Person.

AUFGABE 4 Haben Sie bereits Erfahrungen mit Menschen nach schwerem Schädel-Hirn-Trauma, Apoplex oder Depression gemacht? Beschreiben Sie Ihre Gefühle und Gedanken in diesen erlebten Situationen.

AUFGABE 5 Herr Schulze hat ein Schädel-Hirn-Trauma (SHT) Grad 3.

a) Was bedeutet „SHT Grad 3"?

b) Nennen Sie mögliche Spätfolgen des SHT Grad 3.

c) Mit welchem Instrument kann der Schweregrad des SHT eingeschätzt werden?

Glasgow-Koma-Skala (GKS oder englisch GCS)

Öffnen der Augen	verbale Äußerung	motorische Reaktion
spontan 4	spricht, ist orientiert 5	entsprechend der Aufforderung 6
bei gezielter Ansprache 3	unkoordiniert, wirr 4	gerichtete Bewegung bei Schmerzreiz 5
bei Schmerzreizen 2	unangemessene Einzelworte 3	ungerichtete Bewegung bei Schmerzreiz 4
Augen bleiben geschlossen 1	unverständliche Laute 2	Beugen bei Schmerz 3
	keine 1	Strecken bei Schmerz 2
		keine 1

d) Welche Punktezahl zeichnen ein leichtes, mittleres und schweres SHT aus? Bitte ergänzen Sie die folgende Tabelle.

Einteilung der Schweregrade eines Schädel-Hirn-Traumas (SHT)

	Grad	Punktzahl
leichtes SHT	1	
mittelschweres SHT	2	
schweres SHT	3	

AUFGABE 6 Was sind die Hirndruckzeichen?

Aufgabe 7 Herr Schulze und seine Frau haben Angst, dass er wieder stürzen könnte und sich das Ereignis eines Schädel-Hirn-Traumas wiederholt. Pflegefachfrau Kerstin Krug möchte mit den beiden ein Informationsgespräch führen, wie sie einen Sturz vermeiden können. Was für sturzprophylaktische Maßnahmen kann Kerstin Krug empfehlen?

Aufgabe 8 Bei der Betreuung von Herrn Schulze in der Häuslichkeit sind mehrere Pflegefachkräfte des ambulanten Pflegedienstes beschäftigt. Jede Pflegekraft empfindet die Depression und den damit einhergehenden sozialen Rückzug Herrn Schulzes anders und geht – jeweils nach eigener Einstellung – damit um. Pflegefachmann Christian Paul berichtete seiner Kollegin einmal, dass er mit dem „Gejammer" des Ehepaars Schulze nicht klarkomme und dass er zum Teil sehr ungehalten reagiert habe.

a) Wie können unterschiedliche pflegerische Herangehensweisen analysiert und ggf. angepasst werden, damit die Betreuung von Pflegebedürftigen und deren Bezugspersonen einheitlich ist und gut gelingen kann?

b) Was sind Ziele dieser Methode?

AUFGABE 9 Nach seinem Krankenhausaufenthalt war Herr Schulze zur stationären Reha. In seinem Fall handelte es sich um eine neurologische Rehabilitation.

a) Was sind Ziele der neurologischen Reha?

b) Was gehört NICHT zu den Aufgaben von Pflegekräften im Prozess der neurologischen Reha? Mehrere Antworten sind richtig. Bitte kreuzen Sie an.

eine therapeutischen Beziehung zum Patienten und zu dessen Bezugspersonen aufbauen und weiterentwickeln	
Ressourcen des Patienten und seines sozialen Umfeldes erkennen und fördern	
Angehörige kontrollieren	
gemeinsam Rehabilitationsziele festlegen	
Patienten zur Selbsthilfe anleiten	
Bei der Bewältigung von Alltagsproblemen unterstützen	
eine Koordinations- und Schnittstelle für alle Personen des interdisziplinären Teams bilden	
dem Patienten so viel wie möglich abnehmen	

c) Welche Berufsgruppen gehören zum interdisziplinären Team in der neurologischen Reha?

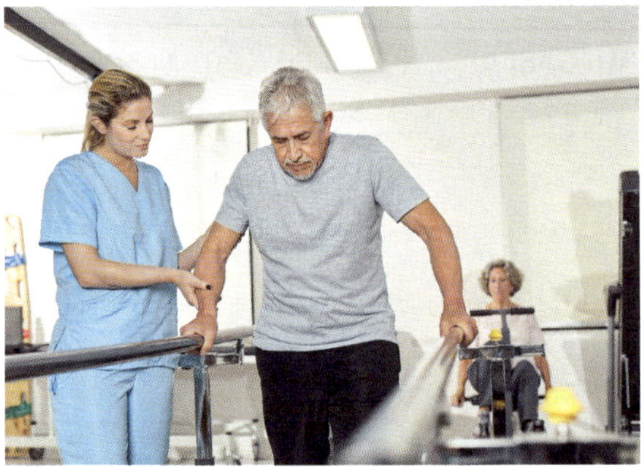

d) Ordnen Sie die einzelnen Leitgedanken der neurologischen Reha dem jeweiligen Therapieziel bzw. den möglichen Folgen zu.

Leitgedanke	Ziel/Folge
Patienten nicht überfordern ○	○ Therapie-Compliance wird erhöht
gemeinsam mit den Patienten und Bezugspersonen Ziele und Unterstützungsmöglichkeiten erarbeiten ○	○ ansonsten: Gefahr der Resignation, Frustration und Aggression
Patienten nicht unterfordern ○	○ sind weniger hilflos, können selbst etwas tun → können so 1. die Betroffenen in der Häuslichkeit besser unterstützen und 2. sich selbst entlasten
Einsatz verschiedener therapeutischer Konzepte ○	○ ansonsten: Gefahr der Passivität und Resignation
Einbeziehung der Bezugspersonen in den Anleitungsprozess ○	○ Erzielung bestmöglicher Reha-Ergebnisse

AUFGABE 10 Es gibt typische Probleme und Konflikte im Kontext der neurologischen Rehabilitation im interdisziplinären Team. Was sind mögliche Lösungen? Bitte füllen Sie die Tabelle aus.

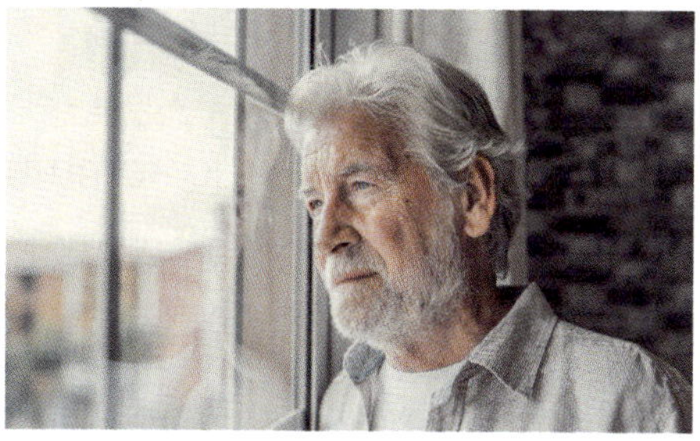

Problem/Konflikt	Mögliche Lösung
unterschiedliche Prioritäten setzen (z. B. nur das eigene Fachgebiet im Blick haben)	
unterschiedliche Arbeitsstile, keine gemeinsamen Absprachen	
kein Arbeiten nach festgelegtem Pflege- und Betreuungsplan	
kein einheitliches Vorgehen bei der Umsetzung der verschiedenen Pflegehandlungen am Patienten	
keine Übergabe an das nachfolgende Teammitglied, unzureichende Dokumentation	
keine Evaluation der durchgeführten Maßnahmen	
Ziele nicht mit Patienten und Bezugspersonen besprochen	

AUFGABE 11 Herr Schulze hat aktuell Pflegegrad 2. Nach Einschätzung der Pflegefachfrau Kerstin Krug steht ihm aber ein höherer Pflegegrad zu. Sie bespricht sich also deswegen mit ihm und seiner Frau. Nach dem Gespräch stellen sie gemeinsam bei der Pflegekasse einen Antrag auf Höhergruppierung. Einige Wochen später kommt eine Angestellte des Medizinischen Dienstes der Krankenkasse (MDK) zur Begutachtung.

a) Schlüpfen Sie in die Rolle der MDK-Gutachterin. Was würden Sie sich zu den einzelnen Modulen bezüglich Herrn Schulzes körperlicher/psychischer Situation notieren?

Modul		Probleme, von Herrn Schulze wahrgenommen
1	Mobilität **Beispiel**	Gangunsicherheit nach Apoplex; Angst vor erneuten Stürzen, was wiederum die Gangunsicherheit verstärkt

Modul		Probleme, von Herrn Schulze wahrgenommen
2	Kognitive und kommunikative Fähigkeiten	
3	Verhaltensweisen und psychische Probleme	
4	Selbstversorgung (möglich/nicht möglich?)	
5	Umgang mit krankheits-/therapiebedingten Anforderungen und Belastungen	
6	Gestaltung des Alltagslebens, Pflege sozialer Kontakte	

b) Welche der genannten Leistungen der Pflegekasse stehen Frau Schulze und ihrem Mann bei Pflegegrad 2 nicht zu? Bitte kreuzen Sie an. Mehrere Antworten sind richtig.

Bezug von Pflegegeld in Kombination mit Pflegesachleistungen (ambulanter Pflegedienst)	
Pflegehilfsmittel zum Verbrauch	
Erholungsurlaub für pflegende Angehörige	
Verhinderungspflege (wenn Frau Schulze als Betreuungsperson ausfällt; auch stundenweise nutzbar)	
Pflegeberatung	
kostenfreies „Essen auf Rädern“	
Schulungen/Pflegekurse für Angehörige zu Pflegetechniken etc.	
behindertengerechte Umbaumaßnahmen im Wohnumfeld	
Tagespflege für Herrn Schulze	
Anschaffung und Unterhalt eines Therapiehundes	

AUFGABE 12 Herr Schulze äußert gegenüber der Pflegefachfrau Kerstin Krug den Wunsch, sterben zu wollen. Sie solle ihm einfach die gesamte Ampulle Insulin spritzen.

a) Darf die Pflegefachkraft dem Wunsch Herrn Schulzes entsprechen und ihm die gesamte Ampulle Insulin spritzen? Begründen Sie.

b) Welche pflegerische Unterstützung kann Herrn Schulze bei seiner Depression hilfreich sein?

Anleiten zur Strukturierung des Alltags mit Einhalten eines festen Rhythmus:

Hier geht es zum Exkurs Recht-sprechung Sterbehilfe in Deutschland

Anleiten zur Selbstständigkeit:

Nahrungs- und Flüssigkeitszufuhr

Geduld und Verständnis

Weitere Maßnahmen:

Praxisfall

CE 08 Menschen in kritischen Lebenssituationen und in der letzten Lebensphase begleiten
Kompetenzbereich I, II, IV, V

Inhalte

- Akute lymphatische Leukämie
- Umkehrisolation
- Pflege bei Chemotherapie
- Pflegeplanung
- Pflegephänomen: Trauer
- Trauermodell von Verena Kast
- Trauerrituale in unterschiedlichen Kulturen
- EACH-Charta
- Umgang mit Zytostatika

Lernsituation

Eine tückische Erkrankung

Die knapp dreijährige Lea Arnold war vor zwei Jahren an Leukämie (ALL; akute, lymphatische Leukämie) erkrankt, doch die Krebstherapie hatte gut angeschlagen. Ein Jahr lang bekam Lea eine chemotherapeutische Dauertherapie, nachdem vor 1,5 Jahren eine anhaltende Remission durch Knochenmarkspunktion (KMP) bestätigt wurde.

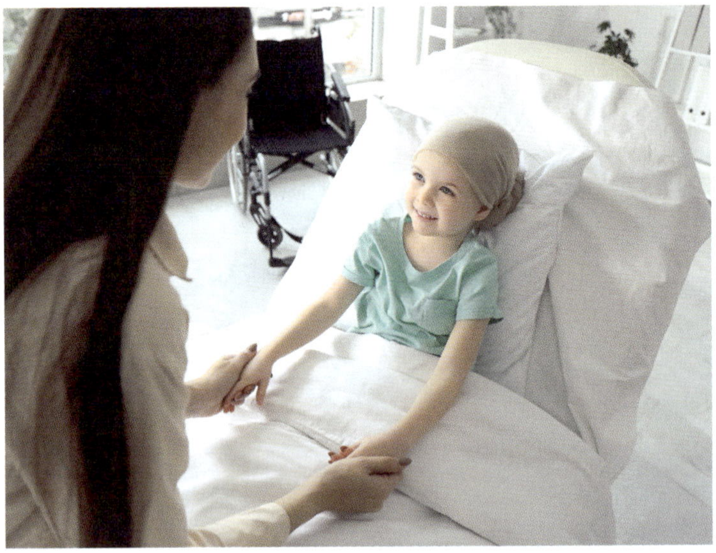

Remission bedeutet, dass keine Krebszellen mehr in ihrem Körper nachweisbar waren.

Vor sechs Tagen wurde sie von ihren Eltern zur Routinekontrolle ins Krankenhaus in die onkologische Kindersprechstunde gebracht. Hier zeigte sich jedoch, dass sich wieder zu viele Leukozyten (Leukozytose) und zu wenig Thrombozyten (Thrombopenie) in Leas Blutbild befanden. Lea wurde mit ihrer Mutter als Begleitperson auf der onkologischen Kinderstation aufgenommen.

Die Diagnostik auf Station ergab: guter Allgemein- und Ernährungszustand, leicht blasse Hautfarbe, mehrere bis 2 cm große Hämatome an den Unterschenkeln und Armen, 2 mm große Erytheme an der Innenseite des linken Oberschenkels. Die Körpertemperatur betrug 37,7 °C.

Nachdem durch weitere Untersuchungen der Rückfall (Rezidiv) bestätigt wurde, überprüften die Ärzte die Funktionsfähigkeit des Hickmann-Katheters (ein zentralvenöser Zugang, der dauerhaft implantiert ist und sowohl für schmerzlose Blutentnahmen als auch für Infusionen benutzt werden kann) und begannen sofort mit einer neuen Chemotherapie und einer antibiotischen Therapie, um mögliche bakterielle Infektionen zu vermeiden.

INFO

Die akute lymphoblastische Leukämie (ALL), auch akute lymphatische Leukämie genannt , ist eine bösartige Erkrankung des blutbildenden Systems. Charakteristisch ist die Überproduktion unreifer weißer Blutzellen, hierdurch kommt es zur Verdrängung von gesunden Leukozyten, von Erythrozyten und von Thrombozyten.

Die Folge sind Anämie, Infektionsneigung und erhöhte Blutungsneigung. Unbehandelt führt die ALL in der Regel rasch zum Tod.

Bis zum dritten Tag des stationären Aufenthaltes ging es Lea recht gut, und ihre Mutter konnte die Pflege weitgehend allein übernehmen. Lea war trotz des Krankenhausaufenthalts fröhlich, spielte mit ihrer Mutter und freute sich, bald wieder nach Hause zu kommen. Am vierten Tag kam es zu wiederholtem blutigem Erbrechen, was Lea und ihrer Mutter Angst machte. Lea wurde auf die Intensivstation verlegt und bekam verschiedene Transfusionen sowie Konakion® gegen die Blutungsneigung. Unter der eingeleiteten Therapie kam es immer wieder zu ansteigenden Leukozytenwerten. Eine Austauschtransfusion wurde im Einvernehmen der Ärzte und der Eltern aufgrund der Vorerkrankungen von Lea nicht durchgeführt.

Am Tag fünf wurde Lea auf Grund einer drohenden respiratorischen Erschöpfung intubiert. Es bestand der Verdacht auf Pneumonie (bestätigte sich nicht) und Lungenembolie. Am Tag sechs wurde Lea in den Morgenstunden zunehmend tachykard. Wegen des sich erhärtenden Verdachts auf Lungenembolie wurde mit einer Lysetherapie begonnen, die wegen einsetzenden massiven Nasenblutens abgebrochen wurde.

Am frühen Nachmittag verstarb Lea in den Armen ihrer Mutter und in Anwesenheit des Vaters und ihres achtjährigen Bruders. Für die Eltern brach eine Welt zusammen. Wenngleich sie auch mit dem Sterben ihrer Tochter rechnen mussten, kam ihr Tod in diesem Moment dennoch unerwartet. Die Mutter weinte und war entsetzt, dass sie sich von ihrer kleinen Tochter nicht verabschieden konnte. Herrn Arnold ging es genauso. Der achtjährige Bruder versteht die gesamte Situation nicht und will nur nach Hause, das Krankenhaus macht ihm Angst.

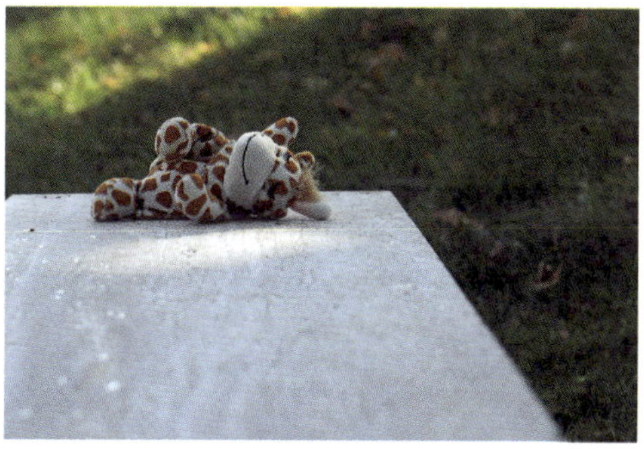

AUFGABE 1 Erfassen Sie bitte alle Personen der geschilderten Situation (Akteure) und die hierzu gehörenden Pflegephänomene

Akteur	Phänomen

AUFGABE 2 Beschreiben Sie Ihre Gefühle beim Lesen der Fallsituation.

AUFGABE 3 a) Welche Symptome von Lea sprechen für ein Rezidiv der ALL?

b) Nennen Sie weitere Symptome, die bei einer ALL auftreten können.

Aufgabe 4 Menschen mit akuter lymphatischer Leukämie sind sehr infektanfällig und müssen besonders geschützt werden. Welche Isolationsform ist bei Patienten wie Lea anzuwenden?

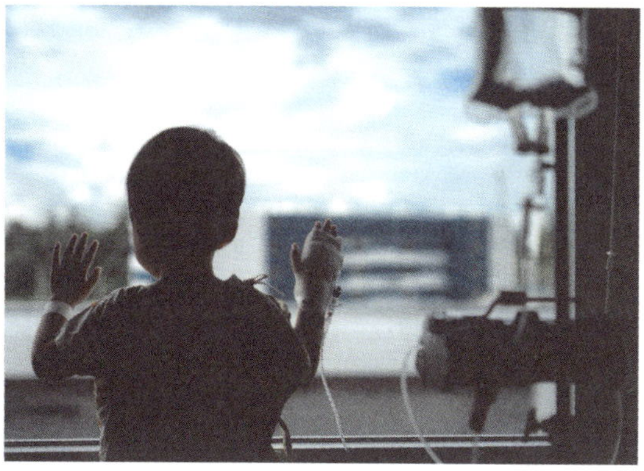

Aufgabe 5 Bei der Pflege und Betreuung von abwehrgeschwächten Patienten müssen zu deren Schutz drei Prinzipien berücksichtigt werden.

Nennen Sie diese Prinzipien und geben jeweils drei pflegerische Maßnahmen dazu an.

MERKE

Entzündungszeichen
Rubor – Rötung
Dolor – Schmerz
Calor – Überwärmung
Functio leasa – Funktionsverlust
Tumor – Schwellung

AUFGABE 6

a) Lea Arnold bekommt eine Chemotherapie.
Welche Nebenwirkungen können bei Chemotherapien im Kindes- und Erwachsenenalter auftreten?

b) Schreiben Sie eine exemplarische Pflegeplanung für Blutbildungsstörungen, Ernährungsstörungen, Haarausfall sowie Diarrhoe mit acht Pflegeproblemen dazugehörigem Pflegeziel und Pflegemaßnahmen.

Pflegeplanung

Pflegeproblem	Pflegeziel	Pflegemaßnahmen

Pflegeproblem	Pflegeziel	Pflegemaßnahmen

AUFGABE 7 Lea Arnold verstarb nach längerer Krankheit doch sehr plötzlich. Ihre Eltern hatten sich durch Leas Leukämie bereits mit ihrem bevorstehenden Tod auseinandersetzen müssen. Dennoch kam ihr Tod für beide und den Bruder in dieser Situation doch sehr unerwartet.

Mit welchen Reaktionen der Eltern und des Bruders müssen die Pflegefachkräfte rechnen?

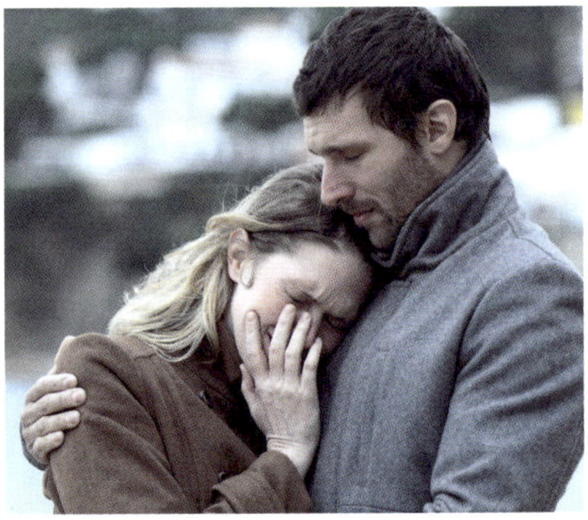

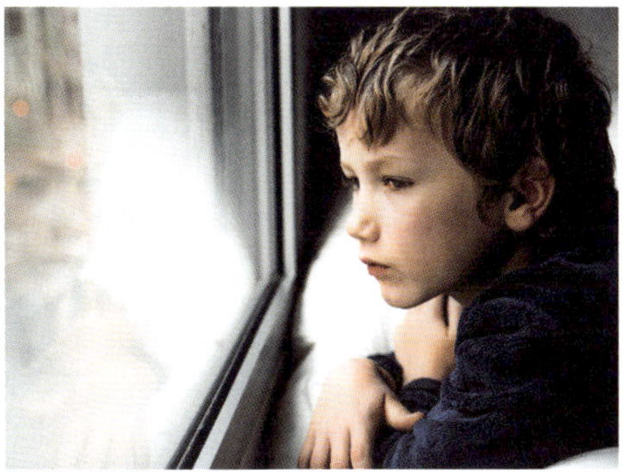

AUFGABE 8 a) Es gibt verschiedene wissenschaftliche Modelle der Trauerbewältigung. Ein in der Pflege verbreitet angewendetes Modell ist das der „Trauerphasen" von Verena Kast.

Stellen Sie dieses Modell kurz vor.

b) Nennen Sie Hilfestellungen für Trauernde, die Pflegefachkräfte/Trauerbegleiter der Trauernden vermitteln können?

PRAXISTIPP

Trauer in verschiedenen Kulturen/Religionen

Hinduismus: Glaube an Wiedergeburt → körperliche Hülle des Verstorbenen wird verbrannt (Seele kann befreit werden); Asche wird vier Tage nach Einäscherung in den heiligen Flüssen verstreut; verstorbene Kinder, Schwangere und Brahmanen (Priester) werden erdbestattet oder der Körper einem heiligen Fluss übergeben.

Islam: Bestattung möglichst am Tag des Todes; vor Bestattung wird Verstorbener gebadet und in weißes Gewand gehüllt; Grabstätte exakt Richtung Mekka ausgerichtet; keine Grabsteine; Familie des Verstorbenen trägt 40 Tage Trauerkleidung; nach 40-tägiger Trauerzeit gemeinsames Essen, Besuch des Grabes und Verteilung von Spenden für Hinterbliebene; Ritual wird ein Jahr nach dem Tod wiederholt

Judentum: Sterbenden wird große Hochachtung entgegengebracht; Sterbender darf nicht berührt und das Sterben nicht verzögert oder beschleunigt werden; gemeinsames Beten der Angehörigen am Sterbebett; nur Erdbestattung am Sterbetag oder maximal einen Tag später; vor Bestattung wird Verstorbener von der heiligen Bruderschaft gewaschen und in ein weißes Gewand gehüllt; Angehörige, Freund und Bekannte wechseln sich mit Totenwache ab; Bestattung im Kreise der jüdischen Gemeinde mit großer Trauerfeier

Buddhismus: Tod kein Grund zur Trauer; mit Tod verlässt Mensch den „geliehenen" Körper und erhält im späteren Leben einen neuen; Sterbende freuen sich auf das, was sie nach dem Tod erwartet; keine feste Bestattungsrituale; der Verstorbene bleibt noch einige Tage im Haus → während der Zeit darf kein Essen zubereitet werden (nur Tee und Kaffee); meist kommt es zur Feuerbestattung und die Asche wird in einem Gewässer verstreut; gemeinsame Essen mit Freunden, Familie, Verwandten und Nachbarn nach Bestattung

AUFGABE 9 Kinder im Krankenhaus unterstehen einem besonderen Schutz. Diese Kinderrechte vor, während und nach dem Krankenhausaufenthalt sind in der EACH-Charta verankert.

Welcher Artikel steht NICHT in der EACH-CHARTA? Bitte kreuzen Sie an!

1.	Kinder sollen nur dann in ein Krankenhaus aufgenommen werden, wenn die notwendige medizinische Behandlung nicht genau so gut zu Hause oder in einer Tagesklinik erfolgen kann.	
2.	Kinder im Krankenhaus haben nur das Recht, ihre Eltern oder eine andere Bezugsperson jederzeit bei sich zu haben, wenn diese sich an die Besuchszeiten halten.	
3.	Bei der Aufnahme eines Kindes ins Krankenhaus soll allen Eltern die Mitaufnahme angeboten werden. Sie sollen unterstützt und zum Bleiben ermutigt werden. Den Eltern sollen daraus keine zusätzlichen Kosten oder Einkommenseinbußen entstehen. Um an der Pflege ihres Kindes teilnehmen zu können, sollen Eltern über die Grundpflege und den Stationsalltag informiert werden. Ihre aktive Teilnahme daran soll unterstützt werden.	
4.	Kinder und Eltern haben das Recht, ihrem Alter und ihrem Verständnis entsprechend in angemessener Art informiert zu werden. Es sollen Maßnahmen ergriffen werden, um körperlichen und seelischen Stress zu mildern.	
5.	Kinder und Eltern haben das Recht, in alle Entscheidungen, die ihre Gesundheitsfürsorge betreffen, einbezogen zu werden. Jedes Kind soll vor unnötigen medizinischen Behandlungen und Untersuchungen geschützt werden.	
6.	Kinder sollen gemeinsam mit Kindern betreut werden, die von ihrer Entwicklung her ähnliche Bedürfnisse haben. Kinder sollen nicht in Erwachsenenstationen aufgenommen werden. Es soll keine Altersuntergrenze für die kleinen Besucherinnen/Besucher von Kindern im Krankenhaus geben.	
7.	Kinder haben das Recht auf eine Umgebung, die ihrem Alter und ihrem Zustand entspricht und die ihnen umfangreiche Möglichkeiten zum Spielen, zur Erholung und Schulbildung gibt. Die Umgebung soll für Kinder geplant, möbliert und mit Personal ausgestattet sein, das den Bedürfnissen von Kindern entspricht.	
8.	Kinder sollen von Personal betreut werden, das durch Ausbildung und Einfühlungsvermögen befähigt ist, auf die körperlichen, seelischen und entwicklungsbedingten Bedürfnisse von Kindern und ihren Familien einzugehen.	
9.	Die Kontinuität in der Pflege kranker Kinder soll durch ein Team sichergestellt sein.	
10.	Kinder sollen mit Takt und Verständnis behandelt werden, und ihre Intimsphäre soll jederzeit respektiert werden.	

AUFGABE 10 „Eine Austauschtransfusion wurde aufgrund der Vorerkrankungen von Lea im Einvernehmen der Ärzte und der Eltern nicht durchgeführt."

Welchem Grundsatz der EACH-Charta entspricht dieses Vorgehen?

AUFGABE 11 Lea Arnold wurde mit verschiedenen Chemotherapien therapiert. Beim Umgang mit Zytostatika (Chemotherapeutika) sind verschiedene rechtliche Regelungen für den sicheren Umgang getroffen worden.

Welche Schutzmaßnahmen im Umgang mit Zytostatika sollen Pflegefachkräfte einhalten?

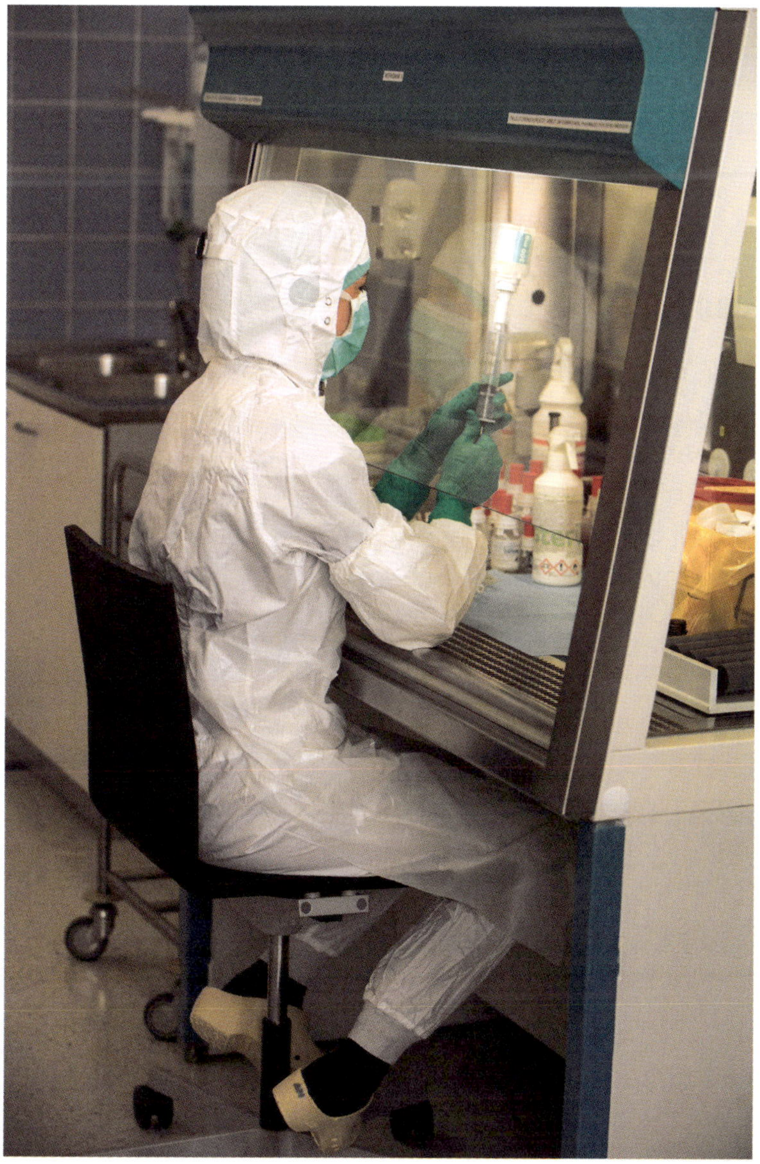

Praxisfall

CE 08 Menschen in kritischen Lebenssituationen und in der letzten Lebensphase begleiten
Kompetenzbereich I, II, III, V

Inhalte

- Apoplex und die Pflege
- Dysphagie und Ernährung
- Assessmentinstrumente
- Krise und Krisenbewältigung
- Theorie der fördernden Prozesspflege (M. Krohwinkel)
- Pflegeplanung

Lernsituation

War das jetzt mein Leben?

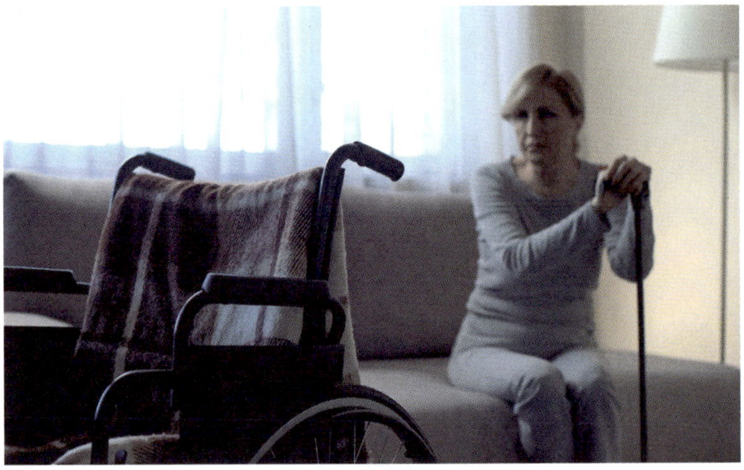

Die 41-jährige Frau Schuster, Lehrerin, verheiratet, drei Kinder (6, 11 und 13 Jahre), lebt mit ihrer Familie in einem Eigenheim in ländlicher Gegend. Sie ist in ihrer Freizeit als Trainerin aktiv im Handballverein und trainiert dort die Mädchenmannschaft.

Eines Tages bemerkte sie während des Unterrichts eine plötzliche Schwäche im linken Arm und eine Sprechstörung. Der gerufene Notarzt wies Frau Schuster sofort ins Krankenhaus ein. Bei der Krankenhausaufnahme wurde sie von ihrem Ehemann begleitet. Die drei Kinder waren zu diesem Zeitpunkt in der Schule und wurden nachmittags auch während des Krankenhausaufenthalts von den Großeltern betreut. Vorerkrankungen waren – bis auf eine Migräne – nicht bekannt.

Diagnosen: ischämischer Hirninfarkt rechts mit Hemiparese links; Dysarthrie (Artikulationsstörungen) in Form einer Broca-Aphasie, Dysphagie (Schluckstörungen)

Nebendiagnosen: arterielle Hypertonie

Nach Durchführung einer Lyse-Therapie zur Lösung des Gefäßverschlusses, täglicher krankengymnastischer und physikalischer Frühbehandlung und logopädischer Behandlung konnte eine deutliche Verbesserung der Symptome (Heben und Strecken des rechten Beines wieder möglich, deutliche Besserung der Sprachstörung) festgestellt werden.

In zwei Tagen soll Frau Schuster in eine ambulante neurologische Rehabilitation entlassen werden, da ihre Versorgung im häuslichen Umfeld durch ihre Familie und Eltern gegeben ist. Frau Schuster äußerte den Wunsch, nicht zu lange von den Kindern und ihrem Ehemann getrennt zu sein. Ihr wäre aber bewusst, dass sie aktuell ihre familiären und beruflichen Aufgaben nicht komplett übernehmen kann. Die Kosten für die Fahrten zur ambulanten neurologischen Rehabilitation werden von der Krankenkasse übernommen.

Zur Entlastung des Ehemanns (arbeitet als Geschäftsführer eines Logistikunternehmens) und der Eltern wurde ein Pflegedienst engagiert, der Frau Schuster morgens und abends bei der Körperpflege, den Toilettengängen sowie der Zubereitung des Essens unterstützt. Momentan nimmt Frau Schuster Dysphagie-Kost ein, da sie während der Nahrungs- und Flüssigkeitsaufnahme noch zur Aspiration neigt. Frau Schuster bewegt sich außerhalb des Hauses mit dem Rollstuhl, da ihre Kraft zum Gehen mit Gehhilfe nur in der Wohnung reicht.

Sie ist sehr froh, die Rehabilitation ambulant durchführen zu können, da sie bei ihrer Familie sein kann und für ihre Kinder da sein möchte. Auch hofft sie, Möglichkeiten kennenzulernen und auszuprobieren, wie sie wieder als Trainerin arbeiten kann.

Aufgabe 1 Erfassen Sie bitte alle Personen der geschilderten Situation (Akteure) und die hierzu gehörenden Pflegephänomene.

Akteur	Phänomen

AUFGABE 2 Beschreiben Sie Ihre Gefühle beim Lesen der Fallsituation.

____

AUFGABE 3 Nennen Sie Erstmaßnahmen bei Verdacht auf einen Schlaganfall (Apoplex).

____

____

____

____

____

____

____

____

MERKE

Warnzeichen

Bei nur kurzzeitig gestörter Hirndurchblutung zeigen sich die Symptome des Schlaganfalls zunächst nur stundenweise und bilden sich wieder zurück. Gerade in der ambulanten Pflege bzw. im Alltag ist das Erkennen dieser Warnhinweise besonders wichtig, um bereits vor dem Auftreten eines Schlaganfalls den Arzt aufzusuchen. Zu diesen Warnhinweisen gehören Sehstörungen, Sprach- und Sprachverständnisstörungen, Lähmungen, Taubheitsgefühle, Schwindel, starke Kopfschmerzen sowie Gangunsicherheit.

AUFGABE 4 Welche der genannten Symptome gehören NICHT zu einem Schlaganfall? Kreuzen Sie an.

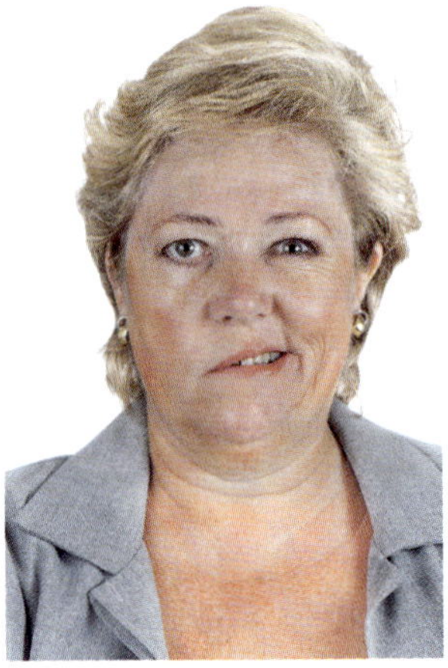

Halbseitenlähmung – vollständige (Hemiplegie) oder teilweise Lähmung (Hemiparese) der Muskulatur einer Körperseite	
Obstipation	
halbseitige Sensibilitätsstörungen wie Taubheitsgefühl, Kribbelparästhesien („Ameisenlaufen“)	
Broca-Aphasie oder Wernicke-Aphasie	
Apraxie (Unfähigkeit zu zweckgerichteten Handlungen trotz erhaltener Beweglichkeit)	
Diarrhoe	
Bewusstseinseintrübung bis hin zu tagelanger Bewusstlosigkeit	

akute Verwirrtheit mit Orientierungsverlust und Teilnahmslosigkeit	
Harninkontinenz oder Harnverhalt	
Extremer Bewegungsdrang	

AUFGABE 5 Frau Schuster hat während ihres Krankenhausaufenthaltes eine Lyse-Therapie erhalten. Beschreiben Sie die Pflegemaßnahmen und Beobachtungskriterien während und nach der Lyse-Therapie.

AUFGABE 6 Für die individuelle Pflege- und Rehabilitationsplanung können Pflegende auf verschiedene Assessment-Instrumente zurückgreifen. Nennen und erklären Sie drei.

QR-Code zum Barthel und erweiterten Barthel-Index.

AUFGABE 7 Frau Schuster wird eine ambulante Rehabilitation absolvieren. Aus diesem Grund werden ihr Mann und ihre Eltern sie unterstützen, um ihr Selbstpflegedefizit in verschiedenen Bereichen, z. B. Körperpflege, Mobilisation/Bewegung auszugleichen. Dabei gibt es einiges zu beachten. Führen Sie bitte ein Informationsgespräch mit Herrn Schuster und Frau Schusters Eltern zu möglichen Komplikationen bei Schlaganfallpatienten durch und erläutern Sie, wie mit den Komplikationen pflegerisch umgegangen werden muss, um weitere Schädigungen/Einschränkungen zu vermeiden.

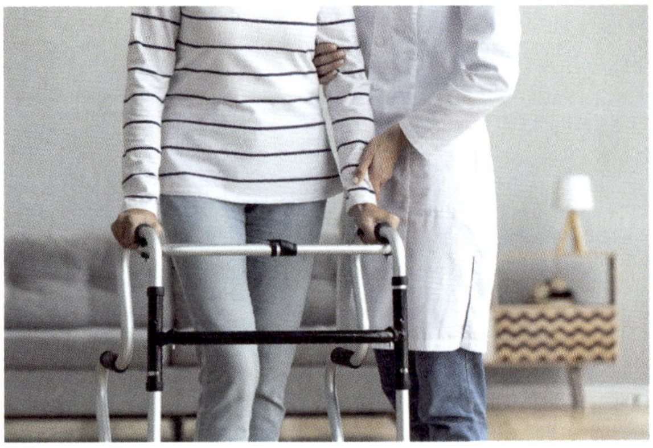

Komplikationen:

Pusher-Syndrom:

Neclect-Phänomen: ______________________________

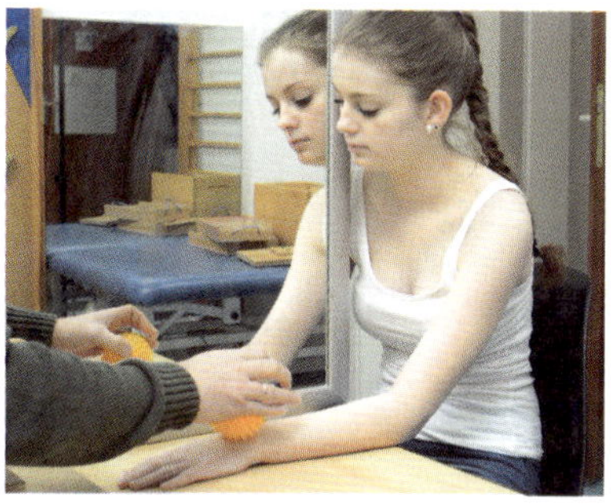

Spiegeltraining zur Verbesserung der Wahrnehmung der phlegischen Körperhälfte

Schulter-Hand-Syndrom: ______________________________

AUFGABE 8

a) Frau Schuster neigt bei der Nahrungsaufnahme im Moment noch zur Aspiration (unabsichtliches Einatmen von Fremdkörpern oder Flüssigkeiten), da sie noch unter einer Dysphagie leidet.

b) Erklären Sie den Begriff „Dysphagie", indem Sie die Wörter aus dem Kasten in die Lücken einsetzen.

Aufstoßen von Nahrungsresten • Essens • kauen • Speichelfluss • Hustenreiz • flüssiger Nahrung • rasselnden Atemgeräuschen • fester • Magen • Austritt von Nahrung oder Flüssigkeit • Schluckens • Mundhöhle • Atemnot

Unter Dysphagie versteht man...

...eine Störung des __________ und __________, die jede Phase der Aufnahme und des Transports von __________ oder __________ von der __________ bis in den __________ betreffen kann.

Betroffene und ihre Bezugspersonen erkennen eine Dysphagie u. a. an einem ______________ beim oder nach dem Schlucken, an ____________ beim Essen, ständigem ________________ aus dem Mund, an der Schwierigkeit, feste Nahrung zu __________, am ____ aus Mund und Nase, brodelnden oder ______________________________ und am ________________________________ nach dem Essen.

b) Die Pflegefachkräfte sollen Frau Schuster und ihre Bezugs-/Betreuungspersonen zur Ernährung bei Dysphagie beraten. Beschreiben Sie stichpunktartig ein Beratungsgespräch zu Ernährung bei Dysphagie.

Allgemein lässt sich sagen, dass Dysphagie-Kost__________________________

____

____

Sind Sie fit für die Beratung? Ordnen Sie die nachfolgenden Kostformen der Dysphagie-Form zu.

Dysphagie I ○	○ leicht adaptierte weiche Vollkost (Brot, helle Brötchen, Schnittkäse, Rührei, weiches Fleisch, Reisbrei ...)
Dysphagie II ○	○ weiche feste Nahrung = Übergangskost (Weiß- und Mischbrot mit weicher Rinde, weich gekochtes Ei, unpaniertes Fischfilet ohne Gräten, frisches weiches Obst ohne Kern und Schale ...)
Dysphagie III ○	○ breiige, weiche, passierte und pürierte Kost (Kartoffelpüree, Fleischpüree, weich gekochtes Gemüse, glatter Kuchen ohne feste Stückchen ....)
Dysphagie IV ○	○ geringe Mengen gallertartige, glatte, säurefreie und breiige Kost (Obst- und Gemüsepüree, Fleischbrühe, Quark, Cremesuppen ...)

c) Erklären Sie als Pflegefachkraft, was Frau Schuster und ihre Bezugs-/Betreuungspersonen während und nach den Nahrungsaufnahmen beachten müssen, um eine Aspiration zu vermeiden.

____

____

____

____

PRAXISTIPP

Mundpflege bei Dysphagie

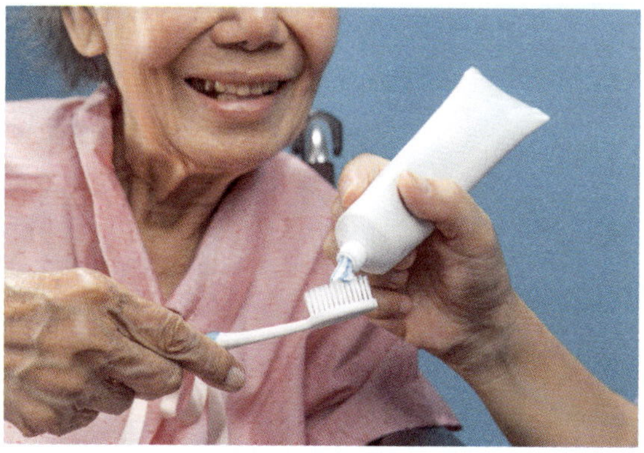

Gerade bei Dysphagie ist eine ausreichende Mundpflege besonders wichtig. Durch die Bewegung im Mundraum kommt es zu regelmäßigen Kieferbewegungen, die auf Grund des fehlenden Kauens nicht durchgeführt werden. Diese Kieferbewegungen sind wichtig zum Massieren des Zahnfleisches und somit zur Selbstreinigung wichtig. Des Weiteren würde eine fehlende Mundpflege zur Verschlechterung des Zahnstatus führen. Die Mundpflege sollte zwei- bis dreimal täglich und ggf. häufiger mit Zahnbürste oder besser mit Schwämmchen durchgeführt werden. Als Zusätze für die Mundpflege eignen sich milde Mundwasser oder Salbei- bzw. Kamillentee.

AUFGABE 9 Der Schlaganfall stellt für Frau Schuster eine Krise dar, die bewältigt werden muss.

a) Welche Arten von Krisen werden unterschieden?

b) Welche Krise durchlebt Frau Schuster gerade?

c) Der Psychiatrie-Professor Johan Cullberg erarbeitete das Phasenmodell der traumatischen Krise. In welcher Phase der Krisenbewältigung nach J. Cullberg befindet sich Frau Schuster? Begründen Sie.

QR-Code Phasenmodell der traumatischen Krise von J. Cullberg

AUFGABE 10

a) Beschreiben Sie mindestens fünf pflegerische Maßnahmen, die der Krisenbewältigung bzw. der Unterstützung der Betroffenen dienen können.

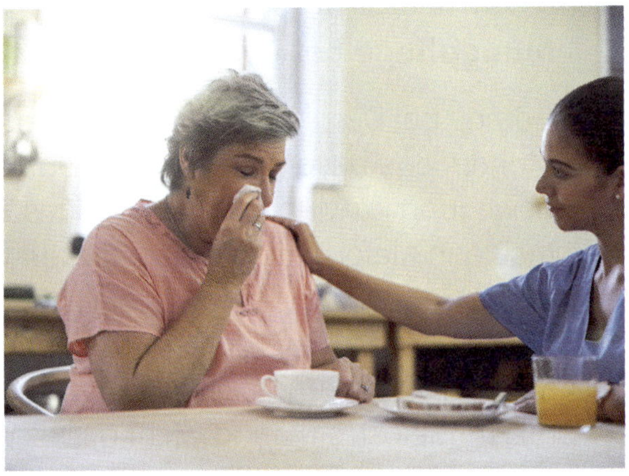

b) Welche pflegerischen Interventionen sollten in der Bearbeitungsphase des Phasenmodells der traumatischen Krise erfolgen?

AUFGABE 11 Im Rahmen eines Forschungsprojekts zur Erfassung und Entwicklung rehabilitierender Prozesspflege am Beispiel von Menschen nach einem Schlaganfall entwickelte die deutsche Pflegetheoretikerin Monika Krohwinkel die Pflegetheorie der „Fördernden Prozesspflege".

a) Welche Teilmodelle gehören in der Theorie der „Fördernden Prozesspflege" zum Handlungssystem?

b) Ergänzen Sie die Bestandteile des „ABEDL-Strukturmodells".

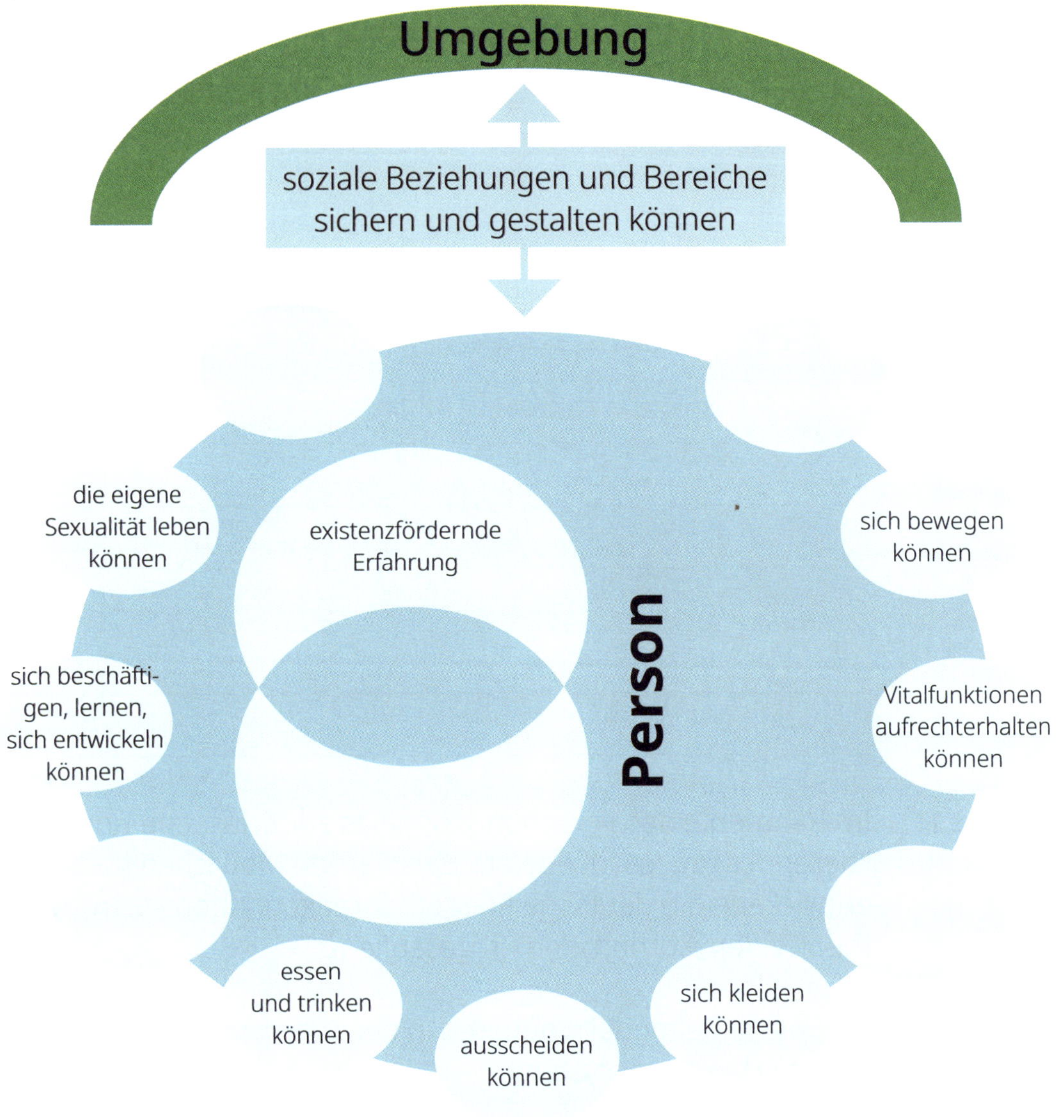

c) Erklären Sie kurz den Pflegeprozess nach M. Krohwinkel, indem Sie die Aussagen mit den richtigen Handlungen verbinden.

Erhebung in Form Pflegeanamnese ○	○ Formulieren von Pflegezielen und Pflegeinterventionen
Planung der Pflege ○	○ Soll (Pflegeziele) und Ist (erreichtes Ergebnis) werden verglichen. Dafür wird die Zustandsbeschreibung der Pflegedokumentation genutzt.
Durchführung der geplanten Pflege ○	○ Formulierung von Pflegediagnosen
Auswertung der durchgeführten Pflege. ○	○ praktische Umsetzung der theoretisch geplanten Maßnahmen

AUFGABE 12: Formulieren Sie für Frau Schuster fünf mögliche Pflegeprobleme und je ein dazugehöriges Pflegeziel. Diese entsprechen den jeweiligen ABEDLs. Vervollständigen Sie die Tabelle.

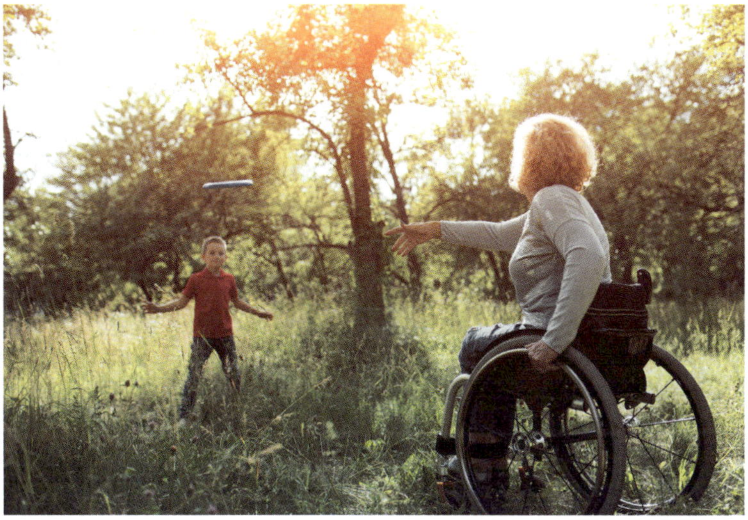

ABEDL	Pflegeproblem	Pflegeziel
mit existenziellen Erfahrungen des Lebens umgehen können		Frau Schuster festigt sich in der Bearbeitungsphase und schafft den Übergang in die Phase der Neuorientierung.
	Frau Schuster hat aufgrund der Gangunsicherheit die Gefahr, durch bestehenden Neclect zu stürzen.	
kommunizieren können	Frau Schuster hat aufgrund der Broca-Aphasie die Gefahr von Kommunikationsstörungen.	
für eine sichere und fördernde Umgebung sorgen können		Frau Schuster kann Nahrung und Flüssigkeit zu sich nehmen, ohne zu aspirieren.
für eine sichere und fördernde Umgebung sorgen können		

Praxisfall

CE 09 Menschen bei der Lebensgestaltung lebensweltorientiert unterstützen Kompetenzbereich III

Inhalte

- Aufgaben des Betriebsarztes
- D-Arzt
- Postexpositionsprophylaxe
- Berufsgenossenschaft
- Gefährdungsabschätzung in der Schwangerschaft
- Beschäftigungsverbot
- Jugendarbeitsschutzuntersuchung
- Harngewinnung
- Grippeimpfung
- Kommunikation mit Berufsanfängern

Lernsituation

Beim Betriebsarzt

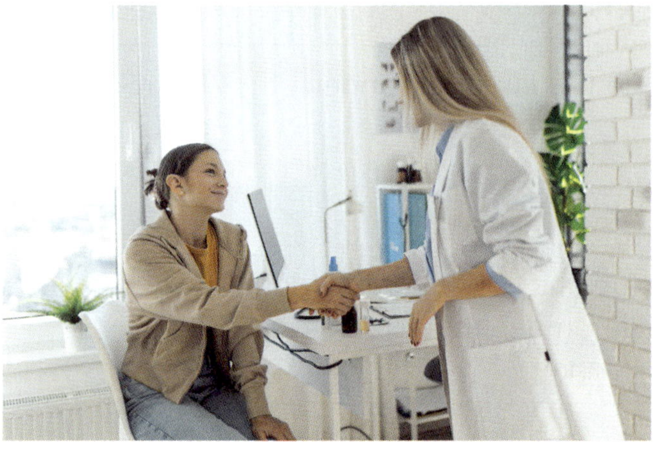

Der Pflegefachmann Holger Börnsen arbeitet in der betriebsärztlichen Abteilung der Städtischen Kliniken. Zusammen mit der Betriebsärztin Dr. Felizitas Marquardt bereitet er die Termine für den heutigen Tag vor. „Mit der Grippeimpfung geht es nicht recht voran“, meint er nebenbei. „Allein von den Angestellten der Inneren Abteilung müsste es mehr als zwanzig Anmeldungen geben.“ Und fügt hinzu: „Ich habe einfach noch etwas mehr Impfstoff in der Apotheke bestellt. Sobald er kommt, ordne ich ihn in den Kühlschrank ein.“

Felizitas Marquardt schaut auf die vor ihr liegende Terminliste des Tages und liest vor: „Therese Ebner, 8. Woche schwanger.“ Und sie fragt ihre Kollegen: „Haben wir weitere Angaben?“ Als Holger Börnsen verneint, meint sie spitz: „Es wäre aber wichtig, die Termine ausführlicher vorzubereiten.“

Als Nächste auf der Liste stehen Saskia Pröll und Clara Thesen. Beide kommen zur Jugendarbeitsschutzuntersuchung. „Warum erst jetzt?“, fragt Felizitas Marquardt. „Die Ausbildung beginnt im August, und jetzt ist November.“

Da klingelt das Telefon. Im OP hat sich die Auszubildende Petra Fuhrmann an einem Instrument verletzt. „Wir haben das Nötige getan. Petra ist unterwegs zu euch. Bitte nehmt sie sofort dran."

Nach einigen Minuten erscheint Petra. Sie hat einen Verband am Finger. Während Felizitas Marquardt die Behandlung vorbereitet, fragt Petra sie: „Warum muss ich überhaupt hierher kommen – wegen dieser kleinen Verletzung? Die im OP haben sich alle sehr aufgeregt und gesagt, dass ich mich sofort beim Betriebsarzt vorstellen muss. Ich habe doch schon einen Verband und es tut auch nicht mehr weh." „Haben Sie noch nie von einer Postexpositionsprophylaxe gehört?", gibt die Ärztin zurück. „Ehrlich gesagt, nicht", antwortet Petra. „Dann wird es aber höchste Zeit", mahnt Felizitas Marquardt, „mit Infektionen ist nicht zu spaßen und mit der Berufsgenossenschaft auch nicht." Sie lässt die Wunde zu Ende bluten und bringt ein Desinektionsmittel auf. Nach Sichtung der genaueren Umstände entscheidet sich die Ärztin gegen eine medikamentöse Postexpositionsprophylaxe, da eine HIV-Infektion mit sehr großer Sicherheit ausgeschlossen werden kann.

Inzwischen ist Therese Ebner zu ihrem Termin eingetroffen. Sie ist Medizinstudentin, 24 Jahre alt, und absolviert zur Zeit ihr Praktisches Jahr in den Städtischen Kliniken. Holger Börnsen fragt sie nach ihrem Mutterpass und lässt sie einen Fragebogen ausfüllen. Anschließend, als die Betriebsärztin Petra verabschiedet, beginnt das Gespräch mit der Schwangeren über die für sie nun eingeschränkten Tätigkeitsfelder (Kontakt mit infektiösem Material ist für sie nun tabu, auch das Arbeiten nach 20 Uhr).

Nach Plan erscheinen schließlich auch Saskia Pröll und Clara Thesen. Saskia Pröll hat ihre Ausbildung zur Medizinischen Fachangestellten (MFA) vor einer Woche begonnen. Sie hatte sich bei einer Jobbörse spontan dazu entschlossen. Holger Börnsen nimmt ihren Untersuchungsberechtigungsschein entgegen und lässt sich den Impfpass geben. Anschließend kontrolliert er den Erhebungsbogen. Einige Angaben müssen noch ergänzt werden. Dann bekommt Saskia einen Urinbecher, und Holger Börnsen gibt noch Anweisungen zur Uringewinnung.

Clara Thesen ist schon im 2. Ausbildungsjahr zur MFA. Sie war vor einem Jahr bei der Jugendarbeitsschutzuntersuchung und kommt jetzt zur Folgeuntersuchung.

Anschließend werden die beiden Auszubildenden nacheinander von der Betriebsärztin aufgerufen.

AUFGABE 1 Erfassen Sie bitte alle Personen der geschilderten Situation (Akteure) und die hierzu gehörenden Pflegephänomene

Akteur	Pflegehänomen

Akteur	Pflegehänomen

Aufgabe 2 Welche Aufgaben hat der Betriebsarzt?

Aufgabe 3 Welche eigenen Erfahrungen haben Sie mit betriebsärztlichen Untersuchungen?

Aufgabe 4 Petra Fuhrmann hat sich im OP an einem gebrauchten Instrument verletzt. Wählen Sie aus der Liste der möglichen Maßnahmen aus.

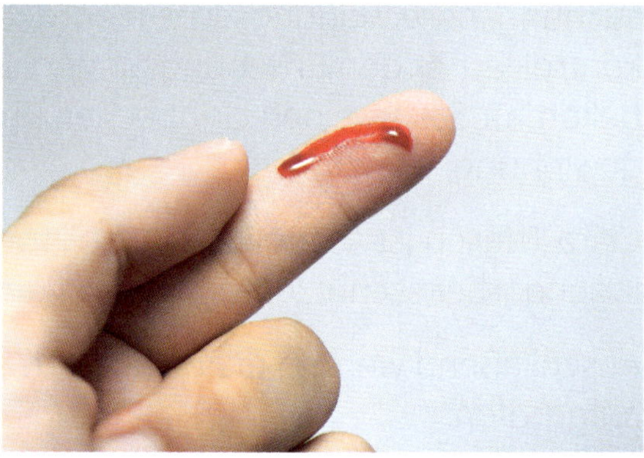

Aufgabe 5 Welche Maßnahmen trifft Dr. Felizitas Marquardt?

AUFGABE 6 Welche Infektionen sollen mit Hilfe der Blutuntersuchungen entdeckt, bzw. ausgeschlossen werden? Wählen Sie aus der Liste aus!

____

____

____

____

____

____

AUFGABE 7 Welcher Arzt ist für die Postexpositionsprophylaxe zuständig, wenn es in der Einrichtung keinen Betriebsarzt gibt?

____

MERKE

Nach einer Nadelstichverletzung oder der Verletzung mit einem kontaminierten Instrument muss eine Postexpositionsprophylaxe durchgeführt werden. Dafür ist der Betriebsarzt bzw. der Durchgangsarzt zuständig. Durchgangsärzte sind in der Regel Fachärzte für Chirurgie, Orthopädie und Unfallchirurgie und besitzen zusätzlich eine Zulassung zur berufsgenossenschaftlichen Heilbehandlung.

AUFGABE 8 Welches Interesse hat die Berufsgenossenschaft an der ordnungsgemäßen Durchführung des Verfahrens? Welches Interesse hat Petra Fuhrmann? Ergänzen Sie mithilfe der Begriffe im Kasten den Lückentext.

Berufsunfälle | **sorgfältige** | **Aufklärung** | **arbeitsunfähig** | **Infektion** | **Berufsgenossenschaft** | **Nadelstichverletzung** | **dieselben** | **wie** | **Hepatitis (2)** | **Berufserkrankung** | **Berufsunfälle**

Die Berufsgenossenschaft (BG) ist für ____________ und Berufskrankheiten zuständig. Wenn Petra Fuhrmann sich infiziert hat und später ____________ wird, muss die ____________ zahlen. Daher muss die BG sicher sein, dass die ____________ wirklich von der ____________ stammt. Petra Fuhrmann könnte aus einem anderen Grund mit Hepatitis infiziert sein, und das später als ____________ deklarieren. Petra Fuhrmann hat ____________ Interessen ________ die BG: Vermeidung von Gefahren und ____________

AUFGABE 9 Wie heißt die Berufsgenossenschaft, die für Sie als Auszubildende in der Pflege zuständig ist?

AUFGABE 10 Betrachten Sie den kurzen Wortwechsel zwischen Dr. Felizitas Marquardt und Petra Fuhrmann. Wie hätte sich die Betriebsärztin besser ausdrücken können? Machen Sie Vorschläge für eine verständliche Formulierung.

AUFGABE 11 Die Betriebsärztin bespricht mit Therese Ebner, welche Bestimmungen aus dem Mutterschutzgesetz aktuell für sie zur Anwendung kommen. Welche Regelungen stammen NICHT aus dem Mutterschutzgesetz?

Verbot der Nachtarbeit		Einhalten von Ruhezeiten	
Verbot, lange zu sitzen		Freistellung für Untersuchungen	
Verbot der Sonntagsarbeit		Verbot der Bildschirmarbeit	

AUFGABE 12 Besonderen Wert legt die Betriebsärztin auf die Beschreibung von Therese Ebners Arbeit in der Anästhesie. Warum ist das wichtig?

AUFGABE 13 Auch in einem Krankenhaus gibt es Gefährdungen für Schwangere. Geben Sie Beispiele dafür.

AUFGABE 14 Bei Therese Ebner wurde eine Gefährdung durch ihre Tätigkeit festgestellt. Was folgt daraus für die Städtischen Kliniken?

____

____

____

____

____

____

____

____

AUFGABE 15 Saskia Pröll fragt, wozu sie die Jugendarbeitsschutzuntersuchung machen muss. Erklären Sie ihr den Sinn dieser Maßnahme.

____

____

____

____

____

§

1
§ 10 Mutterschutzgesetz
Beurteilung der Arbeitsbedingungen; Schutzmaßnahmen

(1) Im Rahmen der Beurteilung der Arbeitsbedingungen nach § 5 des Arbeitsschutzgesetzes hat der Arbeitgeber für jede Tätigkeit

1.
die Gefährdungen nach Art, Ausmaß und Dauer zu beurteilen, denen eine schwangere oder stillende Frau oder ihr Kind ausgesetzt ist oder sein kann, und

2.
unter Berücksichtigung des Ergebnisses der Beurteilung der Gefährdung nach Nummer 1 zu ermitteln, ob für eine schwangere oder stillende Frau oder ihr Kind voraussichtlich

a) keine Schutzmaßnahmen erforderlich sein werden,
b) eine Umgestaltung der Arbeitsbedingungen nach § 13 Absatz 1 Nummer 1 erforderlich sein wird oder
c) eine Fortführung der Tätigkeit der Frau an diesem Arbeitsplatz nicht möglich sein wird.

AUFGABE 16 Saskia Pröll wundert sich, dass sie an der Jugendarbeitsschutzuntersuchung teilnehmen muss, während das bei anderen Auszubildenden im ersten Lehrjahr nicht der Fall war. Was könnte der Grund sein?

____

____

____

____

____

____

§

Gesetz zum Schutze der arbeitenden Jugend (Jugendarbeitsschutzgesetz – JArbSchG)
§ 32 Erstuntersuchung

(1) Ein Jugendlicher, der in das Berufsleben eintritt, darf nur beschäftigt werden, wenn

1. er innerhalb der letzten vierzehn Monate von einem Arzt untersucht worden ist (Erstuntersuchung) und
2. dem Arbeitgeber eine von diesem Arzt ausgestellte Bescheinigung vorliegt.

AUFGABE 17 Holger Börnsen bittet Petra Fuhrmann um eine Urinprobe. Welche Anweisungen gibt er ihr?

PRAXISTIPP

Für die Urinuntersuchung eignet sich am besten der Morgenurin. Wegen der fehlenden Flüssigkeitsaufnahme in der Nacht reichern sich die Substanzen in einer höheren Konzentration an.

AUFGABE 18 Holger Börnsen führt jetzt die Urinuntersuchung mit einem Teststreifen durch. Beschreiben Sie die einzelnen Schritte.

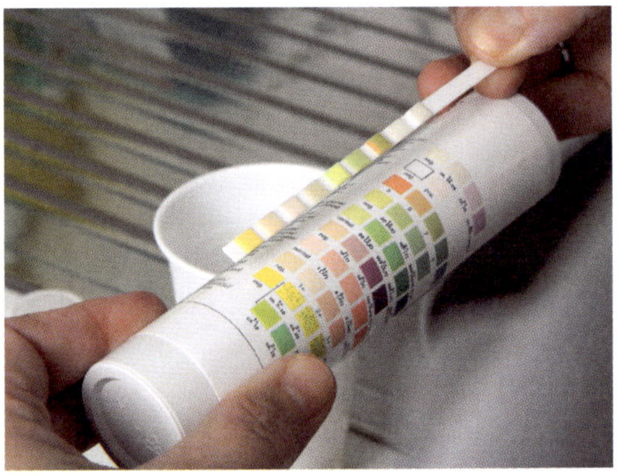

AUFGABE 19 Warum kommt Clara Thesen zum zweiten Mal zur Jugendschutzuntersuchung? Kreuzen Sie die richtige Antwort an.

Eine Wiedervorstellung nach zwei Jahren ist vorgesehen.	
Eine Wiedervorstellung nach einem Jahr ist vorgesehen.	
Eine Wiedervorstellung nach einem halben Jahr ist vorgesehen.	

AUFGABE 20 Welchen Vorteil hat es für die Angestellten der Städtischen Kliniken, das Angebot der betrieblichen Grippeimpfung anzunehmen?

Praxisfall

CE 09 Leben mit Behinderung und Migrationshintergrund
Kompetenzbereich I, II, IV, V

Inhalte

- Behinderung
- Pflege und Migrationshintergrund
- tiergestützte Therapie
- Leistungen nach SGB IX, XI
- kultursensible Pflege
- Kompetenzen transkulturell Pflegender
- M. Leininger: Transkulturelle Pflegetheorie
- pflegerelevante Bedürfnisse verschiedener Religionen

Lernsituation

Andri Elezi wird erwachsen und sein Lebensumfeld verändert sich

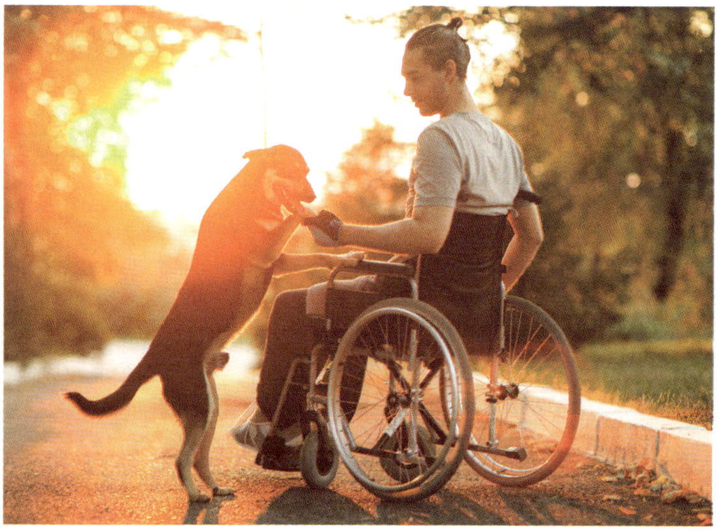

Andri Elezi ist 19 Jahre alt und lebt derzeit unter der Woche in einem Schulinternat, an den Wochenenden und in den Ferien bei seiner Mutter Luana. Andri ist blind, in seiner geistigen Entwicklung eingeschränkt (Autist) und die meiste Zeit auf den Rollstuhl angewiesen. Vor 10 Jahren kam Andri mit seiner Mutter aus Albanien nach Deutschland, um von dem besseren Gesundheitssystem zu profitieren. Seine Mutter arbeitet als Küchenhilfe in einer konfessionellen Altenpflegeeinrichtung und bewohnt mit ihrem Sohn eine kleine Zwei-Zimmer-Wohnung in einem Mittelzentrum. Nachdem Andri die Schulzeit demnächst beenden wird und nicht werkstattfähig ist, muss eine Nachfolgeeinrichtung für seine 24-Stunden-Betreuung gefunden werden. Seine Mutter möchte ihren Sohn gerne in der Einrichtung unterbringen, in der sie arbeitet, um in seiner Nähe zu sein. Dabei ist sie sehr darauf bedacht, dass Andri neben der gesundheitlichen Fürsorge (Therapien, Medikamente, medizinische Betreuung) auch albanische Traditionen leben kann.

Bei Gesprächen mit der Heimleitung ist die sonst sehr ruhige Luana sehr engagiert, was sich in einer relativ lauten Aussprache, reichlichem Gestikulieren und immerwährender Berührung des Armes des Gegenübers zeigt. Die Heimleiterin versteht Frau Elezis Aufregung und reagiert auf ihre emotionale Gestik gelassen.

Hier geht es zu Infos über Albanien

Nachdem Andri in der Schule gerne im Snoezelen-Bereich war und meist auf dem Boden sitzt und seinen Koffer stundenlang ein- und auspackt, möchte seine Mutter handgefertigte albanische Teppiche an Wand und Boden haben. Ebenso möchte sie als gläubige Christin unbedingt neben dem Kruzifix ein Bild von Mutter Teresa sowie mehrere Traumfänger aufhängen.

Andri bekommt einmal wöchentlich Reittherapie, Krankengymnastik im Wasser und tiergestützte Therapie mit Hunden. Seine Mutter Luana überlegt, Andri einen Assistenzhund oder zumindest überhaupt einen Hund anzuschaffen, um Andri zu unterstützen, ihr den Zugang zu Andri zu erleichtern oder ihr Freiräume zu verschaffen (Gassi gehen, sich um den Hund kümmern ...).

Aufgabe 1 Erfassen Sie bitte alle Personen der geschilderten Situation (Akteure) und die hierzu gehörenden Pflegephänomene.

Akteur	Phänomen

Aufgabe 2 Beschreiben Sie Ihre Gefühle beim Lesen der Fallsituation.

AUFGABE 3 Haben Sie bereits Erfahrungen mit psychisch kranken Kindern und Jugendlichen mit Migrationshintergrund gemacht? Beschreiben Sie Ihre Gefühle und Gedanken in diesen erlebten Situationen.

AUFGABE 4 Andri Elezi ist ein Jugendlicher mit einer geistigen Retardierung, Mobilitätseinschränkung sowie Migrationshintergrund.

a) Nennen Sie mögliche Symptome, Verhaltensweisen und (Pflege-)Probleme von Jugendlichen mit geistiger Retardierung.

b) Planen Sie die Betreuung/Pflege von Andri für einen möglichen Heimaufenthalt, die ihn unterstützen und fördern kann.

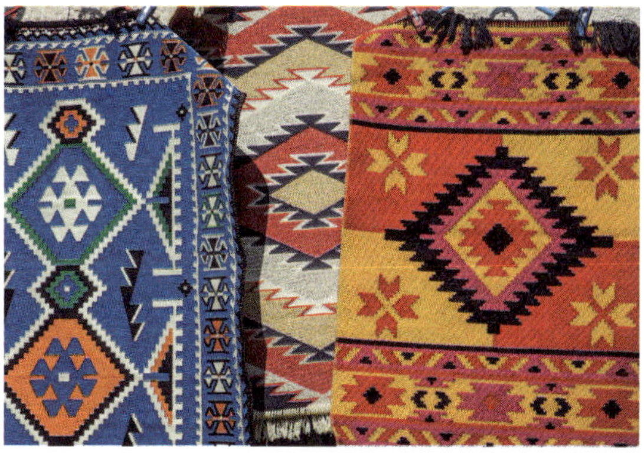

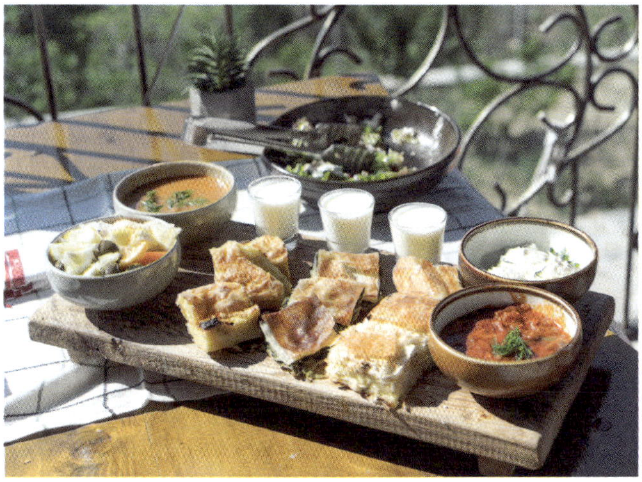

c) Welche Hilfsmittel für Blinde gibt es, die den Betroffen den Alltag erleichtern können?

AUFGABE 5 Andri bekommt tiergestützte Therapie mit Pferd (Reittherapie), und seine Mutter hätte gern einen Therapie-Hund für Andri. Beschreiben Sie den Therapie-Ansatz der tiergestützten Therapie und die Bedeutung der Therapie für Andri und seine Mutter Luana.
Tiergestützte Therapie

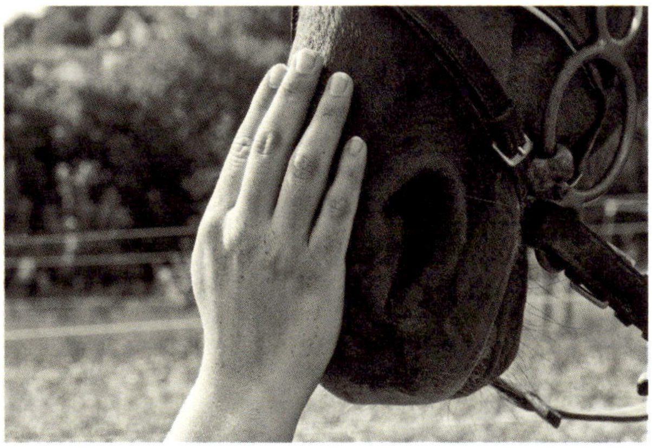

AUFGABE 6 Neben einigen Nachteilen gibt es viele Vorteile der tiergestützten Therapie. Kreuzen Sie sie an.

Nicht alle Tiere eignen sich für den therapeutischen Einsatz.		Für Kinder ist diese bedingungslose Wertschätzung eine positive Erfahrung.	
Therapieerfolge sind häufig nur in kleinen Schritten realisierbar.		Tiere akzeptieren einen Menschen, so wie er ist.	
Sie sind nicht nachtragend.		Tiere sprechen nicht.	
Tiere sind in der Therapie vielseitig einsetzbar.		Tiergestützte Therapie setzt ein ideales Patient-Therapeut-Verhältnis voraus.	

Die tiergestützte Therapie ist in Deutschland nicht uneingeschränkt anerkannt, woraus eine Selbstzahlung mit teils massiven Kosten resultiert.		Sie interessieren sich nicht für aktuelle Befindlichkeiten, Stärken oder Schwächen eines Menschen.	
Dank verschiedener Arten, Rassen und Wesenszüge können sie vielfältige, wünschenswerte Effektehervorrufen.		Selbst wenn andere Behandlungsmethoden uneffektiv geblieben sind, kann mit dem Einsatz von Tieren oftmals ein Behandlungsfortschritt erzielt werden.	
Tiergestützte Therapie ist kein Allheilmittel, sie führt nicht in jedem Fall zum Erfolg.		Auch wenn kein durchschlagender Therapieerfolg zu erwarten ist, werden durch den Einsatz von Tieren bei den betroffenen Kindern immer Barrieren überwunden und wünschenswerte Effekte erzielt.	
Die tiergeschützte Therapie ist ein alternatives Behandlungsverfahren, das ohne den Einsatz von Medikamenten auskommt.			

AUFGABE 7 Andri beendet seine Schule, und seine Mutter möchte ihn in der Pflegeeinrichtung unterbringen, in der sie arbeitet. Neben dieser vollstationären Pflegeeinrichtung gibt es noch andere Möglichkeiten der Betreuung und Förderung erwachsener behinderter Menschen.

a) Nennen Sie Ihnen bekannte Möglichkeiten.

b) An wen kann sich Luana Elezi für eine Beratung sowie Unterstützung bei den Anträgen wenden?

c) Nennen Sie die Sozialgesetzbücher, die bei der Betreuung, Pflege und Förderung behinderter Menschen Anwendung finden.

Aufgabe 8 Für die „kultursensible" Pflege stehen verschiedene Pflegemodelle zur Verfügung. Eines davon ist die Pflegetheorie von M. Leininger.

a) Übersetzen Sie die Begriffe in der Grafik

b) Erläutern Sie die wichtigsten Fakten dieser Theorie.

Transkulturelle Pflege

Soziale Sturktur und Weltanschauung

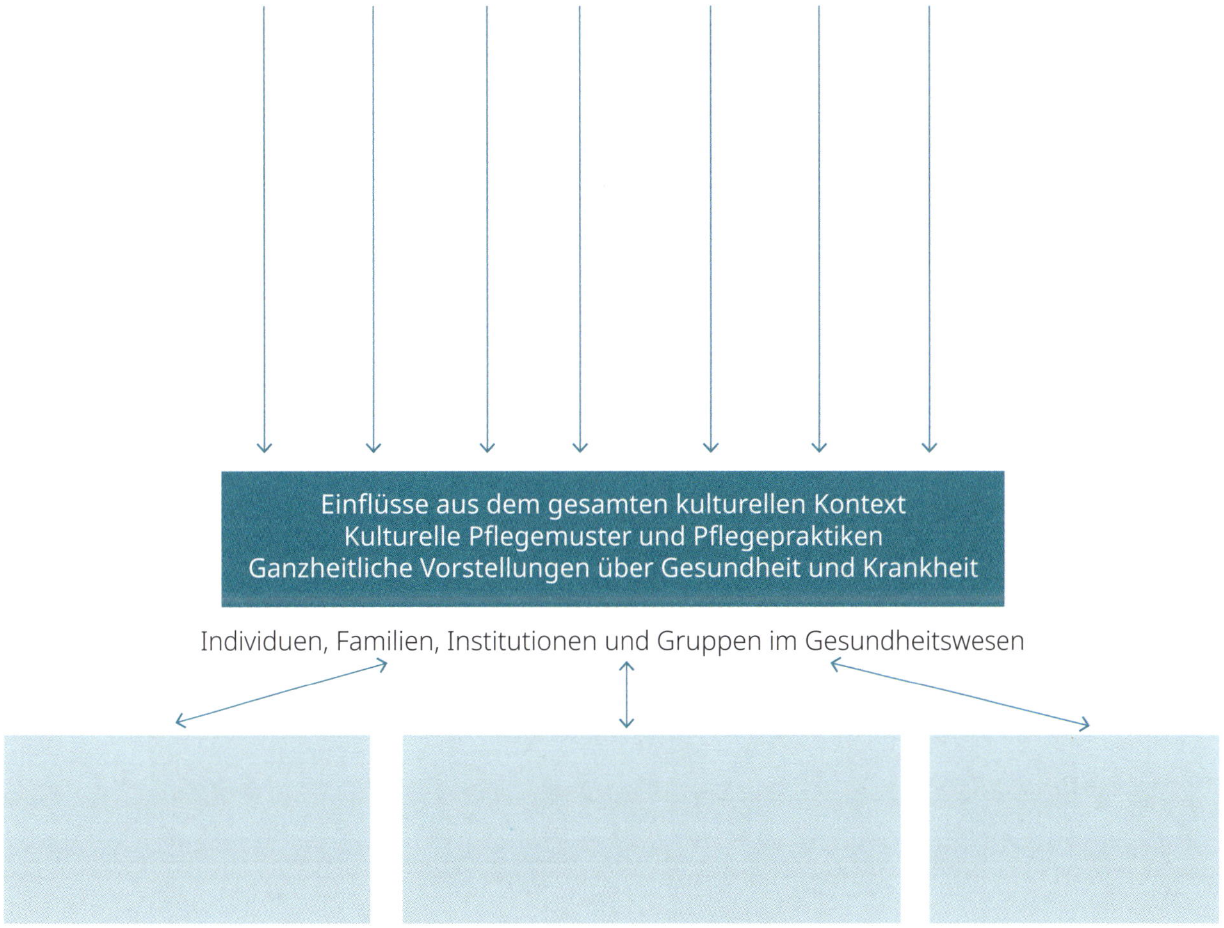

Pflegerische Haltung und Intervention:
Berücksichtigung und Wahrung kultureller Eigenheiten in der Pflege
Kulturelle Anpassung der Pflege
Kulturelle Rekonstruktion der Pflege

b) Erklären Sie stichpunktartig die vier Kompetenzbereiche in Bezug auf die transkulturelle Pflege.

1. Kognitive Kompetenz

2. Personale Kompetenz

3. Transkulturelle Kompetenz

4. Vielfaltkompetenz

AUFGABE 9 Die pflegerelevante Besonderheiten/Bedürfnisse für ausgewählte Religionen sind durcheinandergeraten. Bitte ordnen Sie die verschiedenen Aspekte den jeweiligen Religionen zu, indem Sie die Kästen markieren: C für Christentum, I für Islam, J für Judentum, H für Hinduismus

◯ keine Verwendung von Waschhandschuhen

◯ Ernährung enthält zahlreiche Verbote und Vorschriften, welche die rituelle Reinheit bestimmen → „Kaschrut-Vorschriften". Lebensmittel, die erlaubt sind = koscher

◯ Religiöser Feiertag ist der Sonntag.

◯ Gebete (Morgen-, Abend- und Tischgebet) und Weihwasser für die Zeit der Gebete. Rosenkranz

◯ Genuss von Blut ist strengstens verboten [Blut als Sitz der Seele].

◯ Einhaltung der fünf vorgeschriebenen Gebetszeiten (weltweit in arabischer Sprache und mit Blickrichtung nach Mekka [Osten]). Die Bedingung für die Gültigkeit eines Gebets ist neben der Sauberkeit der Kleidung auch die Sauberkeit des Ortes (Teppich, Tuch).

◯ rituelle Ganzwaschung (nach Menstruation, am Ende des Wochenflusses, nach Geschlechtsverkehr; auch bei Verstorbenen)

◯ Aschermittwoch und Karfreitag gelten als strenge Fasttage. Fastenzeit 40 Tage vor Ostern.

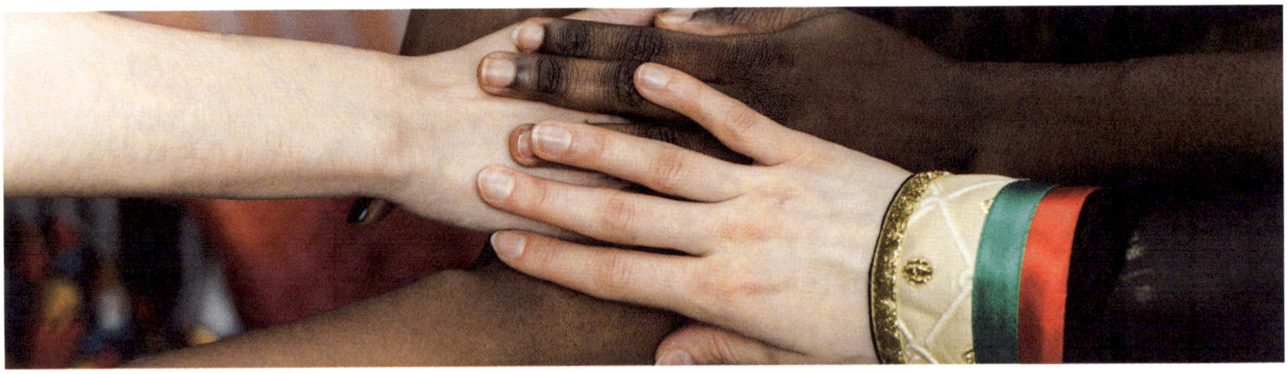

◯ Muslim bzw. Muslima

◯ Heilige Messe an Sonntagen und Empfang der Heiligen Kommunion (katholisch) und Abendmahl (evangelisch)

◯ vegetarische Ernährung (evtl. auch Verzicht auf den Verzehr von Eiern) – zumindest sollte die vegetarische Ernährung am Freitag und am Dienstag stattfinden.

◯ kein Rindfleisch und keine Produkte vom Rind [heiliges Tier]

○ höchste Feste (Weihnachten, Ostern, Pfingsten; in evangelischen Gemeinden noch der Karfreitag und der Reformationstag am 31.10.)

○ Nottaufe – falls das Leben eines Kindes in Gefahr ist

○ religiöser Feiertag ist der Freitag

○ bedeutsame Feste: Fastenbrechen (Id al-fitr [arabisch] bzw. Ramazan Bayrami [türkisch]. dauert drei Tage), das Opferfest (Id ul Adha [arabisch], etwa 70 Tage nach dem Ramadan und dauert 4 Tage).

○ Kreuz

○ Kranke Menschen sind vom Fasten ausgenommen.

○ Körperpflege sollte – wenn möglich – von einer gleichgeschlechtlichen Pflegeperson durchgeführt werden.

○ nur Fleisch von geschächteten (ausgebluteten) Tieren

○ Gebete (Morgen- [erst nach dem Zähneputzen], Mittags- und Abendgebet)

○ rituelle Gebetswaschung: Grundsätzlich erfolgt die Körperpflege bei fließendem Wasser.

○ Scham von besonderem Wert, Pflege wenn möglich durch gleichgeschlechtliche Pflegepersonen

○ Pflege im Intimbereich mit der linken Hand

○ evtl. Duschen nach medizinischen Bädern

○ kein Schweinefleisch (gilt als unrein)

○ Sakrament der Krankensalbung zur spirituellen Stärkung

○ Händewaschen vor den Mahlzeiten sehr wichtig

○ Bettwäsche und Kleidung nur aus einer Stoffart gewebt

Praxisfall

CE 10 Entwicklung und Gesundheit in Kindheit und Jugend in pflegerischen Situationen fördern
Kompetenzbereich I, II, III

Inhalte

- Asthma
- akuter Asthmaanfall
- Atemnot
- Informations-/Anleitungsgespräch
- Neurodermitis

Lernsituation

Max bekommt keine Luft

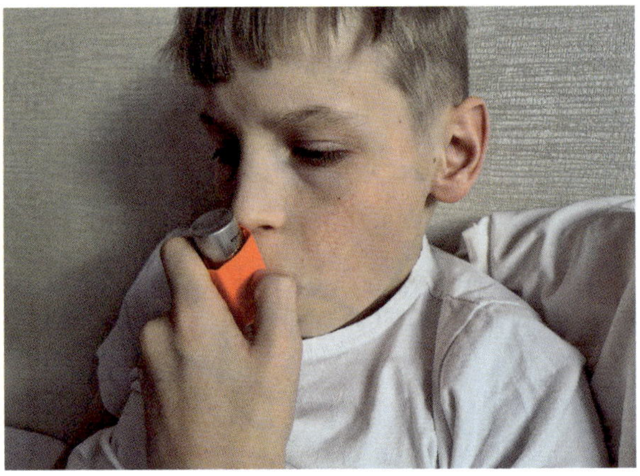

Pflegefachfrau Monika Schneider arbeitet seit einem Jahr in der Notaufnahme der Universitätskinderklinik. Vor wenigen Minuten wurde Max, ein sechsjähriger Junge, mit einem akuten Asthmaanfall eingeliefert. Seine Eltern haben ihm seinen Notfallspray zu Hause appliziert, leider zeigte dieser nicht die gewünschte Wirkung. Der Asthmaanfall verschlimmerte sich zusehends. Seine Mutter ist völlig aufgeregt und rennt panisch um ihren Sohn herum. Max bekommt immer schlechter Luft. Seine Atmung klingt pfeifend, sein Gesicht ist zyanotische verfärbt, er hustet und beschreibt durch Zeigen, dass seine Brust sich komisch eng anfühlt. Richtig sprechen kann Max nicht, da er dabei noch schlechter Luft bekommt und er wieder anfängt zu husten. Max' Mutter hat Angst und weint leise vor sich hin.

Pflegefachfrau Monika Schneider erkennt die Überforderung und Angst der Mutter, nimmt sie auf ein Zeichen der Notärztin bei Seite und führt sie aus dem Raum. Die Notärztin Frau Dr. Busch untersucht Max kurz und verabreicht ihm notfallmäßig Salbutamol (Betamimetikum) als Inhalation, Hydrocortison i.v. sowie 5 l O2 /min über die Nasenbrille. Max wird mit erhöhtem Oberkörper gelagert. Unter der eingeleiteten Notfalltherapie geht es Max besser. Seine Sauerstoffsättigung steigt auf 94 %, sodass Frau Dr. Busch die O_2-Zufuhr auf 1 l/min absenkt. Sie bittet die Mutter von Max wieder in den Behandlungsraum. Diese berichtet, dass Max seit einem Jahr an Asthma leidet. Von Geburt an hatte er bereits Neurodermitis. Weiterhin berichtet sie, dass Max, wie im vergangenen Frühjahr, gerade sehr viel niest, seine Augen ständig gerötet sind und jucken.

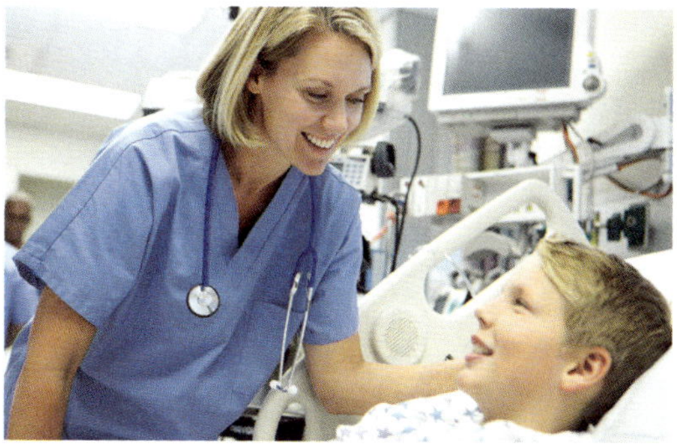

Frau Dr. Busch inspiziert Max genauer und stellt gerötete, juckende und trockene Hautstellen an den Ellenbeugen, den Kniekehlen und den Oberschenkeln fest. Um die Augen herum erscheint die Haut ebenfalls gerötet und trocken. An den betroffenen Hautstellen sieht Frau Dr. Busch deutliche blutige Kratzspuren.

Frau Dr. Busch verlegt Max auf die pulmologische Kinderstation, um ihn für ein bis zwei Tage zu überwachen und noch ein paar Tests durchzuführen. Pflegefachfrau Monika Schneider verabredet sich mit Max' Mutter zu einem Gespräch über die Pflege bei Neurodermitis und Asthma für den nächsten Tag um 13.00 Uhr. Da es Max besser geht, ist seine Mutter auch ruhiger geworden und folgt Max auf die Station. Dort bekommt er noch für 24 Stunden eine Infusion zur Flüssigkeitszufuhr gelegt.

AUFGABE 1 Erfassen Sie bitte alle Personen der geschilderten Situation (Akteure) und die hierzu gehörenden Pflegephänomene

Akteur	Phänomen

AUFGABE 2 Beschreiben Sie Ihre Gefühle beim Lesen der Fallsituation.

AUFGABE 3 Nennen sie Handlungsanlässe aus der Fallsituation.

AUFGABE 4 Welche Symptome von Asthma bronchiale und Neurodermitis kennen Sie?

Asthma bronchiale:

____

____

____

____

____

____

Neurodermitis:

____

____

____

____

____

____

____

____

INFO

Notfalldiagnostik:

- BGA
- O2 < 40 mmHg → O2-Gabe; Intensivstation, Therapieziel: art. O2 > 80 mmHg
- Röntgen-Thorax bei Verdacht auf Superinfektion, Pneumothorax, Atelektasen (kollabierter Lungenabschnitt oder Lungenflügel, der nicht mehr mit Luft gefüllt ist)
- Elektrolyte, BZ, Blutbild als Ausgangswert für Infusionstherapie
- Lufu (Lungenfunktionsprüfung), wenn vom Zustand her möglich
- Kontrolle der Vitalzeichen

AUFGABE 5 Nennen und begründen Sie pflegerische Maßnahmen, die während der Applikation von Sauerstoff über die Nasenbrille beachtet werden müssen.

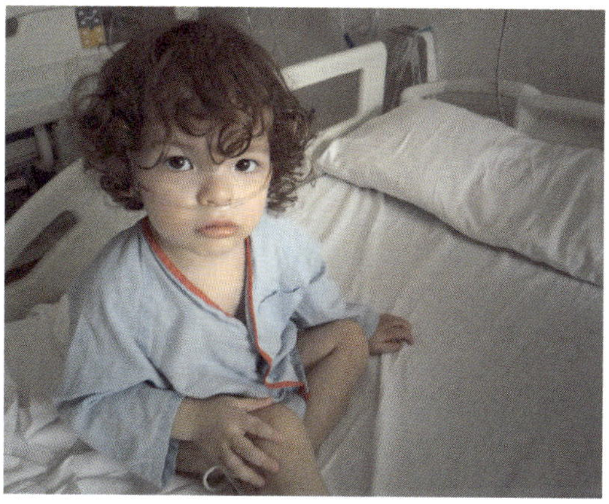

AUFGABE 6 Max bekommt notfallmäßig β-Sympathomimetika (Salbutamol) verabreicht. Nenn Sie mögliche Nebenwirkungen der Therapie mit β-Sympathomimetika.

PRAXISTIPP

β -Sympathomimetika setzen an den β2-Rezeptoren der Bronchialmuskulatur an und führen zur Erschlaffung der glatten Bronchialmuskulatur. Die Bronchien werden so erweitert und die Patienten können wieder besser die Luft ein- und ausatmen. Sie werden als Notfallmedikamente bei einem akuten Asthmaanfall eingesetzt. Medikamentenbeispiele wären „Berotc", „Salbutamol rathiopharm", „Sultanol", „Oxis" und „Serevent".

Aufgabe 7 Frau Dr. Busch beauftragt Pflegefachkraft Monika Schneider, Max und seine Mutter zu einer Asthmaschulung anzumelden. Am morgigen Tag findet eine solche in den Räumen der Klinik statt.

1. Welche Inhalte sollen in einer Asthmaschulung vermittelt werden?

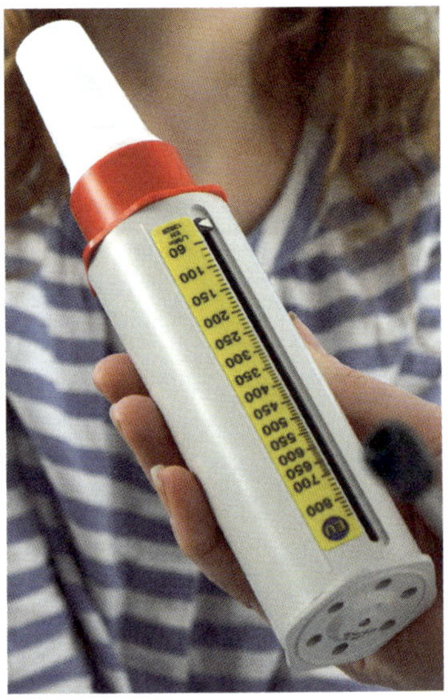

Bild 1: Peak Flow Meter

MERKE

Peak Flow Meter (Bild 1), das Asthmatagebuch und das Ampelschema können den Betroffenen und ihren Angehörigen eine Hilfe zur Einschätzung des momentanen Asthmageschehens geben.
Im Ampelschema gibt es den grünen, den gelben und den roten Bereich, mit jeweils unterschiedlichen Bedeutungen.
GRÜN: 80 bis über 100 % des persönlichen Bestwertes – Erkrankung unter Kontrolle
GELB: 50–80 % des persönlichen Bestwertes – Gefahr, zusätzliche Medikamente einnehmen
ROT: PEF < 50 % des persönlichen Bestwertes – Gefahr, Arzt aufsuchen

Pflegefachkraft Monika Schneider erklärt Max und seiner Mutter nach der Asthmaschulung noch einmal die Anwendung eines Dosieraerosols / Asthmasprays.

2. Notieren Sie die konkrete Anleitung zur Verwendung eines Dosieraerosols / Asthmasprays.

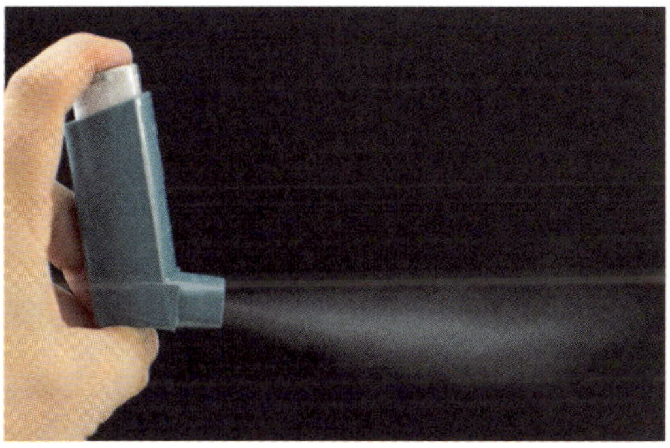

Bild 1: Dosieraerosol

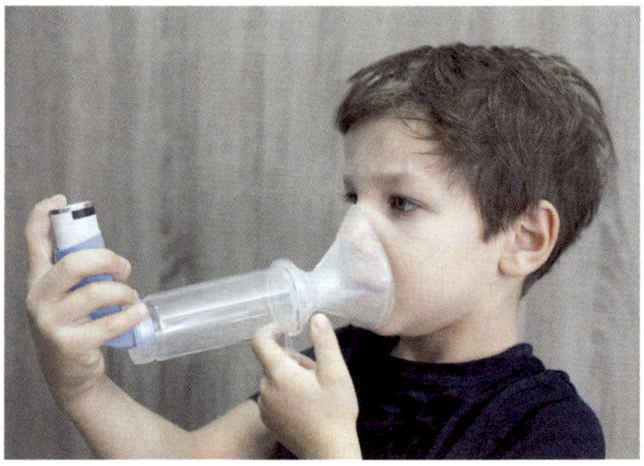

Bild 2: Inhalation mit Spacer

AUFGABE 8 Max leidet neben dem Asthma noch an Neurodermitis. Auf seiner Haut finden sich deutliche Kratzspuren, da Max mit Kratzen das Jucken unterdrücken möchte.

Erklären Sie stichpunktartig die Erkrankung.

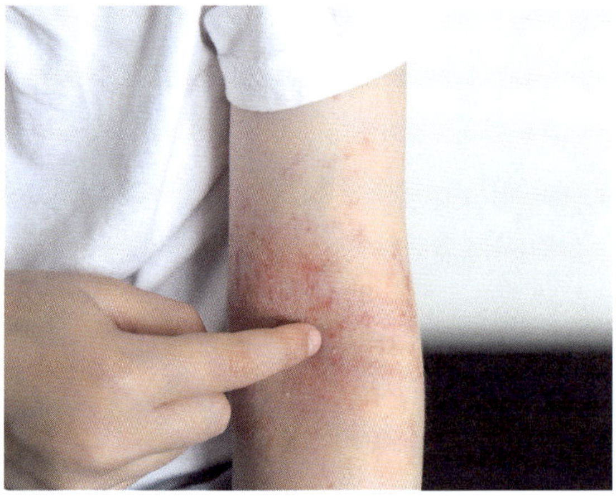

AUFGABE 9 Gestalten Sie ein Beratungsgespräch für Max und seine Mutter zur Hautpflege bei Neurodermitis und zur Verminderung des Juckreizes.

AUFGABE 10: Welche Pflegeprobleme können sich bei Kindern mit Neurodermitis ergeben?

AUFGABE 11 Formulieren Sie für Max und seine Mutter allgemeine und pflegerische Empfehlungen für ein Leben mit Neurodermitis.

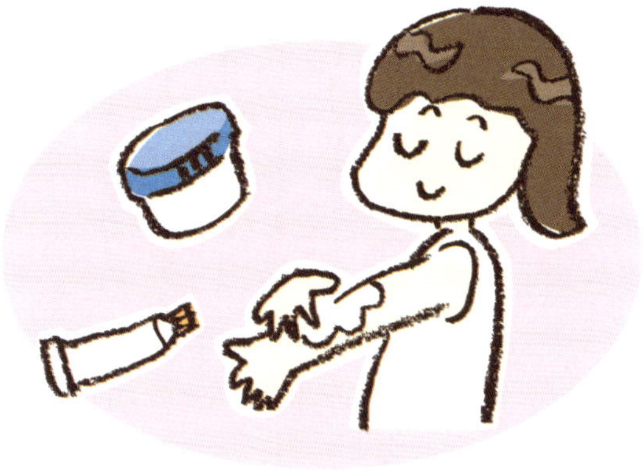

INFO

Die Behandlungsleitlinie für Ärztinnen und Ärzte (Atopische Dermatitis, AWMF-Register-Nr. 013-027, 2023) empfiehlt u.a. Maßnahmen zur Linderung der psychischen Belastung von Kindern mit Neurodermitis und deren Angehörigen.

Betroffene (und je nach Alter auch deren Eltern) sollen in Schulungen lernen, mit der Krankheitsbelastung (quälender Juckreiz, Schlaflosigkeit, Einschränkungen im Alltag und dadurch auch deutliche Belastung aller Familienmitglieder) umzugehen.

Stress kann den Juckreiz verschlimmern oder auch der Juckreiz selbst kann zu Stress führen. Somit ist die Stressreduktion ein wichtiger Behandlungspfeiler. Durch Entspannungsübungen beispielsweise kann der Alltag für Betroffene erleichtert und stressauslösende Faktoren reduziert werden.

Interdisziplinäre Teams aus Ärztinnen, Psychotherapeuten, Ernährungs- und Pflegefachkräften können hierbei auf die Patientinnen und Patienten zugeschnittene Therapieprogramme entwickeln, die den Umgang mit Neurodermitis erleichtern und die psychische Belastung dauerhaft deutlich reduzieren.

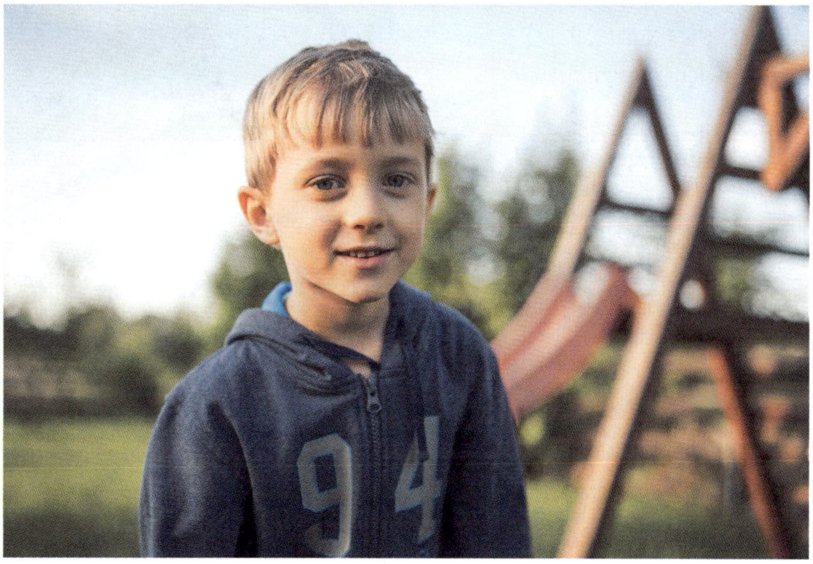

Praxisfall

CE 10 Entwicklung und Gesundheit in Kindheit und Jugend in pflegerischen Situationen fördern
Kompetenzbereich XYZ

Inhalte

- Anorexia nervosa
- Folgeerscheinungen von Mangelernährung
- Selbstbestimmungsrechte von Kindern und Jugendlichen
- Unfreiwilligkeit, Zwangsernährung
- Suizid
- Pflege bei Magensonde
- Konflikte innerhalb der Familie
- depressive Stimmungslagen

Lernsituation

Lia is(s)t nicht mehr

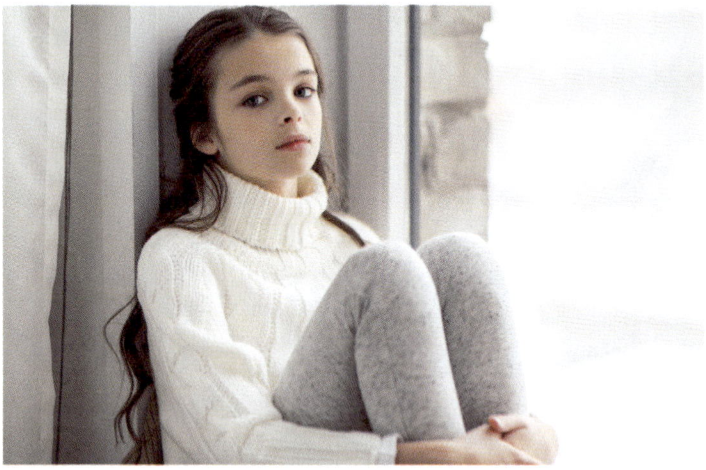

Lia sitzt am Tisch der Station 53. Eigentlich möchte Sie hier gar nicht sein. Es ist alles so grau, die Lampen leuchten grell und es ist nicht so schön wie in ihrem Kinderzimmer.

Vor Lia steht ein Teller mit einer Suppe. Daneben ein Glas Saft und ein kleines Brötchen. Sie starrt auf den Teller und alles dreht sich im Kopf. Sie möchte nicht essen und sie möchte nicht hier sein.

Draußen vor der Tür hört sie ihre Eltern, die mit dem Stationsarzt sprechen. Sie kann nicht viel verstehen nur Wörter wie „essen“ „zu dünn“ und „wird sie sterben?“ kann sie durch die graue Zimmertür hören. Schon die Tortour der letzten Stunden war so schrecklich. Ihre Eltern haben sich zuhause wieder angeschrien, es wurde sehr laut und Lia wollte dann allein ins Zimmer gehen um wieder zu malen, was ihr immer so viel Freude macht. Auf einmal wurde ihr schwarz vor Augen und sie muss irgendwie auf der Treppe zusammengeklappt sein. Ihre Eltern haben Sie dann wohl hierhergebracht und in der Notaufnahme wurde sie gewogen (32kg), abgemessen (1,50m) und hat eine weißliche Infusion bekommen. Sie kann sich kaum noch an etwas erinnern aber bei dem Gedanken, dass sie nun zunehmen muss, wird ihr ganz übel.

Sie muss schlucken. Tränen laufen über ihr Gesicht. Sie möchte ihren Eltern keine Angst machen, aber sie möchte nicht essen. Eigentlich möchte sie nur schlafen, sie ist so müde von allem. Sie kann ihren Eltern nicht sagen, wie es ihr wirklich geht und bestimmt wollen sie das auch gar nicht so genau wissen. Ständig streiten sie sich wegen der Arbeit oder anderen unwichtigen Dingen.

Sie will nur noch in ihr eigenes Bett und muss daran denken, dass sie morgen Geburtstag hat und 13 Jahre wird. Bei dem Gedanken an einen Geburtstagskuchen wird ihr wieder schlecht, sie friert und fängt an zu zittern. Da klopft es plötzlich, die Pflegefachkraft Eva Gerder betritt das Zimmer und lächelt sie vorsichtig an: „Hallo liebe Lia, ich bin Eva Meier und bin hier in der psychiatrischen Klinik Weißheide gemeinsam mit dem Team für dich da. Ich habe dir eine warme Decke mitgebracht und ein bisschen Tee. Gleich kommt Frau Mehmann, die ist unsere Psychotherapeutin und möchte gerne mit dir sprechen."

Lia senkt den Kopf. Sie möchte eigentlich mit niemandem sprechen. Es ist doch bestimmt alles ihre Schuld, dass ihre Eltern sich so viel streiten. Bei dem Gedanken an noch eine weitere Person im weißen Kittel, die gleich erscheinen wird, schreckt sie panisch hoch: „Werde ich dann zwangsernährt? Werden Sie mich dann auch fixieren?" Sie hatte im Internetforum darüber gelesen und bekommt nun Angst, dass man mit ihr nun das Gleiche machen möchte. Sie hat doch alles unter Kontrolle. Sie möchte nur einfach nicht essen.

AUFGABE 1 Erfassen Sie bitte alle Personen der geschilderten Situation (Akteure) und die hierzu gehörenden Pflegephänomene.

Akteur	Phänomen

AUFGABE 2 Überlegen Sie, welche Situation Sie schon mit der Patientengruppe Kinder- und Jugendliche erlebt haben.

AUFGABE 3 Bei der Einschätzung des Gewichts bei Kindern- und Jugendlichen orientiert man sich am Alter und dem BMI. Berechnen Sie den BMI von Lia und schätzen Sie ihr Ergebnis ein.

MERKE

Bei Anorexie-Patienten fällt sofort das **starke Untergewicht** (BMI von weniger als **17,5**). Dieses Untergewicht wird von den Betroffenen selbst herbeigeführt und geht mit einer starken Angst vor **Gewichtszunahme** einher. Daher meiden sie trotz ihres Untergewichts kalorienreiche Speisen und treiben teilweise exzessiv Sport. Die Ursache dieses Verhaltens liegt in einer **Körperschemastörung**, bei der die Betroffenen sich selbst als zu dick empfinden, obwohl sie tatsächlich untergewichtig sind.

AUFGABE 4 Frau Mehmann beginnt ein psychologisches Gespräch mit Lia und findet heraus, dass sie sich oft mit anderen Mädchen aus ihrer Klasse vergleicht und gerne so dünn wäre wie die beliebten Mädchen. Bei dem Krankheitsbild Anorexia nervosa gibt es oft verschiedene Risikofaktoren für die Entstehung einer Essstörung. Welche Ursachen könnten noch ausgehend aus Lias Biographie vorliegen ?

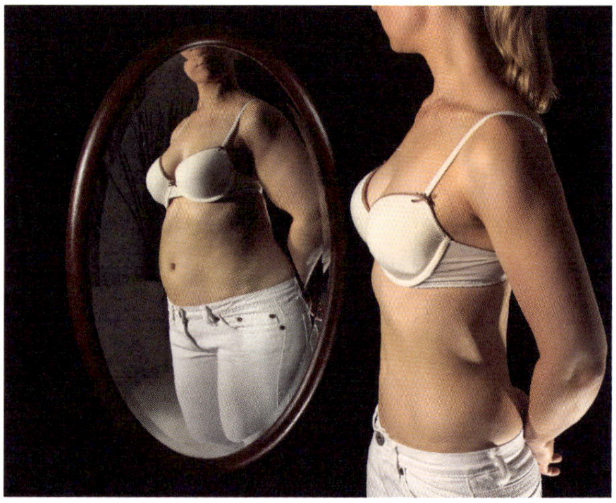

PRAXISTIPP

Es ist sehr wichtig, die betroffenen Patienten einzubeziehen. Gehen Sie immer wieder ins **Gespräch** und erläutern Sie die notwendigen **Behandlungsschritte** auch mit Unterstützung der behandelnden **Fachleute**.

Aufgabe 5 Überlegen Sie, welche Komplikationen bei einer Esstörung wie Anorexia nervosa auftreten können

Aufgabe 6 Lia befindet sich in dem Alter, wo die viele Mädchen ihre erste Periode bekommen. Überlegen Sie, was für einen Einfluss die Erkrankung darauf haben kann.

Wie ist der medizinische Fachbegriff dafür?

AUFGABE 7 Eine mögliche Komplikation bei Anorexia nervosa ist die Hypotonie und die Bradykardie. Welche pflegerischen Maßnahmen müssen sie hierfür durchführen?

AUFGABE 8 Benennen Sie eine notwendige Prophylaxe bei dem Krankheitsbild und begründen Sie ihre Entscheidung.

AUFGABE 9 Bennenen Sie drei Maßnahmen zur oben genannten Prophylaxe für junge Patientinnen und Patienten.

MERKE

Es herrscht oft die Annahme, dass Essstörungen hauptsächlich Frauen betreffen. Doch auch **Jungen und Männer** können davon betroffen sein und alle Formen einer Essstörung entwickeln. **Zehn bis 25** Prozent der Menschen, die wegen Anorexie oder Bulimie behandelt werden sind Jungen und Männer. Die Symptome und Anzeichen ähneln denen bei Mädchen und Frauen , doch leider wird eine Essstörung bei Jungen und Männern häufig nicht **rechtzeitig** erkannt.

AUFGABE 10 Überlegen Sie, welcher Blutdruck und Puls für Lia normal wäre.

AUFGABE 11 Die betroffenen Patienten werden oft mit in die Entscheidung eingebunden, in welcher Form die Nahrungsaufnahme erfolgt (z. B. über eine Magensonde oder über eine Erhöhung der Energiezufuhr durch die Ergänzung der normalen Ernährung mit kalorienreicher Zusatznahrung). Im Verlauf des stationären Aufenthaltes wird im Einverständnis mit Lia eine Magensonde gelegt.

Welche pflegerischen Maßnahmen führen Sie bei Patienten mit einer Magensonde durch?

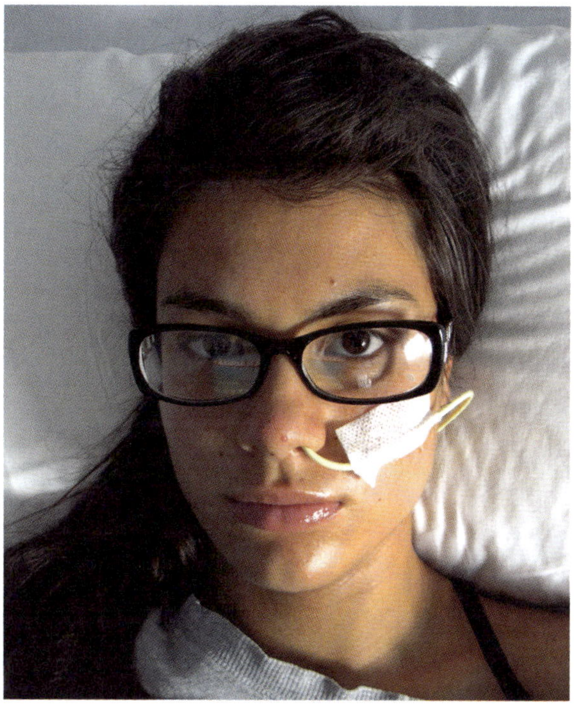

MERKE

Oftmals werden die **Therapievereinbarungen**, die mit der Patientin getroffen wurden, nicht eingehalten. Die Betroffenen können dabei sehr geschickt vorgehen, indem sie **heimlich** erbrechen, **Nahrung** verschwinden lassen und anstatt die vereinbarten Ruhezeiten einzuhalten, aktiv sind, um den Energieverbrauch zu steigern.

§

Wenn ein Patient keine Einsicht in seine Krankheit zeigt und sein Leben in **Gefahr** ist, kann eine **Zwangsbehandlung** einschließlich **Zwangsernährung** durch eine Magensonde von einem Richter angeordnet werden.

Bei minderjährigen Personen können die Eltern bzw. Sorgeberechtigten beim Familiengericht eine **geschlossene** Unterbringung und eine medizinische Behandlung gegen den Willen der oder des Betroffenen gemäß **§ 1631b BGB** beantragen.

AUFGABE 12 Die Suizidrate liegt bei Patienten mit Essstörungen ist sehr hoch. Lia zeigt während ihres Aufenthaltes depressive Verstimmungen und äußert sich gegenüber einer Mitpatientin, dass es doch alles viel einfacher wäre, wenn sie nicht mehr leben würde.

Welche Vorsichtsmaßnahmen sollen Pflegefachkräfte bei suizidalen Äußerungen ergreifen?

MERKE

Im Vergleich zu gesunden Personen ist die **Sterblichkeitsrate** bei Anorexia nervosa etwa zehnmal höher. Die Lebensgefahr ergibt sich einerseits aus den schwerwiegenden körperlichen Symptomen und andererseits aus dem erheblich gesteigerten **Suizidrisiko**.

AUFGABE 13 Die Erkrankung kann vor allem für Schulkinder und Jugendliche einen deutlichen Einschnitt in ihr soziales Leben bedeuten. Mit zunehmendem Alter sind die Folgen nicht mehr so gravierend, denn die Entwicklung zur Selbstständigkeit und der Prozess der Ablösung von den Eltern sind in der Regel weiter fortgeschritten.

Überlegen Sie, welche Maßnahmen Sie treffen können, um angehenden Jugendlichen wie Lia den Aufenthalt in einer Klinik zu erleichtern.

PRAXISTIPP

Wichtige Bestandteile des stationären Aufenthaltes sind neben **Psychotherapie** meist ein **Stufenplan** und die **Gewichtskurve**. Gemeinsam wird die wöchentliche Gewichtszunahme festgelegt und sollte **500** Gramm nicht unterschreiten. Das Zielgewicht sollte mindestens über einen BMI von 18 liegen. Das Gewicht wird mindestens 2 x in der Woche kontrolliert.

AUFGABE 14 Beim gemeinsamen Essen im Speisesaal lernt Lia ein gleichaltriges Mädchen mit Bulimie kennen. Bulimie gehört ebenfalls zu den Esstörungen und hat einige Gemeinsamkeiten und Unterschiede zur Anorexia nervosa. Füllen Sie die folgende Tabelle nach den auftretenden Krankheitsphänomenen aus.

Phänomen	Anorexia nervosa	Bulimie
Ausgeprägte Körperschemastörung		
Beginn vor allem im frühen Jugendalter		
Extreme Reduzierung des Körpergewichts		
Nicht steuerbare Essanfälle und Kontrollverlust		
Einnahme von Laxantien		
Anschließendes Erbrechen nach Essanfällen		
Auslöser können traumatische Erfahrungen, familiäre oder schulische Konflikte sein		
Panische Angst vor Gewichtszunahme		
Depressive oder ängstliche Verhaltensweisen		

AUFGABE 15 Viele psychosomatische Kliniken mit Spezialisierung auf Essstörungen verfolgen das Prinzip der Bezugspflege als eine wichtige pflegerische Intervention. Eva Meier ist die Bezugspflegerin von Lia. Überlegen Sie, welche Vor- und Nachteile die Bezugspflege vor allem bei jugendlichen Patienten mit einer Essstörung hat.

Vorteile	Nachteile

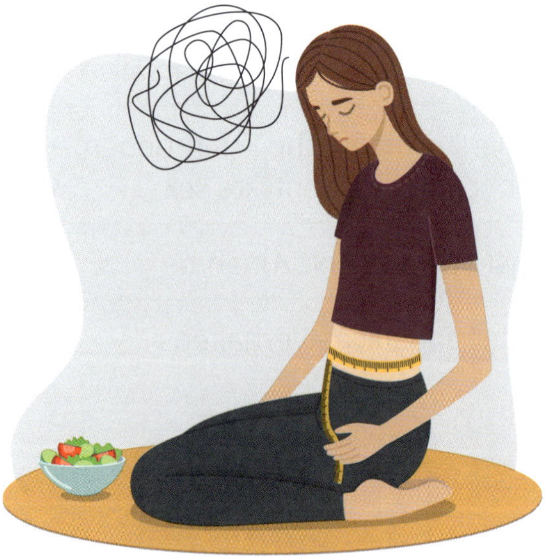

AUFGABE 16 Lösen Sie das Kreuzworträtsel

1. Auftreten von feinem, flaumartigen Haar bei starkem Untergewicht
2. Erkrankung, bei dem regelmäßig Essanfälle auftreten
3. ganzheitliche und individuelle Pflege eines Pflegebedürftigen
4. Knochenerkrankung ausgelöst durch Kalzium-, Phosphat- und Vitaminmangel
5. Häufigste Todesursache bei Anorexia nervosa Patienten
6. Häufige Begleiterscheinung von Anorexia nervosa in Bezug aufKörpertemperatur
7. Psychische Erkrankung, die zu einer gestörten Wahrnehmungdes eigenen Körpers führt
8. Medizinischer Fachbegriff für Ausbleiben der Periode

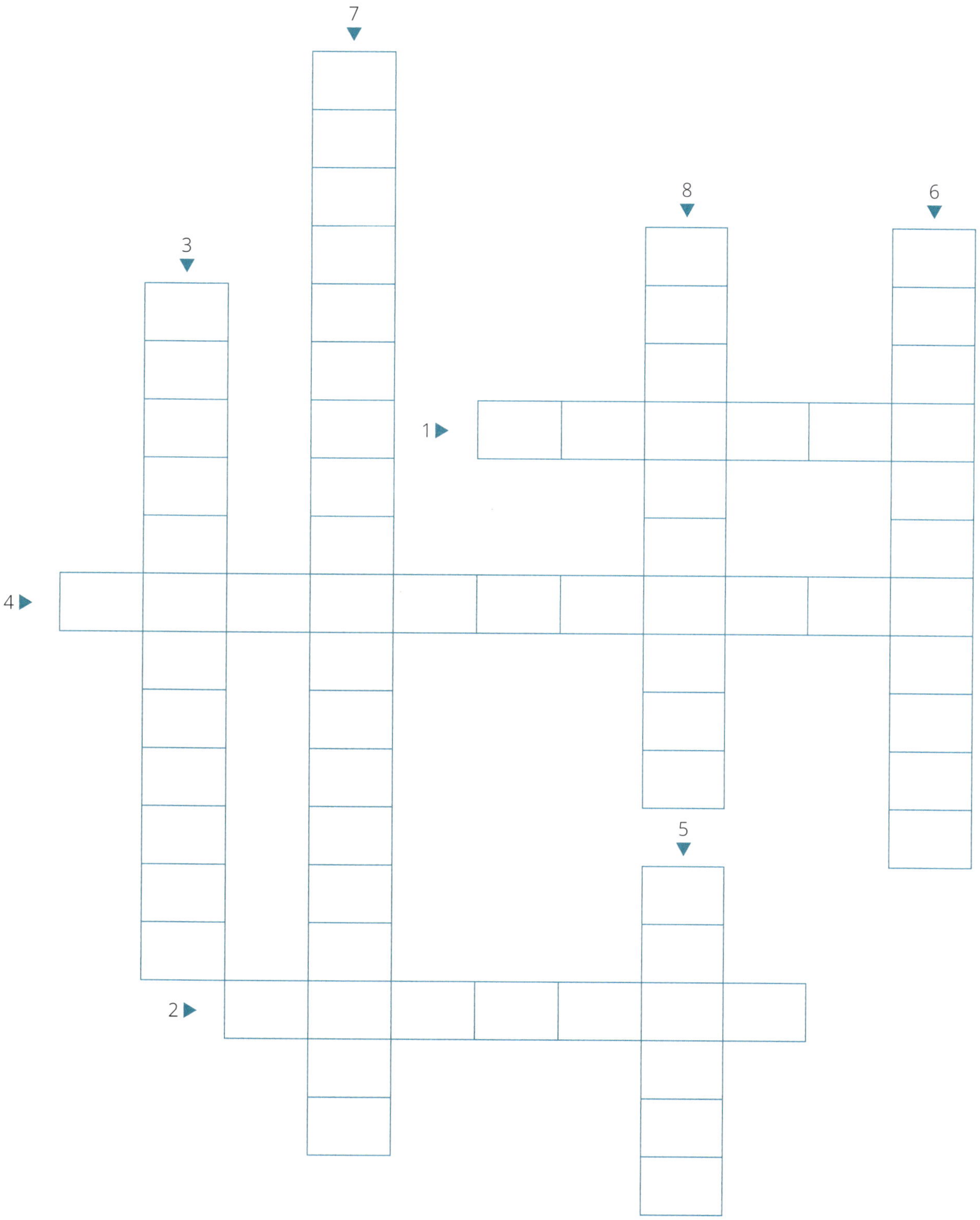

Lösung: ______________________________

Praxisfall

CE 11 Menschen mit psychischen Gesundheitsproblemen und kognitiven Beeinträchtigungen personenzentriert und lebensweltbezogen unterstützen
Kompetenzbereiche I und II

- postoperative Thrombose-Prophylaxe
- Symptome einer Depression
- Therapie von Depressionen
- Risikofaktoren für Depression
- Antidepressiva

Lernsituation

Mehr als eine Fraktur

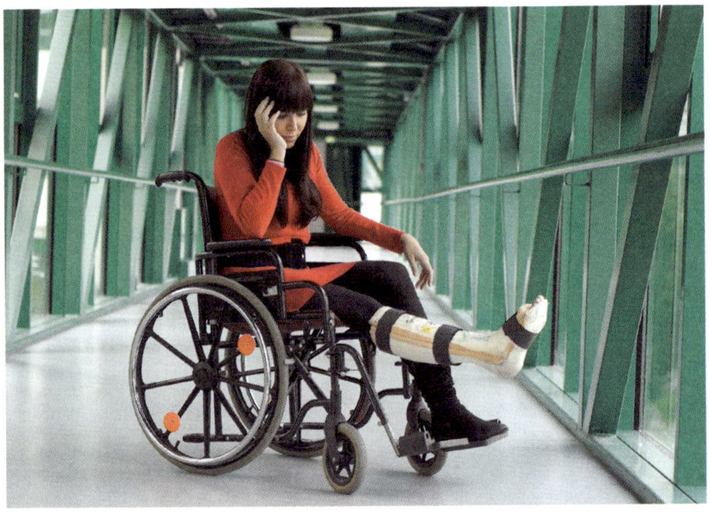

Die Physiotherapeutin Therese Bartels hat ihren Einsatz auf der chirurgischen Station des St.-Elisabeth-Krankenhauses beendet. Sie geht abschließend im Stationszimmer die Patientenakten durch und dokumentiert darin ihre Tätigkeiten.

Pflegefachfrau Tugba Aydemir kommt hinzu und fragt: „Na, wie war's?" „Wie immer", meint Therese Bartels, „nur mit der Frau Körner komme ich nicht zurecht." „Wieso, wo ist das Problem?" „Bei Frau Körner ist es schon der 5. postoperative Tag. Ich schaffe es aber kaum, sie aus dem Bett zu bringen, dabei sollte sie mit meiner Hilfe schon laufen können. Sie gibt sich überhaupt keine Mühe." „Hast du mal mit ihr geredet und gefragt, warum sie so wenig motiviert ist?", möchte Tugba Aydemir wissen. Therese Bartels erwidert: „Ich habe zu ihr gesagt: ‚Sie müssen jetzt einen Zahn zulegen, wenn Sie am Wochenende nach Hause wollen! Wenn Sie sich nicht bemühen, kann ich Ihnen nicht helfen.'"

Einige Minuten später will Tugba Aydemir der Patientin eine Heparinspritze geben und findet sie in Tränen aufgelöst.

Tugba Aydemir: „Frau Körner, was ist denn los?"

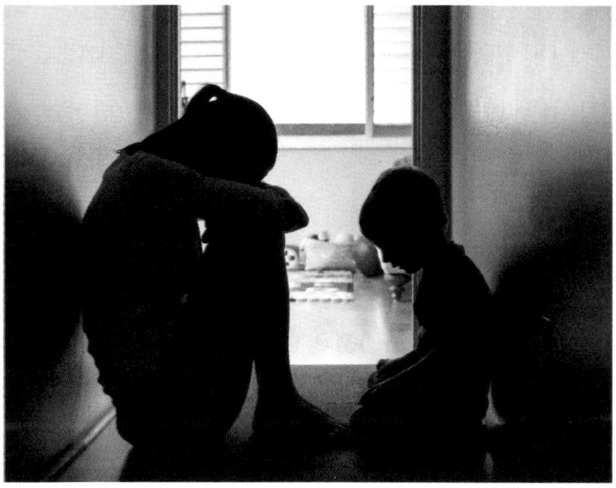

Frau Körner: „Nichts ist mit mir los, das ist es ja. Frau Bartels hat es eben gesagt, mir ist nicht zu helfen."

Tugba Aydemir: Aber das hat sie doch so nicht gemeint. Sie möchte nur, dass Sie mehr mitarbeiten."

Frau Körner: „Ja, ich weiß, ich soll mich zusammenreißen. Das sagt meine Mutter auch immer. Und als ich endlich mal loslegen wollte, bin ich auf der Treppe ausgerutscht und habe mir das Bein gebrochen."

Tugba Aydemir gibt Frau Körner die Heparinspritze und lässt sich die Vorgeschichte ausführlich erzählen.

Frau Körner ist Mutter von drei Kindern, dem sechsjährigen Ben, dem fünfjährigen Theo und der einjährigen Ava. Die letzte Schwangerschaft war nicht einfach. Sie hatte vorher zweimal eine Fehlgeburt und war daher immer in Sorge um ihre Schwangerschaft. Nach der Geburt der kleinen Ava konnte Katharina Körner sich nicht erholen. Sie erledigte zu Hause mühsam nur das Nötigste. „Wenn ich morgens aufwachte, lastete der Tag bleischwer auf mir. Ich dachte, dass ich das alles niemals schaffen könnte." Anfangs wurde sie von ihrem Mann unterstützt, aber nach zehn Tagen musste er wieder voll arbeiten. Er erwartete nun, dass zu Hause alles funktioniert. Und Katharina Körner habe sich geschämt, dass sie so wenig leistete.

„Ich weiß, dass ich eine schlechte Mutter bin", bringt sie hervor, als Tugba Aydemir sie mitfühlend anschaut, „erst die beiden Fehlgeburten, und dann habe ich mich viel zu wenig um Ava gekümmert." Aber sie habe ständig Kopfschmerzen gehabt und dazu ein Gefühl, als sei ihr der Hals zugeschnürt. Und manchmal trete unerklärliches Herzrasen auf. So sei es mehrere Monate gegangen, sagte Katharina Körner, bis sie auf Anraten – oder besser gesagt Anweisung – ihres Mannes ihren Hausarzt aufgesucht habe. Dieser habe gemeint, dass es sich um eine Depression handeln könnte und habe ihr ein Antidepressivum verschrieben.

Und so ging es weiter: Frau Körner nahm die Tabletten 10 Tage lang ein. Da sie bis dahin keine Besserung verspürte, setzte sie sie wieder ab. Ihr Mann meinte dazu, dass das „Psychozeug" nichts bringe. Ab dann kam die Mutter der Patientin, Hedwig Neumeier, öfter ins Haus, um ihre Tochter zu unterstützen. Aber auch deren Geduld war eines Tages aufgebraucht. Sie sagte ihrer Tochter klar und deutlich, dass sie sich endlich zusammenreißen solle. Sie, Hedwig Neumeier, habe es im Leben auch nicht einfach gehabt – keine Kinderbetreuung, dritte Etage ohne Fahrstuhl, keine Einmalwindeln – sie habe es aber geschafft.

Katharina Körner wollte sich nun endlich einen Ruck geben. Sie ging, noch beeindruckt von dem Gespräch mit ihrer Mutter, nach oben, um einen großen Korb mit Bügelwäsche zu holen. Beim Weg nach unten rutschte sie auf der Treppe aus und „den Rest kennen Sie". So beendete Frau Körner ihren Bericht.

Tugba Aydemir hört sich die Erzählung mit Anteilnahme an. Ihr ist klar, dass es hier um mehr geht als eine Fraktur. Wenig später bespricht sich mit Stationsärztin Dr. Ina Velten.

Ina Velten: „Gut, dass Sie mir das gesagt haben, Frau Aydemir, und gut, dass Sie sich Zeit genommen haben für die Patientin. Bei der Visite konnte ich das alles gar nicht erkennen."

Tugba Aydemir: „Und was haben Sie jetzt vor? Wir sind hier in der Chirurgie und nicht in der Psychiatrie."

Ina Velten: „Eine Möglichkeit wäre, ein psychiatrisches Konsil anzufordern. Ich glaube, ich rede noch mal mit ihr und gebe ihr konkrete Empfehlungen für eine Therapie."

AUFGABE 1 Erfassen Sie bitte alle Personen der geschilderten Situation (Akteure) und die hierzu gehörenden Pflegephänomene

Akteur	Phänomen

AUFGABE 2 Aus welchem Grund erfolgt die Gabe von Heparin?

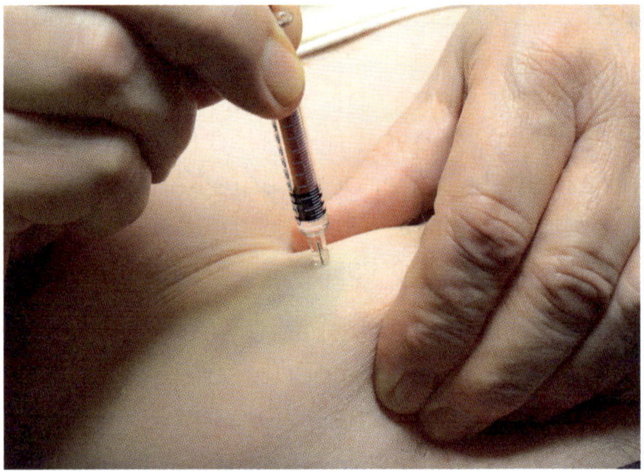

Subkutane Injetkion

AUFGABE 3 Welche aktuellen Symptome bei Frau Körner lassen an eine Depression denken?

Aufgabe 4 Tugba Aydemir hat den Eindruck, dass es sich um eine länger bestehende Depression handelt. Welche Fakten in Frau Körners Erzählung sprechen für diese Diagnose?

Dunkelfeld Depression

Depressionen können auch junge und erfolgreiche Menschen treffen. Ein Beispiel ist der Fußballspieler Robert Enke, Torwart in der deutschen Nationalmannschaft. Für Außenstehende völlig unerwartet nahm er sich 2009 im Alter von 32 Jahren das Leben. Hinterher wurde bekannt, dass er schon seit Jahren wegen Depressionen in psychiatrischer Behandlung war.

Aufgabe 5 Der Hausarzt hat Frau Körner ein antidepressives Medikament verordnet, aber Frau Körner spürt keine Besserung. Was könnte der Grund dafür gewesen sein?

MERKE

Antidepressiva haben unterschiedliche Wirkmechanismen. Ihre Wirkung setzt oft erst nach längerer Einnahme ein. Erst nach einem längeren Zeitraum kann man beurteilen, ob ein Antidepressivum für den jeweiligen Fall geeignet ist.

Aufgabe 6 Tugba Aydemir hat sich mit der Stationsärztin, Dr. Ina Velten, besprochen. Die Ärztin möchte Frau Körner konkrete Therapieempfehlungen geben. Was käme für sie infrage? Kreuzen Sie die richtige Antwort an.

Psychotherapie, zugleich mit einer medizinischen Diagnostik.	
Psychotherapie in Kombination mit Ergotherapie	
Physiotherapie	
Physiotherapie in Kombination mit Ergotherapie	

PRAXISTIPP

Äußert eine Patientin oder ein Patient Selbstmordgedanken, sollte das unbedingt dem pflegerischen und dem ärztlichen Team mitgeteilt werden, damit umgehend therapeutische Maßnahmen eingeleitet werden können.

AUFGABE 7 Frau Körner kann sich unter einer Psychotherapie nichts vorstellen. Beschreiben Sie, wie eine Psychotherapie vor sich geht und was der Grundgedanke einer Psychotherapie ist.

____

____

____

____

____

____

____

____

____

____

AUFGABE 8 Finden Sie zu den Aspekten/Personen im Leben von Frau Körner mögliche Ursachen, die bei ihr eine Depression ausgelöst haben könnten.

Wochenbettdepression ______________________________

Drei Kinder ______________________________

Frau Körners Ehemann ______________________________

Selbstvorwürfe ______________________________

Die Rolle von Frau Körners Mutter ______________________________

MERKE

Psychische Erkrankungen werden von der Gesellschaft oft nicht akzeptiert. Das macht es Depressiven schwer, sich als krank wahrzunehmen und Hilfe zu suchen.

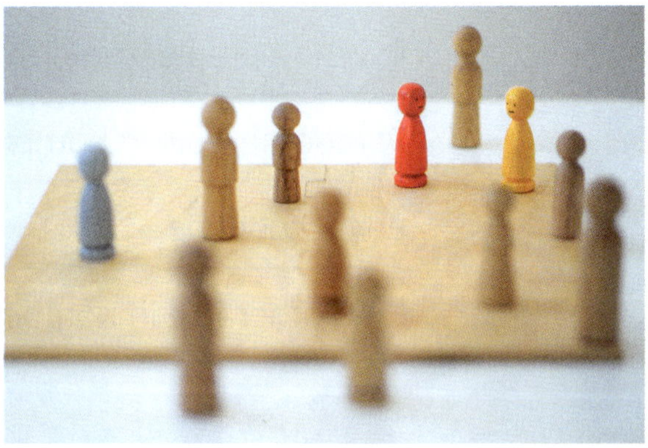

AUFGABE 9 Frau Körner berichtet über körperliche Symptome. Der Zusammenhang zwischen Körper und Seele schlägt sich auch in der Sprache nieder. Welche Redewendungen fallen Ihnen bei folgenden Organen ein?

Kopf

Hals

Herz

AUFGABE 10 Frau Körner ist in ihrer jetzigen Situation alles andere als zufrieden. Sie hätte ihren Unfall sicher gerne vermieden. Ihr Krankenhausaufenthalt hat aber auch etwas Gutes. Überlegen Sie, welcher Nutzen für Frau Körner daraus entstehen kann.

AUFGABE 11 Man kann bei Frau Körner von einem Leidensgewinn sprechen. Was bedeutet dieser Fachbegriff?

AUFGABE 12 Wenn die Psychotherapie keinen Erfolg bringt, oder auch begleitend zur Psychotherapie, können Psychopharmaka eingesetzt werden. Kreuzen Sie die 3 gängigsten Gruppen von Antidepressiva an.

selektive Serotoninwiederaufnahmehemmer (SSRI)	
Cephalosporine	
Betablocker	
Trizyklische Antidepressiva	
Antiemetika	
Monoaminoxidasehemmer (MAO-Hemmer)	

MERKE

Wenn bei einer Behandlung mit Psychopharmaka sich der Antrieb schneller bessert als die Stimmung, besteht Suizidgefahr.

AUFGABE 13 Wie kann man sich den Wirkungsmechanismus von Antidepressiva vorstellen? Bitte vervollständigen Sie den Lückentext.

synaptischen Spalt | Dopamin | Nervenzellen | Serotonin | Psychopharmaka | Noradrenalin | Signalübertragung

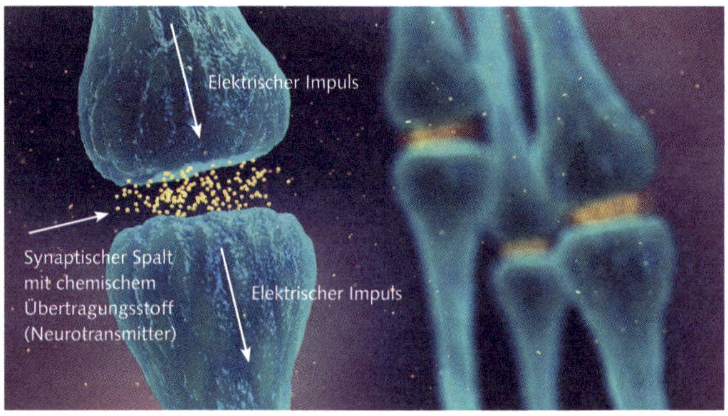

Die ______________ zwischen den ______________ im Gehirn erfolgt mit Hilfe von Neurotransmittern.

______________ wirken auf die Neurotransmitter ______________, ______________ und ______________ und erhöhen ihre Konzentration im ______________.

AUFGABE 14 In sehr seltenen schweren Fällen reicht auch die Therapie mit Antidepressiva nicht aus. Dann besteht die Möglichkeit der Elektrokrampftherapie (EKT). Beschreiben Sie das Vorgehen.

____

AUFGABE 15 Nach dem Verlauf und nach den Ursachen werden verschiedene Formen der Depression unterschieden. Bitte vervollständigen Sie die Definitionen.

Anpassungsstörung mit depressiver Symptomatik (reaktive Depression)

____

Wochenbettdepression ______________________________

Bipolare Depression ______________________________

Herbst-Winter-Depression ______________________________

____

AUFGABE 16 Überprüfen Sie Ihr Fachvokabular.

Fachbegriff	Erklärung
Antrieb	
manisch	
Synapse	
Transmitter	
Psychotherapie	
Psychiater	
Psychopharmaka	
Psychosomatik	
Antidepressiva	
Elektrokrampftherapie EKT	
Transkranielle Magnet-stimulation TMS	
Trauma	
Suizid	

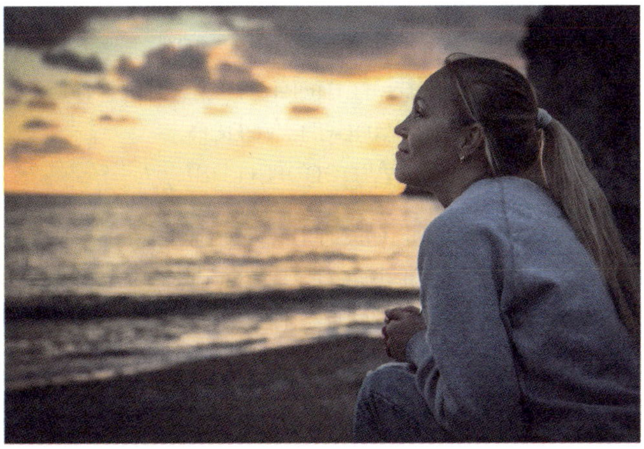

Praxisfall

CE 10 Entwicklung und Gesundheit in Kindheit und Jugend in pflegerischen Situationen fördern
Kompetenzbereich I, II, III, IV

Inhalte

- Wochenbett
- Stillen
- Stillprobleme
- Informations-/Anleitungsgespräch
- Fehlbildungen
- staatliche Unterstützung für Familien
- ICF-Modell
- Neugeborenenuntersuchung
- rechtliche und ethische Aspekte
- Pflegeplanung

Lernsituation

Ben, anders als gedacht

Ich bin Auszubildende im 2. Lehrjahr und werde auf der Neugeborenenstation der Uniklinik meinen Pflichteinsatz in der Pädiatrie absolvieren. Vier Wochen Babys und ihre Mütter, ich freue mich darauf. Heute ist mein erster Tag. Mir wurde Schwester Magda als Praxisanleiterin zugeordnet, mit der ich auch gleich meinen ersten Frühdienst gemeinsam absolviere.

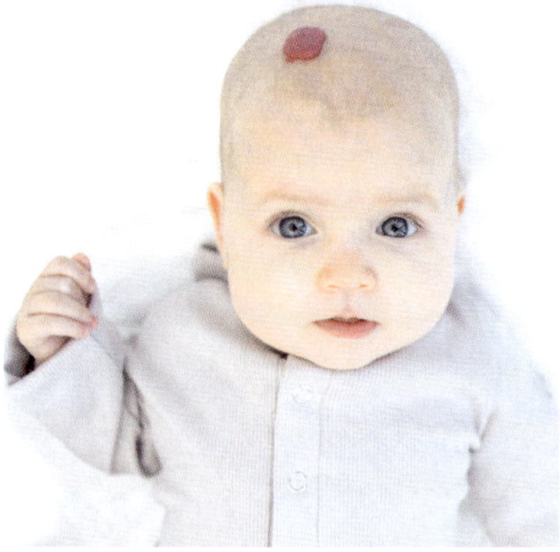

Vom Nachtdienst bekommen wir Frau Schneider und ihr Neugeborenes Ben übergeben: Eine körperlich und psychisch völlig erschöpfte junge Mutti in meinem Alter (17 Jahre), die vor drei Tagen nach 15 Stunden Wehen ihr erstes Kind spontan in der 38+6 SSW geboren hat.

Während der Geburt war neben der Hebamme nur die 41- jährige Mutter der Gebärenden sowie der 19-jährige Papa von Ben anwesend. Baby Ben ist ein Neugeborenes mit 49 cm Körperlänge, einem Geburtsgewicht 3120 g (aktuelles Gewicht 2870 g) mit einem Klumpfuß (der Fuß ist stark nach innen und oben gerichtet) einem Hämangiom („Blutschwamm") auf der rechten Kopfseite. Der Apgar-Wert beträgt 9/10/10.

Frau Schneider ist zutiefst enttäuscht, dass ihr Baby nicht „perfekt“ ist, und der Papa hält ihr vor, etwas falsch gemacht zu haben. Wenn sie auf ihr Baby aufgepasst hätte, wäre es jetzt nicht so. Frau Schneider möchte ihr Kind gern stillen. Bisher funktioniert dies aber aufgrund ihrer Schlupfwarzen nur mäßig. Mutti und Baby üben immer wieder den Umgang mit den Stillhütchen. Ich bemerke, dass sich Frau Schneider ziemlich unter Druck setzt und dadurch immer mehr verspannt. Bei jeder kleinen Gelegenheit weint sie los. Die Rückbildungsvorgänge verlaufen hingegen regelrecht.

Sobald Frau Schneider ihr Baby anschaut, beginnt sie zu weinen. Weiterhin erfahren wir, dass Frau Schneider vom Kindsvater getrennt lebt und nach der Entlassung aus dem Krankenhaus in einer Mutter-Kind-Einrichtung unterkommen wird. Bei ihrer eigenen Mutter möchte sie nicht wieder einziehen. Sie hat aufgrund der ungeplanten Schwangerschaft ihre Ausbildung zur Einzelhandelskauffrau im 2. Ausbildungsjahr unterbrochen.

Die geschilderte Situation von Frau Schneider stimmt mich sehr nachdenklich (wie würde ich in so einer Situation reagieren, würde ich das Kind nehmen?), als die Patientenklingel ertönt. Alle Pflegekräfte schauen mich erwartungsvoll an und ich mache mich auf den Weg. Im Zimmer finde ich Frau Schneider, im Bett liegend, mit ihrem schreienden Ben im Arm vor. Ihre linke Brust ist unbekleidet, die Oma (seit 6.00 Uhr auf Station) des Babys redet ununterbrochen und laut auf ihre Tochter ein.

Mir fallen die Tränen in den Augen von Frau Schneider auf und ich frage nach, wie ich helfen kann. Die Patientin berichtet völlig aufgelöst von Spannungsschmerzen in den Brüsten und dass sie nicht mehr kann. Ich solle mich doch um Ben kümmern, dafür wäre ich ja da. Ich fühle mich in dieser Situation absolut überfordert.

AUFGABE 1 Erfassen Sie bitte alle Personen der geschilderten Situation (Akteure) und die hierzu gehörenden Pflegephänomene.

Akteur	Phänomen

AUFGABE 2 Beschreiben Sie Ihre Gefühle beim Lesen der Fallsituation.

AUFGABE 3 Beschreiben Sie die wichtigsten Kriterien der folgenden drei Phänomene (Erschöpfung, alleinerziehend/alleinstehend und Weinen) aus dem Fallbeispiel:

PRAXISTIPP

Herstellen einer guten Mutter-Kind-Bindung kann im Wochenbett durch viel Körperkontakt zwischen Mutter und Kind gelingen. Der Mutter den nackten Säugling direkt auf den unbekleideten Körper zu legen („Bonding") ist eine gute Methode, um Stress auf beiden Seiten zu minimieren. Durch die körperliche Nähe wird die Oxytozin-Ausschüttung erhöht, was die Bindung und das gegenseitige Wohlbefinden fördert. Wichtig ist hierbei jedoch, dass die Mutter aufmerksam für das Kind bleibt, da bei Säuglingen durch Schlafen auf dem Bauch die Gefahr des plötzlichen Kindstods erhöht ist.

Erschöpfung

Behandlungsmöglichkeiten im vorliegenden Fall...

alleinerziehend/alleinstehend

Im vorliegenden Fall...

Gesetzliche Regelungen für Alleinerziehende als Arbeitnehmer sind z. B....

Welche Belastungen können Alleinerziehende treffen:

Weinen

Definition:

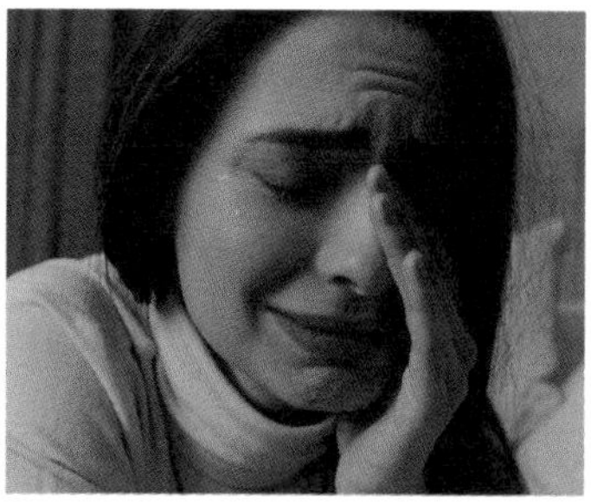

Auslöser:

Im vorliegenden Fall...

Wie kann Frau Schneider geholfen werden?

AUFGABE 4

a) Erklären Sie, wie und warum es zu Fehlbildungen bei Neugeborenen kommen kann.

MERKE

Die meisten chromosomalen Veränderungen/Gendefekte sind nicht mit dem Leben vereinbar und führen somit bereits in der (Früh-)Schwangerschaft zu Aborten und Frühgeburten.
Die umfänglichsten Schädigungen finden sich beim Neugeborenen, wenn die chemisch-toxischen Einflüsse in der Frühschwangerschaft (5.–12. SSW) auftreten, da in diesem Zeitraum die Organentwicklung am störanfälligsten ist.

Der Begriff Syndrom beschreibt eine charakteristische Kombination von Fehlbildungen des äußeren Erscheinungsbildes sowie der inneren Organe/Organsysteme, die auf eine definierte Ursache (in der Regel defektes Gen oder chromosomale Anomalie) zurückgeht (z. B. Down-Syndrom) (u. Keller et al., S. 394).

b) Ergänzen Sie die Tabelle mit den Formen von Fehlbildungen.

Einzelfehlbildungen	Mehrfachfehlbildungen
Agnesie	Syndrom
Aplasie	Sequenz
Hypoplasie	
Stenose	
Dysplasie	

Aufgabe 5 Ergänzen Sie die Tabelle mit Frau Schneiders Pflegeprobleme, -zielen und -maßnahmen.

Pflegeproblem	Pflegeziel	Pflegemaßnahmen
Pat. hat die Gefahr eines Milchstaus aufgrund nicht vollständiger Brustentleerung wg. Trinkschwierigkeiten.		
	Pat. ist psychisch stabil und ausgeglichen. oder: Die Schuldgefühle werden abgebaut.	
Gefahr dass Pat. abstillen möchte aufgrund der Stillprobleme und der Schmerzen in der Brust		• Schmerzassessment und Schmerzbehandlung z. B. mit Hilfe kühlender Umschläge • der Pat. Wichtigkeit und Vorteile des Stillens für das Kind und sich aufzeigen bzw. sie darüber informieren • Beratungsgespräch zu Stilltechniken und Umgang mit Stillproblemen

Aufgabe 6 Frau Schneider hat Probleme, ihren Sohn Ben zu stillen. Welche Arten und Ursachen für Stillprobleme gibt es? Durch welche Pflegemaßnahmen kann das Stillen trotzdem gelingen?

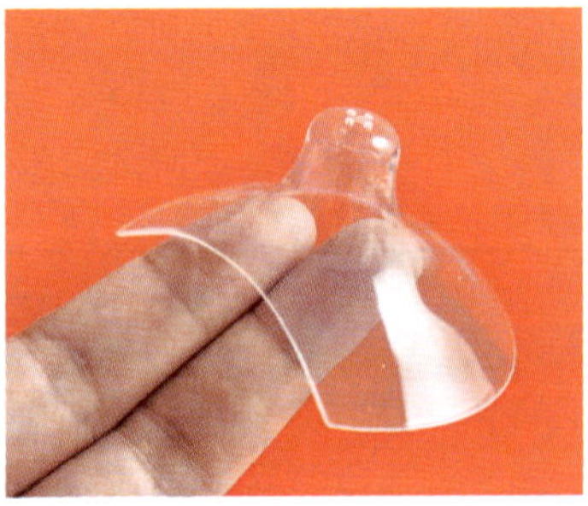

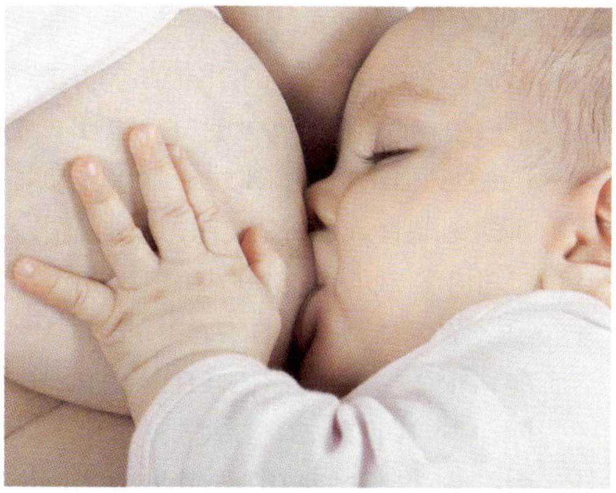

Cave!

Bei auffälligem Ikterus mit Gelbfärbung der Haut und der Skleren und/oder auffallender Trinkunlust und Schläfrigkeit des Säuglings ist dies in der Patientenakte zu dokumentieren und durch in Absprache mit der Schichtleitung durchgeführte Blutabnahmen zu kontrollieren.

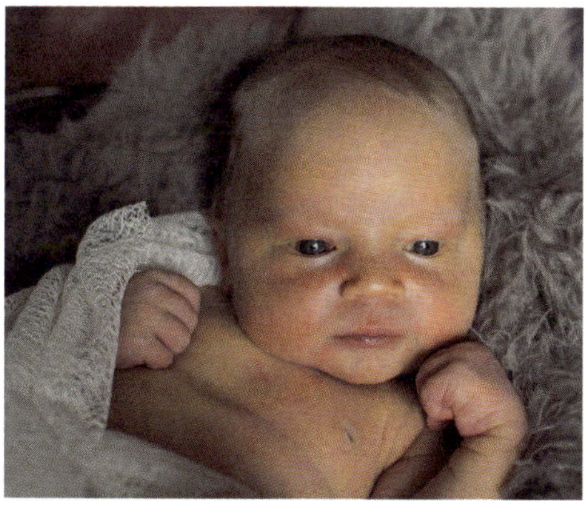

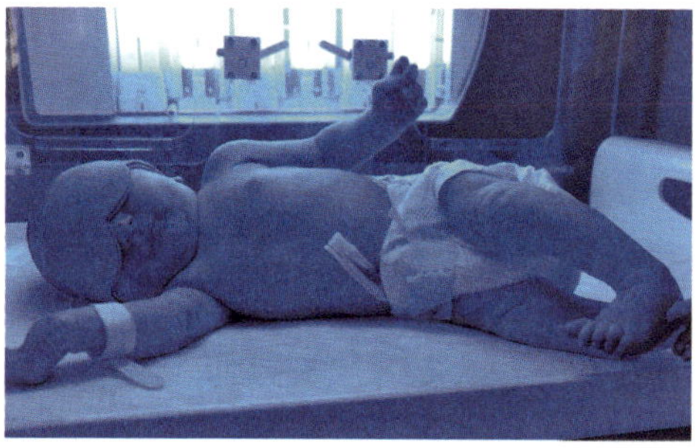

PRAXISTIPP

Kann eine Frau ihr Kind nicht oder nicht voll stillen, besteht die Möglichkeit, dem Kind sogenannte Formulanahrung bzw. künstlich hergestellte Milch per Flasche zu füttern. Diese kann die Muttermilch nicht komplett gleichwertig ersetzen, entspricht aber den aktuellen wissenschaftlichen Erkenntnissen. Wichtig ist dabei, die Angaben des Herstellers zur Dosierung und Zubereitung genau einzuhalten.
Es werden Anfangsnahrung (Pre, 1) und Folgenahrungen (2, 3) unterschieden. Anfangsnahrungen mit der Bezeichnung „Pre" sind in ihrer Zusammensetzung der Muttermilch am nächsten. Ihr Eiweißgehalt entspricht dem der Muttermilch und als einziges Kohlenhydrat enthalten sie Milchzucker.
Pre-Nahrungen können ad libitum (bei Bedarf, so oft das Kind Hunger hat) gefüttert werden, genau wie Muttermilch.
Die Milchnahrungen mit der Bezeichnung „1", sind auch Anfangsnahrungen, enthalten aber zusätzlich geringe Mengen Stärke. Somit sind sie sättigender und sollten nur nach Herstellerangaben gefüttert werden. Mit Einführung der Beikost, kann auf Folgenahrung „2" oder „3" umgestellt werden, was aber nicht sein muss. Die Folgenahrungen „2" und „3" sind an sich sättigender und sollten auch nur entsprechend der Herstellerangaben verabreicht werden.

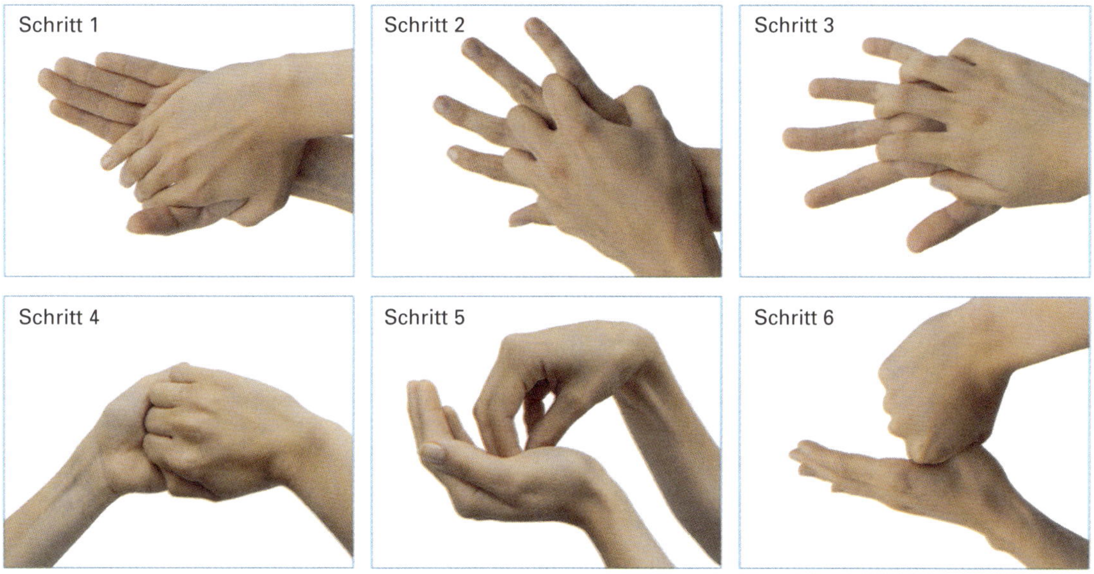
Schritt 1
Schritt 2
Schritt 3
Schritt 4
Schritt 5
Schritt 6

MERKE

Die klassischen Entzündungszeichen sind Rubor (Rötung), Calor (Überwärmung), Dolor (Schmerz), Functio laesa (Funktionseinschränkung) und Tumor (Schwellung).

PRAXISTIPP

Vor jedem Anlegen zum Stillen muss die Mutter sich ihre Hände gründlich mit warmem Wasser und Seife waschen. Auch sollte sie sich die Hände desinfizieren. Des Weiteren ist der Mutter zu empfehlen, die Feuchtigkeit aus Muttermilch und Speichel des Kindes nicht abzuwischen, sondern antrocknen zu lassen. Die Muttermilch hat desinfizierende Wirkung. Aus diesem Grund kann Muttermilch z. B. auch als „Nasentropfen" bei Schnupfen des Kindes gegeben werden oder als Zusatz zum Badewasser oder zur Reinigung bei Windeldermatitis.
Die Mutter sollte, während der Stillperiode, ihre Brust mindestens einmal am Tag mit klarem Wasser oder einer milden Seife waschen. Bei der Verwendung von Seife müssen die Mamillen und der Warzenvorhof ausgespart werden.

MERKE

Zu speziellen Stillproblemen führen die Frühgeburtlichkeit, respiratorische Probleme beim Neugeborenen, das Down-Syndrom, neurologische Beeinträchtigungen beim Baby, das Bestehen einer Lippen-, Kiefer- und Gaumenspalte, das Kephalhämatom, die Ankyloglossie, der Neugeborenenikterus, die Choanalatresie und -stenose sowie Gedeihstörungen. Bei all diesen Babys muss individuell geschaut werden, wie das Stillen unterstützt, gefördert werden kann oder ob die Muttermilch beispielsweise abgepumpt wird und auf anderen Wegen (z. B. per Sonde) verabreicht wird.

AUFGABE 7 Führen Sie ein Informationsgespräch mit Frau Schneider zum Thema „Die Wichtigkeit des Stillens und Unterstützungsmöglichkeiten bei Stillproblemen" durch. Formulieren Sie das Gespräch in Sätzen.

MERKE/TIPP

Stillen verbessert unter bestimmten Bedingungen die intellektuelle Entwicklung des Kindes. Voraussetzung ist, dass nach Bedarf gestillt wird. Dadurch erhält das Baby immer dann Zuwendung und Hingabe, wenn es danach verlangt. Dies führt zu einer durchschnittlichen Intelligenzsteigerung von 5 Punkten gegenüber vergleichbaren Kindern.

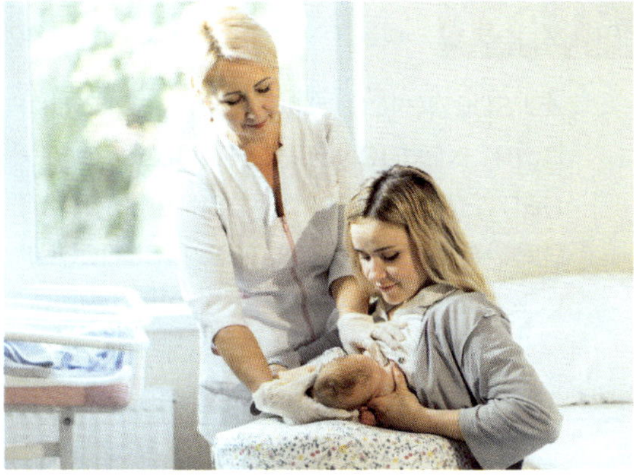

AUFGABE 8 Ben ist in der 38+6 SSW geboren. Gleich nach der Entbindung wurde Ben untersucht. Nennen und erklären Sie die Feststellung und Einordnung der Apgar-Werte sowie die Reifezeichen bei Neugeborenen.

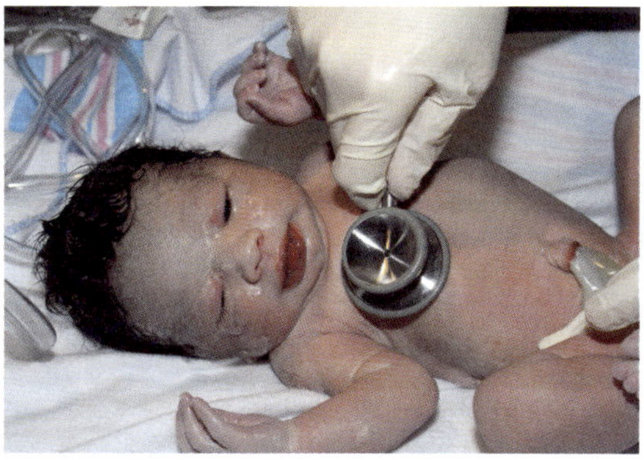

AUFGABE 9 Die Mutter von Frau Schneider (Oma von Ben) redet ununterbrochen und laut auf ihre Tochter ein. Frau Schneider selbst wirkt verstört, ängstlich und hilflos, traut sich aber nicht, ihre Mutter zu unterbrechen bzw. etwas zu sagen.
Sie möchten die Mutter von Frau Schneider gern aus dem Zimmer „lotsen", um Frau Schneider Ruhe zu verschaffen.
Dürfen Angehörige aus dem Patientenzimmer verwiesen werden? Nehmen Sie aus rechtlicher und ethischer Sicht fallbezogen Stellung. Antworten Sie in Sätzen.

AUFGABE 10 Welche staatliche und nichtstaatliche Unterstützungsangebote kann Frau Schneider in Anspruch nehmen? Wie werden diese finanziert?

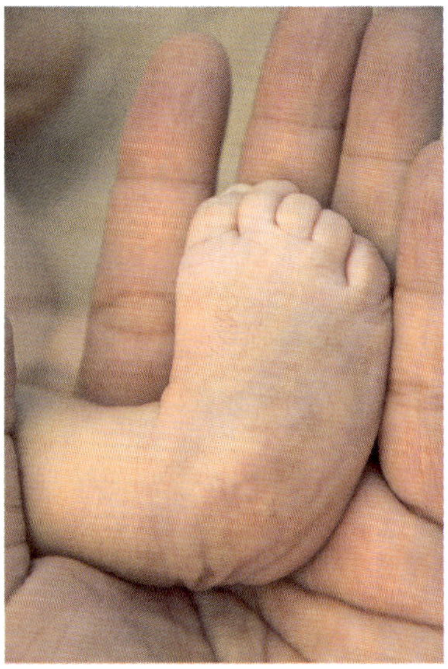

AUFGABE 11 Ben hat einen Klumpfuß und ein Hämangiom. Schätzen Sie ein, ob Ben nach der Gesetzgebung „behindert" ist. Bitte verwenden Sie hierzu die Beurteilung nach dem ICF-Modell (Internationale Klassifikation der Funktionsfähigkeit, Behinderung und Gesundheit), tragen Sie Bens Einschränkungen in die Modellskizze ein und geben Sie Ihre Entscheidung in ganzen Sätzen wieder.

Hier geht es zum Gesetzestext.

Behinderung nach SGB(Sozialgesetzbuch) IX:

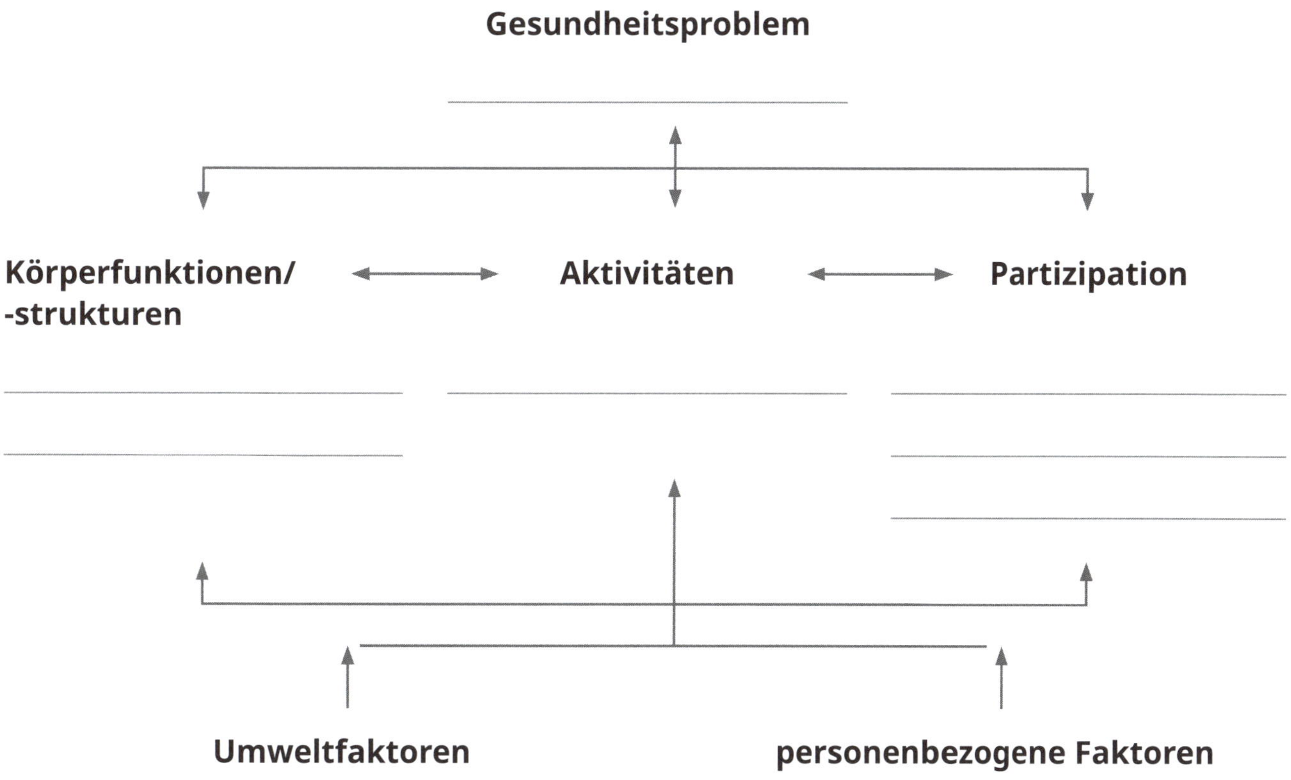

Praxisfall

CE 11 Menschen mit psychischen Gesundheitsproblemen und kognitiven Beeinträchtigungen personenzentriert und lebensweltbezogen unterstützen Kompetenzbereich II, III

Inhalte

- Verhaltensauffälligkeit
- autistisches Spektrum
- Asperger-Syndrom
- Kommunikation mit Asperger-Kindern
- Mukoviszidose
- Lumbalpunktion
- therapeutischer Einsatz von Clowns auf der Station

Lernsituation

Der Clown kommt

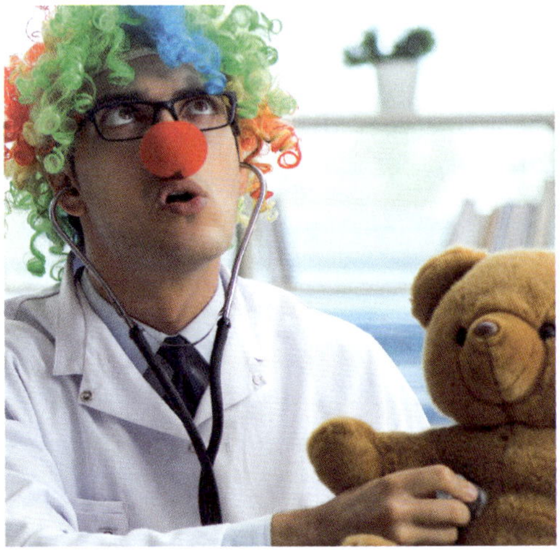

Auf der Station Pusteblume des Bethesda-Kinderkrankenhauses ist ein besonderer Tag – der Clown soll kommen! Große und kleine Kinder lieben den Clown, denn er kann viele lustige Kunststücke zeigen und lädt die Kinder zum Mitmachen ein. Dunja Winter, Auszubildende im 2. Jahr, hat ihren ersten Arbeitstag nach einem vierzehntägigen Urlaub. „Ich glaube, ich kenne von den Patienten hier niemanden mehr", meint sie zu ihrer Kollegin, der Gesundheits- und Kinderkrankenpflegerin Marlies Kammann.

„Das wird sich schnell ändern", meint Marlies Kammann, „am besten, du gehst jetzt mal durch die Zimmer und bereitest die Kinder darauf vor, dass der Clown kommt. Alle, die selbst kommen können, sollen sich um 11 Uhr im Sitzbereich des Aufenthaltsraums einfinden, wir holen sie dann dort ab. Zu allen Kindern, die im Bett bleiben müssen, z. B. zur fünfjährigen Natalie, kommt der Clown ins Zimmer. Sag es so, dass alle sich freuen und niemand enttäuscht ist, in Ordnung?" „Mache ich", antwortet Dunja Winter. Dunja möchte noch wissen, warum Nathalie hier ist und warum sie nicht selbstständig in den Aufenthaltsraum gehen kann. Marlies Kammann antwortet: „Natalie Bramsiepe ist Mukoviszidose-

Patientin, sie war schon mehrfach hier. Im Augenblick geht es ihr gar nicht gut. Sie muss nachher inhalieren." „Ach ja", fügt hinzu: „dann ist da noch der achtjährige Jan Klüver. Bei ihm soll heute eine Lumbalpunktion durchgeführt werden. Der muss auch im Bett bleiben."

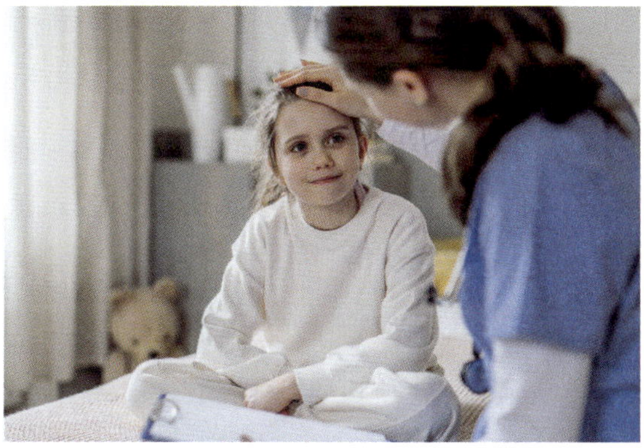

Dunja Winter macht sich mit ihrer Botschaft auf den Weg. Fast alle Kinder freuen sich auf die Abwechslung. Auch Natalies Augen strahlen: „Kommt der Clown auch ganz bestimmt zu mir? Vergisst er mich auch nicht?" „Ganz bestimmt kommt er zu Dir!", versichert Dunja Winter der Fünfjährigen. „Ich bin ja dabei und passe auf." Bei Jan Klüver fragt Dunja Winter nur behutsam nach, denn sie sieht, dass Jan sich nicht wohlfühlt. Sie überlegt, dass nicht nur die eine Lumbalpunktion, sondern noch weitere Untersuchungen am Vormittag anstehen könnten, möglicherweise gerade zur Zeit des Clown-Besuches. Jan hat nicht so richtig Lust auf den Clown-Besuch, aber er lehnt auch nicht ab. „Ich möchte ihn jedenfalls einmal sehen", murmelt er.

Im letzten Zimmer auf Dunjas Runde befinden sich der elfjährige Paul Schumann und der zehnjährige Leon Berger. Paul soll heute entlassen werden; seine Eltern wollen ihn am Mittag abholen. Er freut sich, dass durch den Clown die langweilige Wartezeit verkürzt wird.

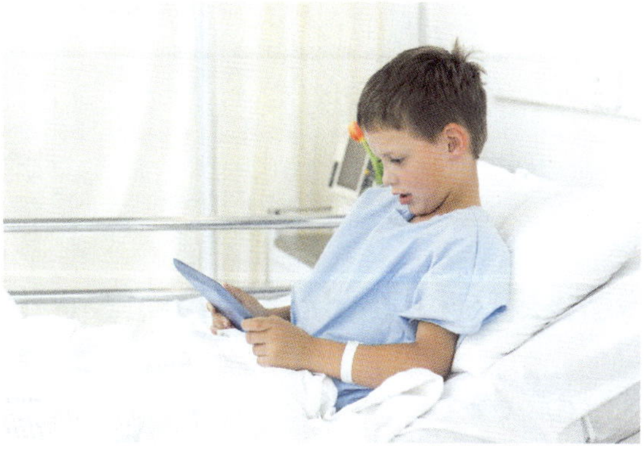

Leon ist seit gestern zur Abklärung seiner Bauchschmerzen auf Station. Er hat ein Tablet in der Hand und schaut nicht auf, als Dunja mit ihm spricht. Sie ist irritiert. „Leon, ich spreche mit Dir", sagt sie eindringlich. Leon hebt kurz den Kopf, aber sieht sie nicht an. „Der ist immer so", meint Paul aus dem Nachbarbett, „der macht immer nur etwas mit Zahlen. Ich glaube, er lernt sie auswendig. Mit mir hat er noch nie etwas gemacht." Dunja wird etwas ungeduldig und beschreibt noch einmal den Clown-Besuch, dieses Mal mit einer etwas lauteren Stimme. Am Ende sagt sie: „Und dann hole ich dich um 11 Uhr", worauf Leon nur mit „nein" antwortet.

Dunja Winter verlässt den Raum und versucht, nicht zu zeigen, dass sie verärgert ist. „Leon ist aber komisch", denkt sie, „richtig unerzogen". Und dann spult es in ihrem Kopf ab: Eltern, die sich nicht um ihr Kind kümmern, viel zu viele Medien, statt Liebe schenken sie ein Tablet ...

Bis 11 Uhr ist noch viel zu tun, der normale Ablauf auf der Station muss bewältigt werden. Der Besuch des Clowns läuft schließlich ab wie geplant. Die Kinder sind fröhlich – außer Leon. Er hat sich geweigert, sein Zimmer zu verlassen. Deshalb schaut der Clown in seinem Zimmer vorbei. Als Leon ihn erblickt, zieht er sich die Decke über den Kopf und kehrt ihm den Rücken zu.

Später fragt Marlies Kammann Dunja, wie sie auf der Station zurechtgekommen sei. „Eigentlich gut", meint die Auszubildende, „nur den Leon finde ich schwierig." „Du, der hat das Asperger-Syndrom", meint die erfahrene Gesundheits- und Kinderkrankenpflegerin, „mit dem musst du ganz speziell umgehen."

AUFGABE 1 Erfassen Sie bitte alle Personen der geschilderten Situation (Akteure) und die hierzu gehörenden Pflegephänomene.

Akteur	Phänomen

Reflektieren und trainieren Sie Ihre Kompetenz

AUFGABE 2 Welche Reaktion erwartet Dunja Winter, wenn sie die Kinder auf den Besuch des Clowns vorbereitet?

AUFGABE 3 Wie ist Dunja Winters Reaktion auf Leons Ablehnung zu verstehen?

AUFGABE 4 Später erfährt Dunja Winter, dass Leon ein Asperger-Syndrom hat. Welche Verhaltensweisen von Leon passen zu dieser Diagnose?

AUFGABE 5 Dunja Winter möchte das Asperger-Syndrom verstehen. Sie trägt die wichtigsten Fakten in einer Tabelle ein. Ergänzen Sie die Tabelle.

Erfolgreiche Autisten
Die Autismusspektrum-Störung ist eine Diagnose nach ICD11. Das bedeutet aber nicht, dass Autisten immer unglücklich oder erfolglos sind. Es gibt viele berühmte Menschen mit einem Asperger-Syndrom, eine davon soll Greta Thunberg sein. Das Fokussieren auf ein Thema und die Unabhängigkeit von der Bewertung durch andere können Erfolgsfaktoren sein.

Asperger-Syndrom	
Erstes Auftreten der Symptome	
Ursachen, Risikofaktoren	
motorische Entwicklung	
Sprachentwicklung	
Interessen	
Intelligenz	
Schulleistungen	

AUFGABE 6 Was versteht man unter dem Begriff Autistisches Spektrum?

Aufgabe 7 Marlies Kammann hat Erfahrung im Umgang mit autistischen Kindern und erklärt Dunja Winter, wie sie am besten mit ihnen kommuniziert. Kreuzen Sie die richtigen Antworten an.

	Sorge für eine ruhige, stressfreie Umgebung.
	Sprich immer komplexe Themen an, um das autistische Kind zu fördern.
	Nimm das Kind immer an die Hand, wenn du mit ihm sprichst.
	Sprich in einfachen Sätzen.
	Versuche unbedingt, lustig zu sein und das autistische Kind zum Lachen zu bringen.
	Erwarte keine emotionale Reaktion.
	Verzichte auf nonverbale Kommunikation.
	Stelle auf jeden Fall Augenkontakt her.
	Bedenke, dass jedes Deiner Worte genau so aufgefasst wird, wie es gesprochen wurde.

PRAXISTIPP

Bei der Kommunikation mit einem Asperger sollten Ironie, Anspielungen oder eine bildhafte Sprache vermieden werden. Wenn man sagt: „Es ist kalt hier" wird der Asperger nicht auf den Gedanken kommen, das Fenster zu schließen. Er versteht den Satz als Sachaussage.

Aufgabe 8 Natalie Bramsiepe hat Mukoviszidose. Skizzieren Sie die wesentlichen Merkmale der Erkrankung.

____

____

____

____

Aufgabe 9 Wie wirkt sich Mukoviszidose aus?

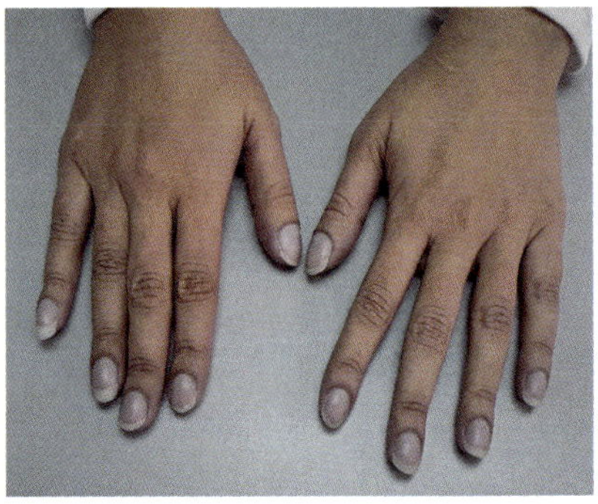

____

____

____

____

____

Mukoviszidose

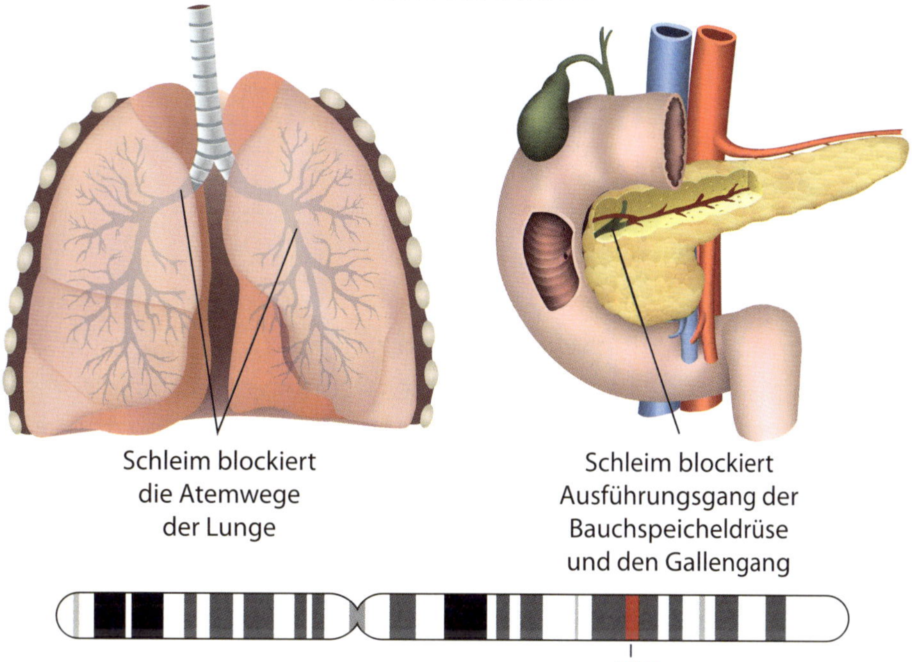

Lokalisierung des CTFR Gens in Chromosom 7
(CTFR = Cystic Fibrosis Transmembrane Conductance Regulator)

AUFGABE 10 Was kann der aktuelle Grund für Natalies Krankenhausaufenthalt sein?

AUFGABE 11 Wie können Sie Natalie beim Lösen des Bronchialschleims unterstützen?

AUFGABE 12 Zum Ausschluss neurologischer Erkrankungen wird häufig eine Lumbalpunktion durchgeführt. Dies geschieht auch bei der Verdachtsdiagnose Meningitis. Wodurch wird eine Meningitis hervorgerufen?

AUFGABE 13 Wie wird eine Lumbalpunktion durchgeführt?

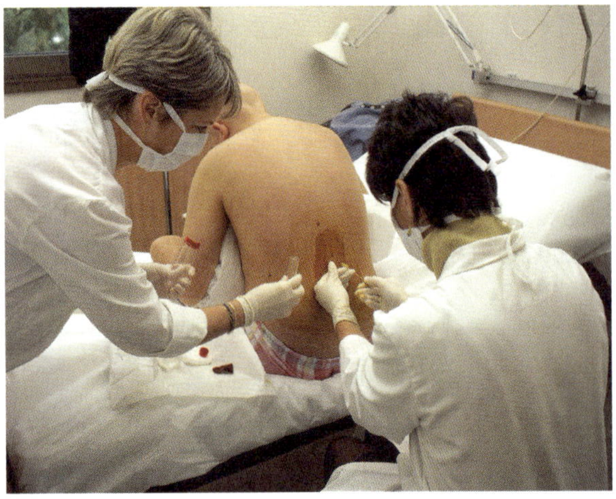

MERKE

Bei einer Lumbalpunktion wird Liquor aus dem Rückenmarkskanal gewonnen. Das Rückenmark endet auf der Höhe des 2. oder 3. Lendenwirbels, die Punktion erfolgt auf der Höhe des 4. der 5. Lendenwirbels. Daher besteht keine Gefahr, das Rückenmark zu verletzen. Bei Kindern, die (noch) nicht stillhalten können, ist es wichtig, sie gut festzuhalten, um Verletzungen auszuschließen.

AUFGABE 14 Was ist im Anschluss an eine Lumbalpunktion zu beachten?

AUFGABE 15 Diskutieren Sie in der Klasse: Welchen Sinn hat ein Clown im Krankenhaus?

Mögliche Antworten:

Praxisfall

CE 11 Menschen mit psychischen Gesundheitsproblemen und kognitiven Beeinträchtigungen personenzentriert und lebensweltbezogen unterstützen
Kompetenzbereiche I, II

Inhalte

- Alkoholentzugsdelir
- unterschiedliche Delir-Formen
- Delir vs. Demenz
- Halluzinationen
- Pflegeplanung bei Delir
- Alkoholabusus
- intrakranielle Blutungen
- Fachbegriffe Alkoholabusus und Delir

Lernsituation

Von der Kopfplatzwunde ins Delir

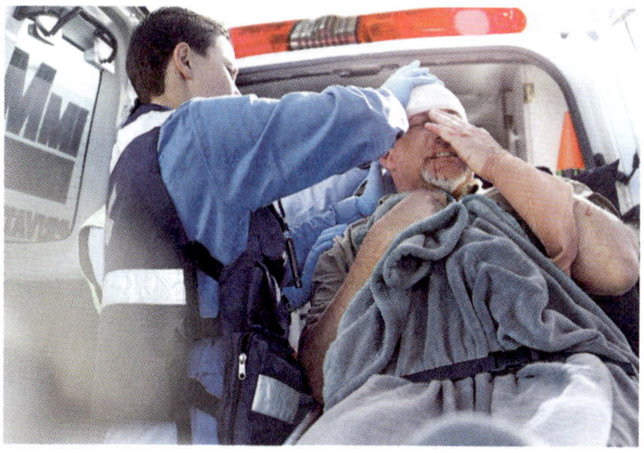

Die Pflegefachfrau Anita Blome, Stationsleitung der chirurgischen Station, bekommt einen Anruf aus der Notaufnahme: „Wir bringen euch gleich Herrn Claus Schröderjahn, 52 J., Kopfplatzwunde, Patient ist leicht benommen. Er soll einen Tag bleiben – du weißt schon: Beobachtung wegen Verdacht auf Schädel-Hirn-Trauma."

Zehn Minuten später bringt der Auszubildende Marc Offenheim Herrn Schröderjahn sitzend in einem Rollstuhl. Er spricht beruhigend zu seinem Patienten und erklärt ihm, dass er zur Überwachung im Krankenhaus bleiben muss. Anschließend übergibt er der Stationsleitung die Befunde. Anita Blome schaut kurz hinein. Herr Schröderjahn hat eine Kopfplatzwunde am rechten Hinterkopf, die mit 3 Stichen genäht wurde. Röntgen und Schädel-CT sind o. B. Zum Unfallgeschehen liest sie nur „Sturz auf der Straße". Anita Blome begrüßt den neuen Patienten und bittet die Auszubildende Souad Omar, Herrn Schröderjahn in Zimmer 324 unterzubringen, ihm beim Ausziehen zu helfen und seine Sachen in den Schrank einzuordnen.

Zu Marc Offenheim sagt sie: „Sind denn die Angehörigen benachrichtigt?"

Marc Offenheim: „Wir haben ihn gefragt. Er sagt, es gibt keine Angehörigen."

Anita Blome: „Hm, irgendjemanden müsste es doch geben. Aber wie ist denn dieser Sturz passiert? Gab es eine Stolperfalle auf dem Gehweg oder leidet er unter Schwindel?"

Marc Offenheim: „Das hat er nicht gesagt. Er hat nur berichtet, dass er einige Tage krank gewesen war und dass er dringend etwas für sich einkaufen wollte."

Anita Blome: „Laut seiner Unterlagen wohnt er in der Flurstraße. Das ist hier um die Ecke – aber hier in der Gegend gibt es doch keinen Supermarkt."

Marc Offenheim: „Stimmt, da müsste er lange laufen. Aber an der Ecke gibt es einen Kiosk, vielleicht wollte er dorthin."

Der nächste Tag verläuft unauffällig. Am übernächsten Morgen aber berichtet die Nachtwache bei der Übergabe, dass Herr Schröderjahn in der Nacht sehr unruhig gewesen sei. Er habe mehrfach nach ihr geklingelt, habe aber nicht gesagt, was er wolle. Ihr sei nur aufgefallen, dass er stark geschwitzt habe. Als Souad Omar bei Herrn Schröderjahn Puls und Blutdruck messen will, stellt sie fest, dass es noch schlimmer ist. Der Patient ist sehr aufgeregt und will sich nicht von der Pflegekraft anfassen lassen. Sein Körper ist schweißbedeckt, Arme und Beine zittern. Aufgeregt ruft er mehrfach: „Da kommen sie!" Mit Mühe kann Souad die Werte ermitteln, Puls: 110/Min. Blutdruck: 170/95 mmHg.

Souad benachrichtigt sofort die Stationsleitung und diese den Stationsarzt. Gemeinsam gehen sie zu Herrn Schröderjahn. Der Stationsarzt untersucht Herrn Schröderjahn und ordnet ein Schädel-CT an. „Es sieht ganz nach einem Delir aus", erklärt er, „aber man muss eine intrakranielle Blutung ausschließen." Nach einer Stunde ist klar, dass es keine solche Blutung gibt. Der Stationsarzt stellt die Diagnose „Delirium tremens" und verlegt Herrn Schröderjahn auf die Intensivstation.

Im Stationszimmer wird noch über das Delir diskutiert. „Das ist ein Entzugsdelir", meint Anita Blome. „Jetzt wird mir alles klar. Herr Schröderjahn hatte aufgrund seiner Erkrankung keinen Alkohol in seiner Wohnung und wollte sich am Kiosk neuen Stoff besorgen. Dabei ist er gestürzt, vielleicht, weil er bereits etwas verwirrt war."

AUFGABE 1 Erfassen Sie bitte alle Personen der geschilderten Situation (Akteure) und die hierzu gehörenden Pflegephänomene.

Akteur	Phänomen

AUFGABE 2 Aus welchen Symptomen kann man bei Herrn Schröderjahn auf ein Delir schließen?

____

____

____

____

AUFGABE 3 Welche weiteren Symptome könnte der Stationsarzt bei einer neurologischen Untersuchung festgestellt haben?

____

____

____

Halluzinationen sind Sinneswahrnehmungen, die ihre Ursache nicht in der Außenwelt haben, sondern im Gehirn entstehen. Meistens handelt es sich um akustische (Stimmen) oder optische (weiße Mäuse). Es gibt aber auch Geruchswahrnehmungen oder Störungen des Körpergefühls.
Halluzinationen sind für ein Entzugsdelir typisch, sie treten aber auch bei anderen Störungen der Gehirntätigkeit, wie z. B. bei Fieber, Psychosen, Elektrolytstörungen oder Schlafmangel auf.

MERKE

Das Leitsymptom des Delirs ist die akute Verwirrtheit. Beim Delir sind aber nicht nur die kognitiven Leistungen vermindert, sondern es handelt sich um eine zentrale Fehlregulation des gesamten Organismus.

AUFGABE 4 Was versteht man unter einem Delir?

____

____

AUFGABE 5 Welche anderen Ursachen für ein Delir – außer dem Alkoholentzug – kennen Sie?

____

____

____

____

____

____

AUFGABE 6 Welche weiteren Ereignisse können bei einem Delir auftreten?

____

Aufgabe 7 Welche Medikamente werden bei der Behandlung des Delirs eingesetzt?

____

____

____

____

PRAXISTIPP

Die Gabe von Medikamenten ist nur ein Teil der Versorgung. Patienten im Delir brauchen eine klare und beruhigende Ansprache. Bei der Unterbringung muss die Möglichkeit des Suizids in Betracht gezogen werden.
Idealerweise werden Angehörige oder enge Bezugspersonen mit in die Therapie einbezogen, weil das beruhigend auf die Patienten wirkt.

Aufgabe 8 Souad Omar erfährt durch den Austausch im Stationszimmer, dass ein Delir bei Patienten auf der chirurgischen Station immer wieder vorkommt. Sie überlegt sich zusammen mit Anita Blome geeignete Pflegemaßnahmen.

Pflegeproblem	Pflegeziel	Pflegemaßnahme

Aufgabe 9 Anschließend wird das Gespräch im Stationszimmer fortgesetzt.

Souad Omar (SO): „Diese Maßnahmen kenne ich schon von dementen Patienten. Ist ein Delir dasselbe wie Demenz?"

Anita Blome (AB): „Manche Symptome sind ähnlich, aber es handelt sich um zwei ganz unterschiedliche Krankheiten."

SO: „Aber in beiden Fällen ist das Gehirn betroffen. Muss Herr Schröderjahn nicht in die Psychiatrie?"

AB: „Das Delir ist ein Notfall, bei dem lebenswichtige Funktionen des Körpers entgleisen. Du hast ja gesehen, dass Puls und Blutdruck verrücktspielen, viele andere Werte, wie z. B. die Elektrolyte werden pathologisch sein. Aber eine psychiatrische Behandlung wäre durchaus angebracht, allerdings erst, wenn das Alkoholsucht-Delir abgeklungen ist."

Überlegen Sie, wie Sie Souad den Unterschied zwischen Delir und Demenz erklären würden. Schreiben Sie zu beiden Krankheiten einige Stichworte auf.

Delir: ______________________________

____

____

Demenz: ______________________________

____

____

§

Bei einem Delir liegt eine Störung der Geschäftsfähigkeit und der Testierfähigkeit vor, d. h. während der Dauer des Delirs können keine Rechtsgeschäfte gemacht und kein gültiges Testament verfasst werden.

AUFGABE 10 Wahrscheinlich hat Herr Schröderjahn schon lange Alkoholmissbrauch betrieben. Welche körperlichen Symptome können dies belegen?

____

____

____

____

____

____

____

____

____

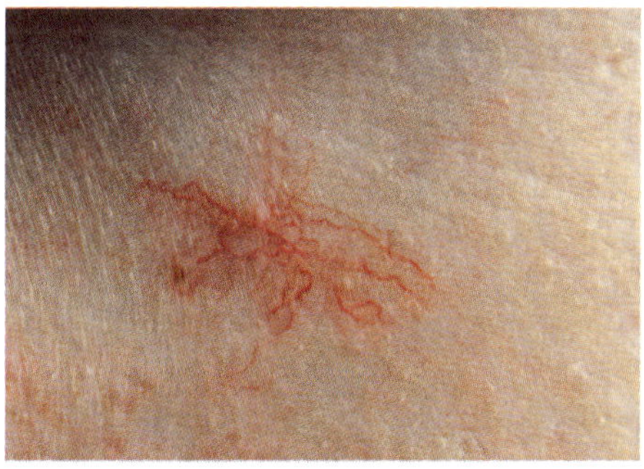

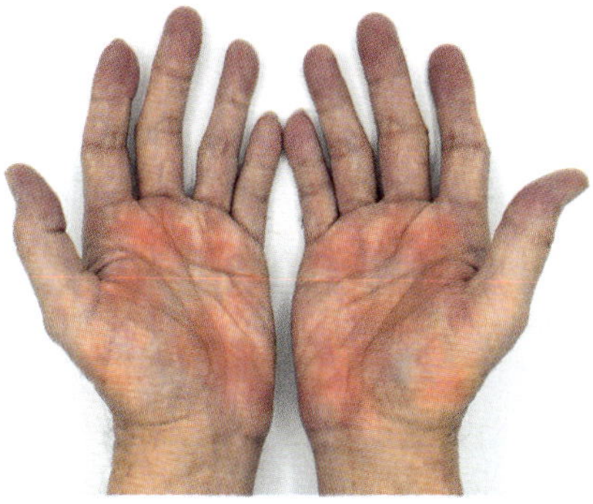

AUFGABE 11 Wie wirkt sich die Leberschädigung durch Alkoholabusus aus?

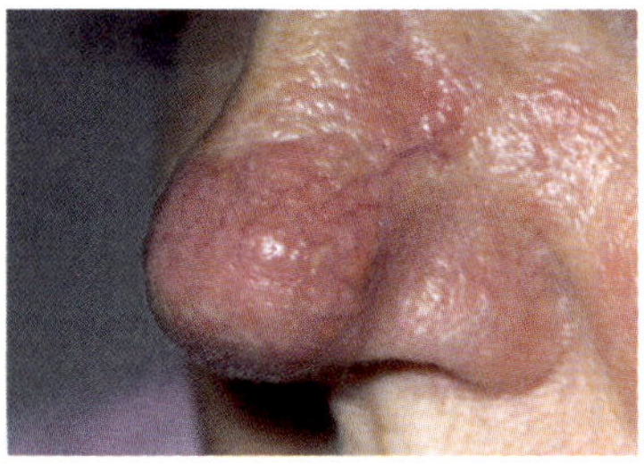

AUFGABE 12 Herr Schröderjahn ist nach seinem Sturz zur Überwachung stationär aufgenommen worden, um eine intrakranielle Blutung rechtzeitig zu erkennen, bzw. auszuschließen. Wie muss die Überwachung aussehen?

INFO

Bei dem Bewertungsschema Glasgow Coma Scale werden die Patienten in Bezug auf drei Kriterien eingestuft:

- Öffnen der Augen
- verbale Reaktion
- motorische Reaktion

Für jede Kategorie werden Punkte vergeben. Die Gesamtpunktzahl ermöglicht eine Einschätzung der neurologischen Verfassung des Patienten. (Vgl. hierzu auch CE07 Fehlender Lebenswille bei Herrn Schulze, S. 155)

AUFGABE 13 Falls eine Blutung auftritt, kann es sich um eine epidurale oder eine subdurale Blutung handeln. Überlegen Sie, was bei diesen beiden Formen einer intrakraniellen Blutung ähnlich ist und wie sie sich unterscheiden.

Intrakranielle Blutung		
Beschreibung	**Epidurale Blutung**	**Subdurale Blutung**

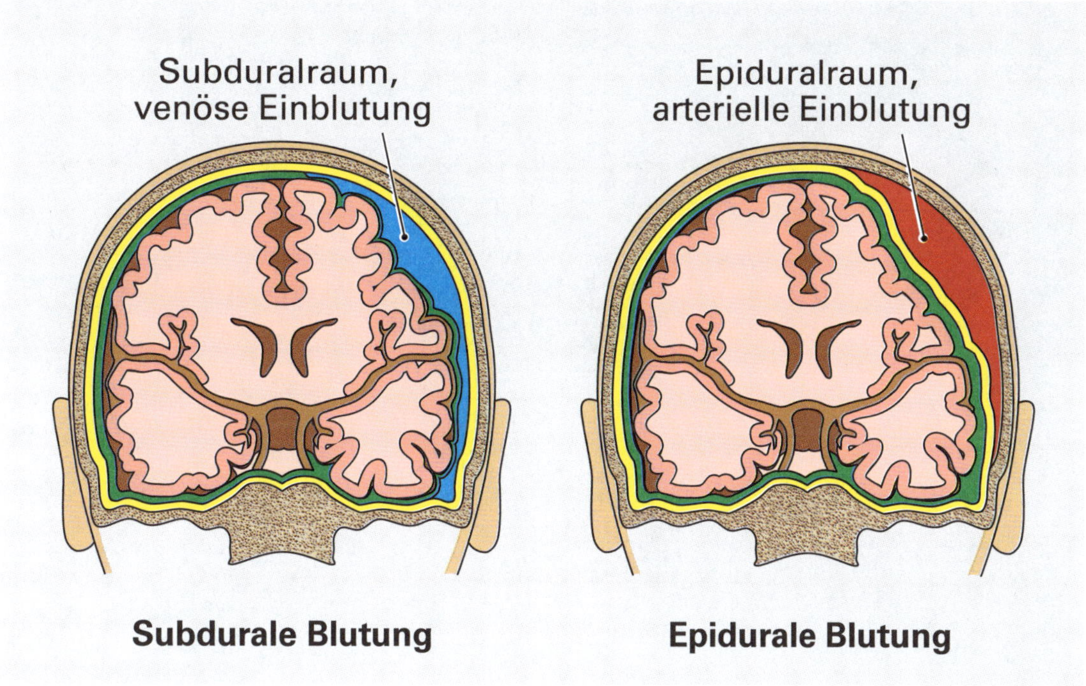

AUFGABE 14 Überprüfen Sie Ihr Fachvokabular.

Fachbegriff	Erklärung
Mydriasis	
Hyperreflexie	
subdurale Blutung	
epidurale Blutung	
intrakranielle Blutung	
Somnolenz	
Aszites	
Spider naevi	
Palmarerythem	
Rhinophym	
Gynäkomastie	
Suizid	
Ikterus	
Tremor	

Praxisfall

CE 11B Menschen mit psychischen Gesundheitsproblemen und kognitiven Beeinträchtigungen personenzentriert und lebensweltbezogen unterstützen Kompetenzbereich I, II, III, IV, V

Inhalte

- Autismus
- Therapie und Förderung autistischer Menschen
- subkutane Injektionen
- Informationsgespräch
- SIS®
- Pflegegrade / Einstufung in Pflegegrade
- Leistungen der Pflegeversicherung

Lernsituation

Pascal lebt in seiner eigenen Welt

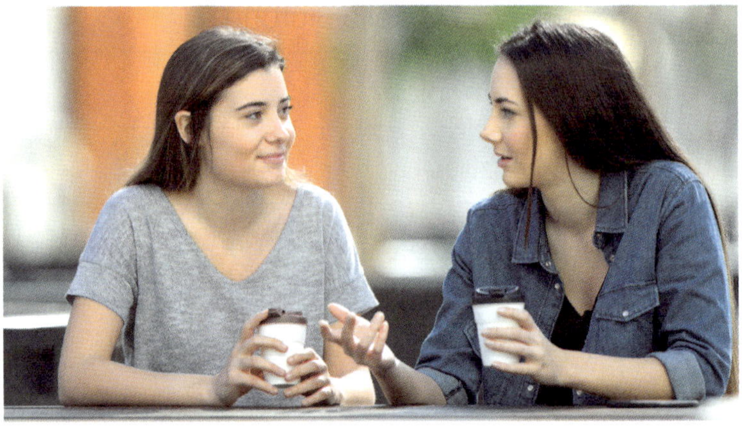

Pflegefachfrau Manuela aus der Sozialstation „Glück auf" erzählt ihrer Kollegin vor dem Dienstbeginn:

„Weißt Du, wir haben seit drei Tagen einen neuen Patienten zu betreuen. Er lebt trotz seiner 24 Jahre noch bei seinen Eltern. Als ich das erste Mal kurz bei ihm und seiner Familie war, dachte ich erst, dass ich hier nichts zu tun habe".

Pascal, so heißt er, saß in seinem Zimmer und hörte eine CD von „Petterson und Findus" und kaute dabei die gesamte Zeit an einer Plüschfigur. Alles war ruhig. Ich wollte ihn in Ruhe lassen und sprach mit seinen Eltern. Pascal wirkt auf den ersten Blick ausgeglichen und still.

Als seine Mutter nun den Alltag mit Pascal schilderte, war klar, dass sie und ihr Mann Hilfe benötigen. Pascal leidet seit seiner Geburt an kognitiven Beeinträchtigungen und frühkindlichem Autismus sowie einen Mittelliniendefekt im Gehirn, der zu einigen Hormonausfällen führt, die medikamentös behandelt werden. Er lernte extrem spät laufen und sprechen. Auch heute noch spricht er von sich in der „Du-Form“ oder „Pascal macht…“. Später besuchte er einen integrativen Kindergarten sowie eine Schule mit Förderschwerpunkt „Sehen und geistige Entwicklung“. Pascal benötigt für alles einen akkuraten Rhythmus/Ablauf, von dem nicht abgewichen werden darf. Sollte es zu einer Abweichung des Gewohnten kommen (Frühstück mit Käseschnitte und Glas Milch, dann Auto bzw. Bahn fahren → Spielen → Mittag → Spielen → Spazierengehen → Abendessen → Pflege → Bett), wird er unzufrieden und wiederholt ständig und sehr vehement, was in seinen Augen nun passieren sollte.

Die Körperpflege dürfen nur seine Mutti und sein Bruder durchführen, so dass dies jetzt nur an der Mutter hängen bleibt, seitdem der Bruder ausgezogen ist. Am liebsten spielt Pascal mit einem großen Koffer, den er immer ein- und auspackt und blättert stundenlang in Büchern, wobei er da nur das Relief der Bilder in Braille-Schrift erfühlt, ohne dabei den Sinn der Blindenschrift zu erfassen, da er nicht lesen oder schreiben kann.

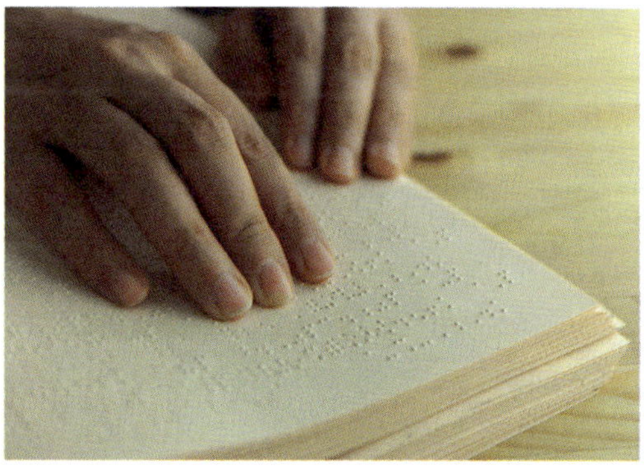

Pascal ist harn- und stuhlinkontinent, kann sich nicht selbst versorgen und beim Essen muss jemand daneben sitzen, damit er nicht so schlingt und sich verschluckt …. Eigentlich benötigt er eine 24-Stunden-Betreuung, da er sonst sich oder andere in Gefahr bringt, weil er Risiken nicht einschätzen kann. Wenn Pascal mit einer Situation überfordert ist oder etwas nicht nach seinem Willen geht, haut er mit dem Kopf gegen eine Wand, weint sehr laut oder zwickt und kratzt seine Eltern oder die Personen, die gerade da sind.

Hier geht es zu Infos über die Braille-Schrift.

Während der Schulzeit war Pascal von Montag bis Freitag im Internat der Schule und nur am Wochenende und in den Ferien zu Hause. Jetzt ist Pascal komplett zu Hause, da die Eltern, die auch seine gesetzlichen Betreuer sind, keinen Wohnheim-Platz in einem Behindertenheim gefunden haben – und in ein Altenpflegeheim möchten sie Pascal nicht geben. Von Montag bis Freitag besucht Pascal eine Tagespflege in der Zeit von 7.00 – 14.00 Uhr. Hierfür kommt ein Fahrdienst, der ihn um 6.00 Uhr abholt und um 15.00 Uhr wieder zu Hause absetzt. Zweimal in der Woche muss Pascal nachmittags zur Ergotherapie und zur „Autismusförderung“.

Zu den Therapien begleitet ihn immer ein Elternteil. Zweimal im Monat darf Pascal zur „Reittherapie“, was ihm sehr gefällt. Er muss sich um das Pferd „Benny“ kümmern, d. h., er muss Benny vor dem Reiten putzen, ihm Wasser geben, ihn führen und nach dem Reiten striegeln sowie Futter geben. Im Umgang mit „Benny“ ist Pascal glücklich und zufrieden, er bezieht ihn auch im Tagesablauf in seine Gedanken mit ein, in dem z. B. Benny auch Medikamente bekommen soll. Gibt seine Mutti dann Benny auch Medikamente (sie tut dann so), nimmt Pascal seine eigenen ohne Probleme. Auch die täglich subkutane Spritze mit Wachstumshormonen bekommt das Pferd auch (Mutti tut so). Generell wirkt Pascal mit seinem Leben zufrieden.

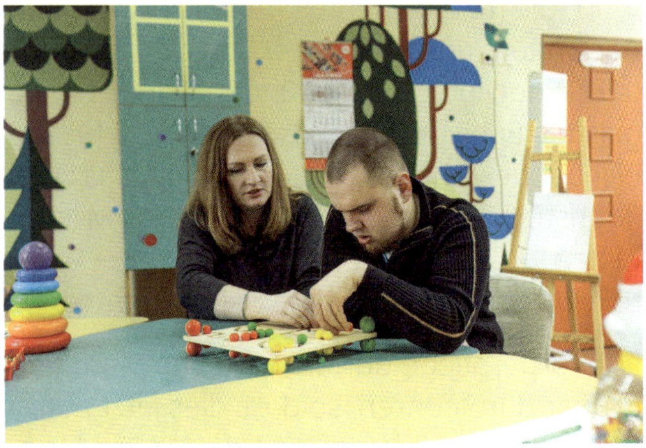

Beide Eltern sind sehr erschöpft. Sie gehen in Vollzeit arbeiten und teilen sich noch in die Betreuung von Pascal, weil er nicht alleine bleiben kann. Nachts findet gerade die Mutter meist keinen Schlaf, da Pascal aufgrund der Blindheit nicht genügend Melatonin bildet und somit die meiste Zeit nachts wachliegt. Kümmert sich dann niemand um ihn, zieht er sich aus, hämmert gegen das Bett oder die Wand. Somit verbringt die Mutter viel Zeit nachts bei ihrem Sohn. Erholungszeit oder gar Zeit für sich und die zwei noch zu Hause lebenden jüngeren Geschwister bleibt da nicht. Die jüngere Schwester betreut Pascal, wenn sie aus der Schule kommt, bis das erste Elternteil wieder da ist. Sie macht das sehr gern, denn sie liebt ihren Bruder sehr und ist aber traurig, dass er nicht so ist wie sie. Manchmal ist sie wütend auf ihre Mutti, da sie es nicht verhindern konnte, dass Pascal nicht gesund ist, obwohl sie weiß, dass ihre Mama nichts dafür kann.

In die Öffentlichkeit – z. B. gemeinsam Essen gehen, oder kulturelle Veranstaltungen besuchen, in den Urlaub gemeinsam fahren usw. traut sich gerade die Mutter nicht. Das Angestarrtwerden, die blöden Kommentare („Der stört ja eh alle und heult wieder los", oder: „Euch laden wir nicht mehr ein, ihr kommt ja eh nicht und mit Pascal braucht ihr nicht kommen, der nervt nur!"), kann und will die Mutter gerade nicht ertragen, so dass sie sich vom gesellschaftlichen Leben zurückgezogen hat.

Die Eltern von Pascal haben einen Antrag auf ein persönliches Budget gestellt, damit eine optimalere Betreuung umgesetzt werden kann. Pascals Mutter macht sich Gedanken um seine Zukunft und hat Angst, was aus ihm wird, wenn sie selbst nicht mehr für ihn sorgen kann oder stirbt. Kümmern sich die Geschwister weiter um ihn oder wird er in ein Pflegeheim abgeschoben und bleibt allein?

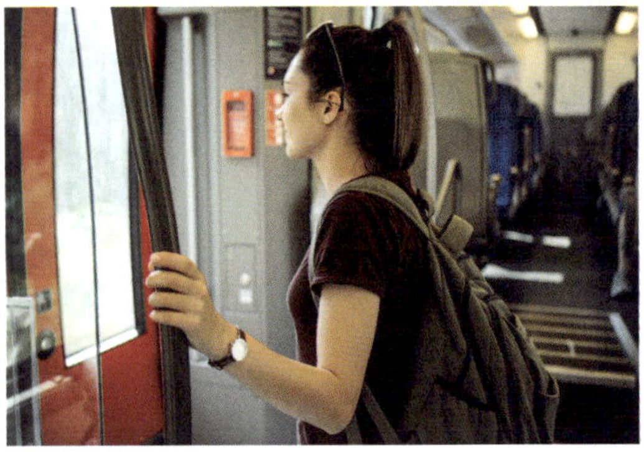

Ich gehe ab jetzt 1x/täglich für 2,5 h zu Pascal und übe mit ihm, in der Bahn zu fahren und versuche langsam auch, die Medikamentengabe und die Einnahme einer Mahlzeit mit zu übernehmen. Die Abrechnung erfolgt über die Verhinderungspflege. Mit Pascal komme ich immer besser zurecht, er scheint mich zu mögen. Ich mag ihn auch und möchte ihn und seiner Familie was Gutes tun und sie unterstützen. Ich kann die Mutter von Pascal gut verstehen, immer das Gefühl, sich für das Anderssein des Kindes entschuldigen zu müssen, die Schuldgefühle, verantwortlich dafür zu sein, auch wenn die Behinderung durch Intoxikation während der Berufsausübung der Mutter während der Frühschwangerschaft (SSW 5/6) entstanden sind. Ich werde in der Sozialstation nachfragen, ob es möglich ist, für die Familie ein soziales Netz aufzubauen, durch das Pascal gut und sicher versorgt wird, aber auch seine Eltern und Geschwister Zeit für ein eigenes Leben bekommen können, damit die Lebensqualität aller beteiligten Personen steigt.

AUFGABE 1 Nennen Sie die Akteure der Fallsituation und ordnen diesen (Pflege-) Phänomene zu.

Akteur	Phänomen

AUFGABE 2 Beschreiben Sie Ihre Gefühle beim Lesen der Fallsituation.

AUFGABE 3 Haben Sie bereits Erfahrungen mit psychisch kranken Kindern und Jugendlichen gemacht? Beschreiben Sie ihre Gefühle und Gedanken in diesen erlebten Situationen.

AUFGABE 4 Pascal leidet unter frühkindlichen Autismus.

a) Was verstehen Sie unter „frühkindlichen Autismus"?

b) Nennen Sie Symptome des „frühkindlichen Autismus".

c) Wie können Betroffene gefördert und therapiert werden?

AUFGABE 5 Pascal bekommt täglich subkutane Injektionen von Wachstumshormonen.

a) Was bedeutet subkutan?

b) Beschriften Sie die Injektionsorte, z. B. intrakutene Injektion.

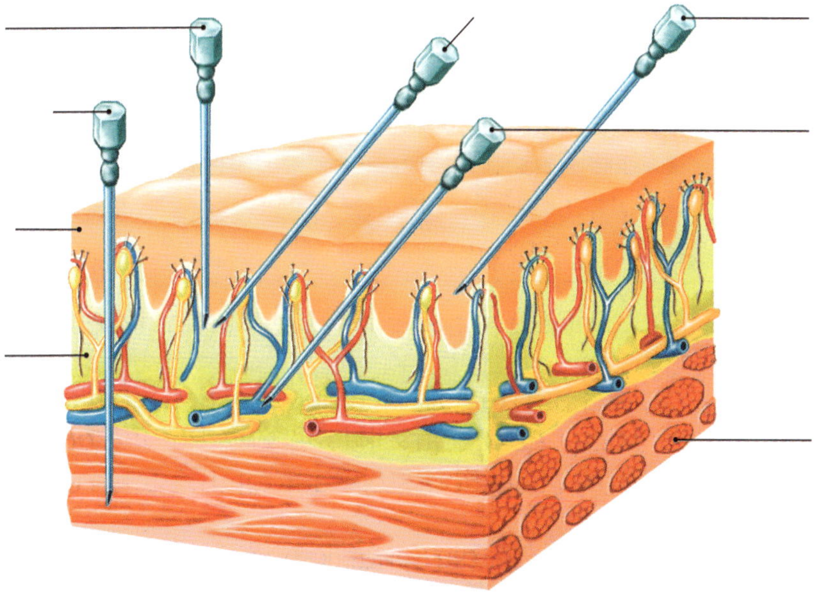

c) Welche Aussagen zur subkutanen Injektion sind falsch? Bitte kreuzen Sie an!

	Man darf subkutane Injektionen auch in Hautveränderungen wie Hämatome, Narben, Leberflecke, Ekzeme, Effloreszenzen, Wunden, Ödeme und Entzündungen einbringen.
	Subkutane Injektionen sind kontraindiziert bei Schock, Störungen der Hautdurchblutung, Blutungsneigung oder Antikoagulantientherapie
	Bei subkutanen Injektionen muss immer aspiriert werden, um zu prüfen, ob die Kanüle versehentlich in eine Vene gestochen wurde.

d) Bringen Sie die Schritte der subkutanen Injektion in den Oberschenkel in die richtige Reihenfolge, indem Sie die Sätze der Reihenfolge nach nummerieren:

	Stechen Sie die Nadel senkrecht 90 Grad in die Hautfalte und drücken Sie den Spritzenkolben langsam nach unten. Warten Sie einige Sekunden und ziehen Sie dann die Kanüle dem Stichkanal gemäß heraus. Dann erst lassen Sie die Falte los.
	Desinfizieren Sie Ihre Hände und legen sich alle benötigten Materialien bereit:
	Einmalspritze, keimarmer Tupfer, Desinfektionsmittel, Abwurfbehälter.
	Drücken Sie den Nadelschutz mit einer Hand auf einer festen Fläche herunter. Entsorgen Sie die Kanüle in einem geeigneten Abwurfbehälter.
	Desinfizieren Sie danach die potenzielle Injektionsstelle mit einem Hautdesinfektionsmittel und beachten dabei die vom Hersteller angegebene Einwirkzeit.
	Drücken Sie mit einem Tupfer kurz auf die Injektionsstelle.
	Sollte unmittelbar nach der Injektion Übelkeit, Erbrechen, Temperaturanstieg oder Hautreaktionen wie Rötung oder schmerzhafte Schwellung der Injektionsstelle auftreten, informieren Sie bitte einen Arzt.
	Entfernen Sie die Schutzkappe von der Kanüle und achten Sie dabei darauf, die Kanüle nicht zu berühren. Greifen Sie mit Daumen und Zeigefinger eine Hautfalte. Hierbei sollte kein Muskelgewebe mitgegriffen werden.

e) Überlegen Sie, welche „Herausforderungen" bei der Applikation von Injektionen und generell der Medikamentengabe bei Menschen mit kognitiven Beeinträchtigungen bestehen können? Tragen Sie folgende Begriffe richtig in den Text ein.

zu zweit **verdünnt** **zurückzieht** **nicht mehr vertraut** **abzulenken** **verweigert** **unter das Essen gemischt** **ausgespuckt** **Anstieg** **Nadelstichverletzungen** **aufgelöst** **nicht ruhig hält**

Es besteht die Gefahr, dass der Patient während der Injektion ________________ ________________ oder das Bein ________________, so dass es zu ________________ bei der Pflegefachkraft führen kann. Auch kann es passieren, dass Medikamente in Tropfen- oder Tablettenform nicht eingenommen werden können.

Es kommt vor, dass sie ________________ oder ________________ werden. Bei Injektionen wäre es sinnvoll, gegebenenfalls ________________ zu arbeiten, eine Bezugsperson hinzuziehen oder zu versuchen, den Patienten ________________. Tropfen oder Tabletten sollten ggf. ________________ oder ________________ appliziert, aber nicht einfach ________________ werden, da so die Gefahr steigt, dass der Patient dann auch die Nahrung bzw. Getränke ________________ da er die Medikamente rausgeschmeckt hat und dem Pflegepersonal ________________.

AUFGABE 6 Pascal wurde in Pflegegrad 3 eingestuft. Manuela schätzt aber ein, dass Pascal ein höherer Pflegegrad zusteht. Sie bespricht sich mit Frau Mai, der Leiterin der Sozialstation. Sie stellt daraufhin einen Antrag bei der Pflegekasse auf Höhergruppierung. Einige Wochen später kommt eine Angestellte des Medizinischen Dienstes (MD) zur Begutachtung.

a) Welche Voraussetzungen müssen erfüllt sein nach SGB XI, um pflegebedürftig zu sein?

____

____

____

____

b) Hier finden Sie die Module des Begutachtungsinstrumentes des MDK – beschreiben Sie kurz deren Inhalt und die Gewichtung bei der Berechnung des Pflegegrades.

Modul 1: Mobilität

Modul 2: Kognitive und kommunikative Fähigkeiten

Modul 3: Verhaltensweisen und psychische Problemlagen

Modul 4: Selbstversorgung

Modul 5: Umgang mit krankheits- /therapiebedingten Anforderungen und Belastungen

Modul 6: Gestaltung des Alltagslebens und sozialer Kontakte

c) Welche der genannten Leistungen stehen Pflegebedürftigen mit Pflegegrad 3 NICHT zu? Kreuzen Sie an.

	Pflegegeld: 545 Euro		Leistungen der Tages- und Nachtpflege
	Pflegegeld 1545 Euro		Vollstationäre Pflege
	Pflegesachleistungen		Verhinderungspflege
	Pflegehilfsmittel zum Verbrauch		Leistungen der Kurzzeitpflege
	Rehabilitationskurse für pflegende Angehörige		Pflegeberatung
	Reittherapie (einmal monatlich)		

Aufgabe 7 Das Strukturmodell (EinSTEP) beginnt mit der strukturierten Informationssammlung (SIS®). Im Mittelpunkt stehen die Eigenwahrnehmung der pflegebedürftigen Person und Fragen zur Situation.

a) Nennen Sie die Themenbereiche der SIS® für die ambulante Pflege und leiten Sie jeweils ein Problem aus dem Fall ab, das sich aus Sicht von Pascal stellt. Ergänzen Sie die Tabelle.

Themenbereiche der SIS®	Probleme
Kognitive und kommunikative Fähigkeiten	Einschränkungen im Sehen eingeschränkte sprachliche Fähigkeiten eingeschränktes Gefahrenbewusstsein **Beispiel**
Mobilität und Beweglichkeit	
	Krankheits- und therapiebedingte Anforderungen können nicht allein bewältigt werden Schlafstörungen Autoaggressives Verhalten
	kann nicht selbständig den Haushalt führen

b) Welche Ressourcen von Pascal können die Betreuung / Pflege erleichtern?